JN244788

四季を楽しむ
ビジュアル
嚥下食レシピ

監修

宇部リハビリテーション病院

UR
Swallowing Team

編集

原　浩貴

全日本病院出版会

本書の使用にあたっての注意事項

　本書で紹介した嚥下食のレシピは，一人でも多くの方に「口から食べる」喜びを感じていただけるよう開発したものですが，すべての方に確実に誤嚥が防げるというものではありません．摂食嚥下障害は，原因疾患等によって病態が一人ひとり異なっているため，嚥下の動態に即した食品調製が必要となります．この点を踏まえ，レシピを活用していただくよう，お願いいたします．

序

　超高齢社会に突入した現在，日本人の平均寿命は女性が 87.26 歳，男性が 81.09 歳（2018 年厚生労働省簡易生命表）で，いずれも過去最高を更新しました．しかし健康で過ごすことができる健康寿命は，男女ともこれよりほぼ 10 年短く，この期間は介護を必要とする期間となります．高齢者の quality of life（QOL）の向上にはこのギャップを短縮し健康寿命を延ばすことが必要となるため，各国で様々な取り組みが始まっていますが，本邦では，健康日本 21 として 21 世紀における国民健康作り運動が行われています．

　高齢者の QOL に大きくかかわる因子の 1 つとして，摂食嚥下障害があります．高齢者では，加齢や廃用による運動機能低下や複数の疾患の合併があり，「食べること」が上手くいかなくなり，服用薬剤による副作用なども加わるため，嚥下障害が重症となりやすい特徴があります．人にとって「食べる」とは食物を噛んで，飲み込むという単純な栄養摂取の手段のみならず，人らしく生きるための本質にかかわる事項であり，高齢者における嚥下障害の予防や治療は今後ますます重要な意味を持ってきます．

　宇部リハビリテーション病院では，2005 年以降，院内の「嚥下チーム」が多科多職種協働で活動しています．私も嚥下外来担当としてチーム活動に加わってきましたが，この間，個々の患者さんのライフスタイルに寄り添いながら，嚥下状態に十分配慮した食事形態の考案に励む管理栄養士の皆さんの熱意に触れる機会が多々ありました．特に四季を意識し，ビジュアルでも喜んでもらえるレシピを複数試食した結果，是非全国の医療機関にも紹介し，多くの患者さんに楽しんでいただきたいと考えるに至り，本書の出版を企画致しました．

　本書では，まず米村礼子氏，東　栄治医師に嚥下障害についての基礎知識，より安全に食べるための注意点など，宇部リハビリテーション病院での経験を含め記述していただきました．その後，管理栄養士の皆さんに，嚥下食のレシピを完成写真のみならず，料理工程の写真と細かな手順を含め説明して貰いました．嚥下障害は，患者さんにより様々な障害のパターンがあり，各人に合わせた嚥下食の選択も容易ではありません．また安全な嚥下食を考えた場合，ビジュアルでも食欲をそそる食事の提供には，嚥下を理解したうえで，創意工夫をこらす時間と労力がかかります．2016 年からあしかけ 2 年をかけ，改良を繰り返し，より良いものに作り上げていただいた本書のレシピは，田辺のぶか氏をはじめとする管理栄養士の皆さんが膨大な時間を費やした努力の結晶です．一人でも多くの嚥下障害患者さんと，嚥下障害を取り扱う医療従事者にとって，本書が役立つことを祈っています．

　最後に，発刊に際しては，全日本病院出版会　加藤百恵氏，末定広光氏，森田真子氏，他編集部の方々に大変お世話になりました．厚く感謝申し上げます．

2019 年 1 月吉日

川崎医科大学耳鼻咽喉科　主任教授

原　浩貴

目 次

🌸 Column 🌸

動画の閲覧方法

「四季を楽しむ　ビジュアル嚥下食レシピ」では，料理の仕上げのコツが見られる動画 10 本を収録しております．下記手順に従って，本書と一緒にご利用ください．

ステップ❶

全日本病院出版会ホームページの「四季を楽しむ　ビジュアル嚥下食レシピ」商品ページにアクセスしてください(スマートフォン，タブレット端末の方は QR コードでもアクセスできます)．

URL
http://www.zenniti.com/f/b/show/b01/1088/zc01/8.html

ステップ❷

動画アイコンをクリックしてください(動画アイコンの掲載場所は見本と異なる場合がございます)．

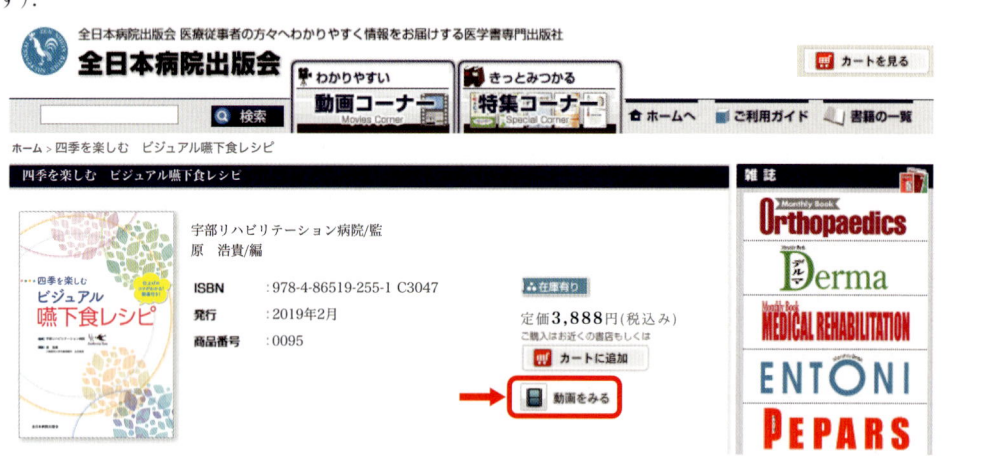

ステップ❸

パスワード画面にて下記パスワードを入力してください．

swallowingrecipe10

ステップ❹

視聴したい動画をクリックしてご視聴ください．右側の動画一覧ページにて，各動画の内容と掲載レシピ(ページ数)をご確認いただけますので，あわせてご活用ください．
(なお，視聴時の通信費用はお客様負担となります．あらかじめご了承ください)

動画一覧

動画番号	動画内容	レシピ（掲載ページ）
①	お粥の煮立て方 （全粥・ミキサー）	ちらし寿司（p. 39），うな丼（p. 67），月見団子（p. 81），栗ご飯（p. 85），七草粥（p. 122），巻き寿司（p. 128），握り寿司（p. 141）
②	あんこの入れ方	桜餅（p. 51）
③	たけのこの模様の付け方	若竹汁（p. 53，54）
④	バーナーの使い方	ぶりの照り焼き（p. 58），うな丼（p. 68），バーベキュー（p. 78），鮭の幽庵焼き（p. 91），クリスマスチキン（p. 99），お雑煮（p. 110），いわしの蒲焼き（p. 134），握り寿司（p. 146）
⑤	そうめんの絞り方	七夕そうめん（p. 62）
⑥	玉ねぎの模様の付け方/ 串の取れやすさ	バーベキュー（p. 76，78）
⑦	そばの絞り方	年越しそば（p. 104）
⑧	具の押し込み方	巻き寿司（p. 128）
⑨	いわしの模様の付け方	いわしの蒲焼き（p. 132）
⑩	海老の模様の付け方/ 帆立の切り方	握り寿司（p. 142，144）

	ちらし寿司	ひし餅ゼリー	桜餅	若竹汁	ぶりの照り焼き	七夕そうめん	うな丼	すいかゼリー	バーベキュー	月見団子	栗ご飯	
電子はかり	○	○	○	○	○	○	○	○	○	○	○	
中心温度計	○	○	○	○	○	○	○	○	○	○	○	
ミキサー	○	○	○	○	○	○	○	○	○	○	○	
ハンドミキサー		○										
泡立て器				○		○						
鍋	○	○	○	○	○	○	○	○	○	○	○	
ボウル		○	○					○		○		
バット	○		○	○	○	○	○		○		○	
玉杓子	○		○	○		○	○	○			○	
ヘラ	○					○	○					
ゴムベラ	○	○	○	○	○	○	○	○	○	○	○	
ハケ(調理刷毛)					○		○		○			
茶こし						○			(○)			
おろし金												
耐熱容器								○				
四角容器		○										
ポリ袋		○	○			○					○	
ガスバーナー					○		○		○			
フォーク				○			○		○			
スプーン					○			○		○		
箸							○	○				
型 花型	○	○		○								
型 扇型	○											
型 笹の葉型	○											
型 半球型の容器			○							○		
型 葉型			○									
型 星型						○						
型 セルクル型(丸型)									○			
型 ツリー型												
型 丸型の容器												
型 四角い型												
串 金串									○			
串 竹串												
串 爪楊枝												

鮭の幽庵焼	かぼちゃの煮物	クリスマスチキン	年越しそば	お雑煮	昆布巻き・海老の黄金焼き	七草粥	巻き寿司	いわしの蒲焼き	ビールゼリー	握り寿司		
○	○	○	○	○	○	○	○	○	○	○	電子はかり	
○	○	○	○	○	○	○	○	○		○	中心温度計	
○	○	○	○	○	○	○	○	○		○	ミキサー	
		○							○		ハンドミキサー	
○	○		○	○					○		泡立て器	
○	○	○	○	○	○	○	○	○	○	○	鍋	
	○	○	○	○	○	○	○	○	○	○	ボウル	
○	○		○	○			○	○		○	バット	
	○	○	○	○		○	○		○	○	玉杓子	
			○	○				○			ヘラ	
○	○	○	○	○	○	○	○	○		○	ゴムベラ	
○		○			○			○		○	ハケ(調理刷毛)	
	○	(○)									茶こし	
		○	○		○						おろし金	
○									○		耐熱容器	
											四角容器	
			○								ポリ袋	
○		○		○				○		○	ガスバーナー	
								○		○	フォーク	
		○		○							スプーン	
								○			箸	
				○							花型	型
											扇型	
											笹の葉型	
		○		○							半球型の容器	
											葉型	
											星型	
											セルクル型(丸型)	
		○									ツリー型	
							○				丸型の容器	
										○	四角い型	串
											金串	
	○										竹串	
										○	爪楊枝	

嚥下調整食の分類

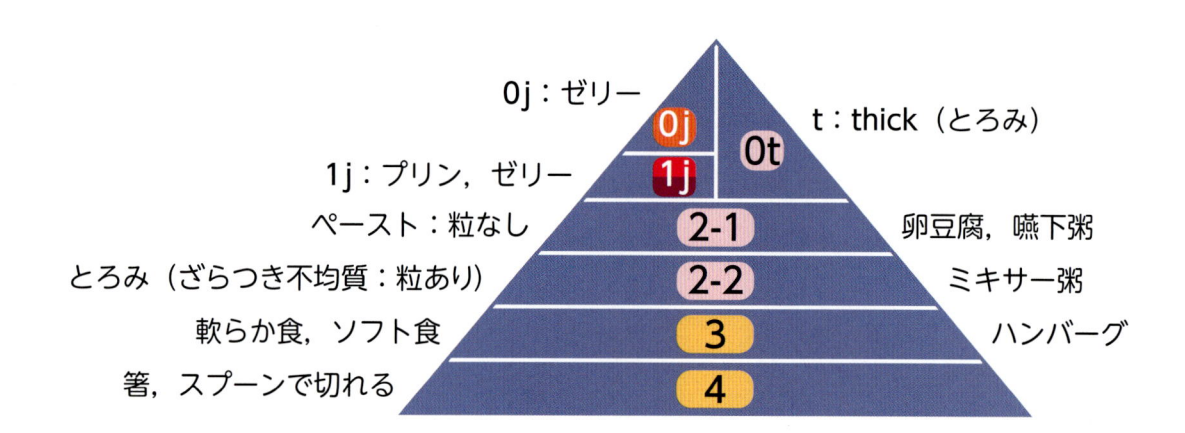

0j：ゼリー

t：thick（とろみ）

1j：プリン，ゼリー

ペースト：粒なし　　卵豆腐，嚥下粥

とろみ（ざらつき不均質：粒あり）　　ミキサー粥

軟らか食，ソフト食　　ハンバーグ

箸，スプーンで切れる

学会分類 2013（食事）早見表

コード	名称	形態	目的・特色	主食の例	必要な咀嚼能力
0j	嚥下訓練食品 0j	均質で，付着性・凝集性・かたさに配慮したゼリー 離水が少なく，スライス状にすくうことが可能なもの	重度の症例に対する評価・訓練用 少量をすくってそのまま丸呑み可能 残留した場合にも吸引が容易 たんぱく質含有量が少ない		（若干の送り込み能力）
0t	嚥下訓練食品 0t	均質で，付着性・凝集性・かたさに配慮したとろみ水 （原則的には，中間のとろみあるいは濃いとろみのどちらかが適している）	重度の症例に対する評価・訓練用 少量ずつ飲むことを想定 ゼリー丸呑みで誤嚥したりゼリーが口中で溶けてしまう場合 たんぱく質含有量が少ない		（若干の送り込み能力）
1j	嚥下調整食 1j	均質で，付着性，凝集性，かたさ，離水に配慮したゼリー・プリン・ムース状のもの	口腔外で既に適切な食塊状となっている（少量をすくってそのまま丸呑み可能） 送り込む際に多少意識して口蓋に舌を押しつける必要がある 0j に比し表面のざらつきあり	おもゆゼリー，ミキサー粥のゼリーなど	（若干の食塊保持と送り込み能力）
2-1	嚥下調整食 2-1	ピューレ・ペースト・ミキサー食など，均質でなめらかで，べたつかず，まとまりやすいもの スプーンですくって食べることが可能なもの	口腔内の簡単な操作で食塊状となるもの（咽頭では残留，誤嚥をしにくいように配慮したもの）	粒がなく，付着性の低いペースト状のおもゆや粥	（下顎と舌の運動による食塊形成能力および食塊保持能力）
2-2	嚥下調整食 2-2	ピューレ・ペースト・ミキサー食などで，べたつかず，まとまりやすいもので不均質なものも含む スプーンですくって食べることが可能なもの		やや不均質（粒がある）でもやわらかく，離水もなく付着性も低い粥類	（下顎と舌の運動による食塊形成能力および食塊保持能力）
3	嚥下調整食 3	形はあるが，押しつぶしが容易，食塊形成や移送が容易，咽頭でばらけず嚥下しやすいように配慮されたもの 多量の離水がない	舌と口蓋間で押しつぶしが可能なもの 押しつぶしや送り込みの口腔操作を要し（あるいはそれらの機能を賦活し），かつ誤嚥のリスク軽減に配慮がなされているもの	離水に配慮した粥など	舌と口蓋間の押しつぶし能力以上
4	嚥下調整食 4	かたさ・ばらけやすさ・貼りつきやすさなどのないもの 箸やスプーンで切れるやわらかさ	誤嚥と窒息のリスクを配慮して素材と調理方法を選んだもの 歯がなくても対応可能だが，上下の歯槽提間で押しつぶすあるいはすりつぶすことが必要で舌と口蓋間で押しつぶすことは困難	軟飯・全粥など	上下の歯槽提間の押しつぶし能力以上

『日摂食嚥下リハ会誌 17（3）：255-267，2013』または日本摂食嚥下リハ学会ホームページ：http://www.jsdr.or.jp/doc/doc_manual1.html 『嚥下調整食学会分類 2013』を必ずご参照ください.

嚥下障害についての
基本的知識

嚥下障害についての基本的知識

嚥下障害を起こしやすい疾患と全身状態

Ⅰ. 療養者から「診て」「聞いて」「触れて」「感じて」摂食嚥下障害を疑う徴候

　　摂食嚥下障害を見逃さないためには，「問診」「病歴」「服用している薬」から，摂食嚥下障害の原因となる疾患や摂食嚥下機能に影響を与える要因について確認する．さらに認知面や外観，会話の状況など日常の生活のなかから，摂食嚥下機能の低下をきたすような症状や誤嚥の徴候がないか？　などを観察することが大切である．

(1)覚醒が悪い：食べ物を認識できない．食べ物が口腔内にあっても飲み込む動作につながらない．

(2)ひどく痩せている：嚥下関連筋の筋肉量減少により飲み込む力が弱まり，のどに食べ物が残っていることが多い(咽頭残留)．疲労しやすく食事の後半になるとさらに食べ物が残ってむせにつながることが多い．

(3)円背がある：座位で前を向くと，頸部が伸展するため，むせやすい．

(4)頸部が固く，後屈している：頸部前屈できないためにむせやすい．

(5)わずかな動作で息切れする，呼吸が荒い：嚥下と呼吸のタイミングが合わずにむせやすい．疲労しやすく，食事摂取量が減少する．

(6)無歯顎または，歯を喪失している：咀嚼が不十分となり，食塊形成も困難で，窒息の危険性が高まる．

(7)口が開いている，片方の口角が下がっている，流涎がある：口唇閉鎖力が弱く，口から食べ物がこぼれやすい．

(8)のど仏の位置が低い：喉頭の挙上が不十分となり喉頭蓋の倒れ込みが遅れて，むせやすい．また食道入口部も十分に開大せず，食塊の通過を妨げるために，のどに食べ物が残留して，むせやすい．

(9)口の中がかわいている：唾液分泌が減少しているため，食塊形成が不十分となる．

(10)発話が不明瞭でわかりにくい：口唇・舌・軟口蓋運動機能低下を疑い，誤嚥・窒息のリスクが高まることを予測する．

(11)痰がからむガラガラ声で会話する：のどに食べ物が残りやすく，むせやすい．のどの感覚が低下し，嚥下反射や咳がしにくい．不顕性誤嚥(＝むせない誤嚥)に注意．

(12)声が小さい，息もれしたしゃがれた声：声帯の萎縮や麻痺などが疑われ，水や汁物などでむせやすい．

Ⅱ. 食事中の摂食嚥下障害の徴候（図1）

以下のような徴候に注意する.

(1)むせる.

(2)食後に痰が増える.

(3)嚥下後にガラガラ声（湿性嗄声）が出る.

(4)食事中，急に SpO$_2$が低下する.

(5)食べ物を認識しない.

(6)キョロキョロしたり食事への集中が困難.

(7)硬いものが噛めない.

(8)口の中にため込んで，嚥下しない.

(9)嚥下後に食べ物が口の中に残っている.

(10)皿の中の食べ残しが偏っている.

(11)食べこぼしが多い.

(12)食事中に鼻水が増える.

(13)食事の途中から食欲がなくなる. 疲れやすい.

(14)食事時間が長い.

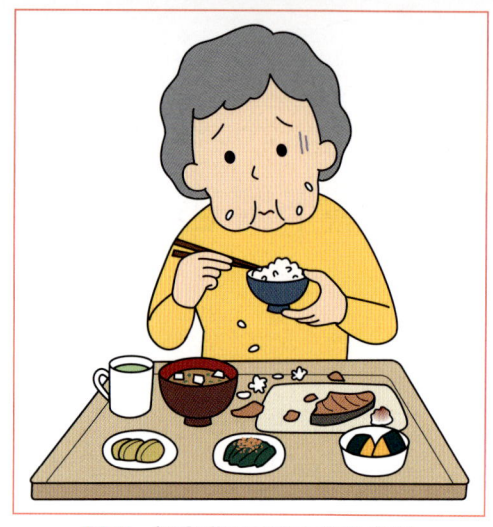

図1 摂食嚥下障害を疑う徴候

Ⅲ. 嚥下障害を起こしやすい疾患

療養者の現病歴や既往歴を知っておくことも重要である. さらに「繰り返す誤嚥性肺炎」の既往歴は摂食嚥下障害を疑う大きなポイントになる. 表1の疾患の有無を確認し，摂食嚥下障害，実際の食事場面やベッドサイドで観察してみることをおすすめする.

表1 嚥下障害を起こしやすい疾患（文献1より一部改変）

障害の種類	疾患
組織の構造障害 （器質的障害）	口腔・咽頭腫瘍，口腔・咽頭部術後，炎症（扁桃炎，扁桃周囲膿瘍，喉頭蓋炎），咽喉頭異物，プランマー・ビンソン症候群，外部からの圧迫（頸椎骨棘，フォレスティル病，甲状腺腫瘍）など
組織の運動障害 （機能的障害）	脳血管障害，脳腫瘍，頭部外傷，脳炎，多発性硬化症，パーキンソン病，筋萎縮性側索硬化症，ウィルソン病，重症筋無力症，筋ジストロフィー，ギラン・バレー症候群，脱水症など
精神活動の障害 （心理的障害）	神経性食欲不振，認知症，拒食，心身症，うつ病

表2　嚥下機能に悪影響を与える薬剤とその作用

嚥下5期	薬　剤	摂食嚥下機能に影響を及ぼす作用
先行期	抗精神病薬，抗不安薬，抗けいれん薬，抗コリン薬，抗ヒスタミン薬，抗うつ薬，睡眠薬	視覚・臭覚・味覚の異常，精神活動や注意レベルの低下，傾眠
準備期口腔期	抗コリン薬，抗うつ薬，抗精神病薬，抗ヒスタミン薬，利尿薬	唾液分泌低下による口腔内乾燥と食塊形成不全，舌・下顎・頬・口唇の運動障害，錐体外路障害
	抗不安薬，睡眠薬，ステロイド，筋弛緩薬	筋力低下
	抗がん剤	口腔内乾燥，味覚障害，食欲低下
咽頭期	抗精神病薬，制吐薬	ドパミン抑制薬としてのサブスタンスP分泌抑制による咳・嚥下反射低下
	抗不安薬，睡眠薬，ステロイド，筋弛緩薬	筋力低下
食道期	抗コリン薬，抗うつ薬，抗精神病薬，第一世代抗ヒスタミン薬，筋弛緩薬	消化管運動の低下 下部消化管括約筋の緊張度低下
	β-遮断薬，Ca拮抗薬	胃食道逆流

Ⅳ. 嚥下機能に悪影響を与える薬剤

　　摂食嚥下障害の原因を考える場合，見逃されやすいのは薬剤による嚥下機能への影響である．特に向精神薬は，鎮静作用があり，そのなかで抗精神病薬は，錐体外路障害や嚥下困難，咳が起こりにくいという副作用があり，抗不安薬・睡眠薬は，筋弛緩作用により摂食嚥下障害をきたすことがある．療養者の摂食嚥下障害の病状や，投与されている薬剤が嚥下機能に対してどのような影響を及ぼすかということをしっかりと理解することが大切である（表2）．

Ⅴ. 摂食嚥下障害に影響する全身状態

　　以下の1〜7に注意する．

1. 高齢（加齢）による影響

・安静時，喉頭の下垂がみられる．
・筋力低下に関連した喉頭挙上制限がある．
・咀嚼能力・唾液分泌が低下し食塊形成が困難である．
・嚥下のタイミングがずれてむせやすい．
・食道の蠕動運動が低下し胃食道逆流を起こしやすい．
・消化機能が低下し胃酸分泌量が減少，消化管の運動不全などで消化に時間がかかり，食欲不振や便秘になりやすい．

2. 理解力・認知機能低下

　　注意散漫になりやすく，食事に集中ができない．次々と，かき込んで食べることも多い．

3. 意欲低下

　　食欲や生活行動に影響する．

4. 体力低下

咳の力が弱く，喀出力の低下をきたしやすい．感染に対しても抵抗力の低下につながる．

5. 栄養不良・脱水

低栄養状態による，免疫力低下，喀出力低下，意欲低下につながる．

6. 頸部・肩周囲筋の拘縮，頸部伸展位

頸部伸展位では，誤嚥リスクが高くなる．また嚥下運動がしにくい．

7. 上肢の機能障害

食材を口に運ぶ動作がうまくできない．

（米村礼子）

文　献

1) 藤森まり子：ナースの視点による摂食・嚥下障害の観察・アセスメント．藤島一郎ほか編．ナースのための摂食・嚥下障害ガイドブック．36，中央法規出版，2005.
2) 浅田美江：日常生活でナースが気づきたい！摂食嚥下機能の「最初のアセスメント」．エキスパートナース，**30**(7)：21，2014.
3) 鎌倉やよい：高齢者における摂食・嚥下リハビリテーション．向井美惠ほか編．摂食・嚥下障害の理解とケア．146，学研メディカル秀潤社，2003.
4) 野原幹司：嚥下障害の基礎．月刊薬事，**59**(9)：21-26，2017.
5) 野﨑園子：薬剤と嚥下障害．日静経栄誌，**31**(2)：699-704，2016.

嚥下障害についての基本的知識

より安全に食べるために

① 嚥下の姿勢

Ⅰ. 食欲求について

　日本は2010年に65歳以上の高齢者が21％を超える超高齢化社会に突入した．2025年には30％，2060年には40％近くに達するという報告もある[1]．高齢化が進むと多くの疾患を抱えたまま生活する人や長期入院を要する人も多くなる．平均寿命と健康寿命の間には約10年近く差があり，この間に身体機能・認知機能が低下していく．身体機能や認知機能が低下したときに残るのは最も原始的な欲求と考えられる．アメリカの心理学者アブラハム・マズローが提唱した5段階説のうちの最下層にある“食欲”“睡眠欲”“性欲”などの「生理的欲求」である．食欲は栄養が満たされればよいということではなく，味覚を含む五感で楽しんではじめて満たされるものである．命の灯が消えかけているときに一歩だけでも歩きたい，歩かせたいということはないが，最後に一口だけでも食べたい，食べさせたいという希望を臨床現場で経験することは多いと思われる．

Ⅱ. 摂食嚥下障害の原因

　運動機能が徐々に低下していくことをサルコペニアやロコモティブ症候群，認知機能が徐々に低下していくことをMCIや認知症として個別に治療されることもあるが，これらは複合的に絡み合ってフレイル，要介護状態となる．運動機能の低下は摂食嚥下にかかわる筋力低下や反射減弱の原因となり，認知機能の低下は摂食嚥下のなかでも主に先行期の問題となる．さらに徐々に機能低下していた人が，大きな疾患・外傷を発症し，入院・手術を経験すると急激に進むことがある．

　また薬剤性や義歯不適合などの口腔の問題も誤嚥の原因になる[2]．原因が加齢によるものであれば，改善は困難なことが多く，残存している機能に合わせた対応が必要になる．疾患によるものであれば，疾患の病勢により改善・増悪をある程度予想することができる．特に初回の脳血管疾患では初期に嚥下障害があっても時間経過とともに改善してくることが多く，廃用性変化を最小限に留めておきたい．また薬剤性，義歯不適合，低栄養，廃用などが原因の場合には，休薬や義歯調整，栄養療法などで機能改善も期待できる．摂食嚥下障害の患者については，多くの原因が併存しているケースもあり，多職種でチームとしてかかわることが重要になってくる．また誤嚥リスクの高い人の多くは栄養障害も併発しているためリハビリテーション栄養の視点も重要になる．摂食嚥下障害診療にかかわる際には，患者自身が頑張る以外にも対応できることがないかということについて意見を出し合って検討する必要がある．

Ⅲ. 顕性誤嚥と不顕性誤嚥

　食べたものを飲み込む際にむせ込む"顕性誤嚥"は，誤嚥した際のイメージとして思い浮かぶが，誤嚥してもむせない"不顕性誤嚥"という病態がある．顕性誤嚥であれば，むせの有無を指標に改訂水飲みテスト（modified water swallowing test；MWST）や反復唾液嚥下テスト（repetitive saliva swallowing test；RSST）などで，ある程度嚥下機能の評価が可能となる．不顕性誤嚥の場合にはむせは誤嚥の指標にはならないので，顕性誤嚥の場合よりもさらに頸部聴診，SpO_2モニタリングなどが重要になる．原因不明の熱発を繰り返す人や，いつもよりあまり元気のない人のなかには，不顕性誤嚥が原因の人もいると考えておいたほうが早めの対応が可能になる．顕性誤嚥と不顕性誤嚥の違いには意識レベルの問題や筋力の問題もあるが，咳反射異常の有無も関係する．咳反射には神経伝達物質のサブスタンスPが関連しているとされており，サブスタンスPが低下しやすい疾患（脳血管障害のうち，大脳基底核を病巣に含む場合やパーキンソン症候群など）については特に注意が必要となる．

Ⅳ. 禁食について

　誤嚥性肺炎を起こした場合には，誤嚥の再発や窒息を防ぐために一旦禁食になるケースが多い．しかし経口摂取再開のタイミングや食材などについては，判断に難渋することも多い．ST介入や嚥下機能の評価なしに禁食期間が続くと，治療期間や嚥下機能などが悪化するとの報告[3]もあるため，ただ禁食にするだけでは廃用や栄養障害，唾液誤嚥のリスクが増大することになる．禁食期間にも嚥下機能の評価と間接訓練を並行して行い，少しでも廃用を防ぐことと経口摂取のタイミングを検討する必要がある．栄養については，体重当たり25〜30 kcal/日を基準とし，ストレスの程度に応じて増減する[4]．仮に40 kg前後の肺炎症例で考えると，少なくとも1,200〜1,500 kcal程度の栄養が必要という計算になる．必要栄養量をバランスよく確保できればベストだが，多少バランスが悪くても必要栄養量を確保するためにどうすればよいかという検討は必ず行う必要がある．

　禁食を続けることは口腔・咽頭・消化管機能の廃用性変化を助長し，経鼻経管栄養や胃瘻を行う際に消化管機能低下による逆流や唾液による誤嚥リスクがある．一方で直接訓練を進めることにも肺炎再発のリスクがある．いずれの方法を選択するとしても嚥下機能が低下した場合にはともにリスクがあることを本人・家族・関係スタッフすべてが認識することが肝要である．

　時には禁食を継続せざるを得ないケースもあるが，嚥下するものは経口摂取したものだけとは限らない．唾液の1日分泌量は約1.0〜1.5 *l*/日とされているので，禁食したとしても，唾液を嚥下しなければならない．消化管機能の廃用が進むと，唾液をうまく飲み込むことができず，唾液誤嚥が増えることになる．これは経鼻経管栄養や胃瘻栄養でも同様で，消化管機能が低下した状態では，逆流物による誤嚥リスクもある．誤嚥性肺炎を防ごうと禁食にする際には，"禁食"自体が誤嚥を助長することになりかねないこと

も念頭に置いておく必要がある．経口摂取を継続する場合と同等か，同等以上の注意が必要なことをかかわるスタッフ間で共有しておく必要がある．

V. 姿勢について

1. 高齢者の姿勢の特徴

　経口摂取を進めるうえで窒息と誤嚥は考えておかなければならないリスクだが，その前に一般的な高齢者の姿勢について述べる．一般に頸椎・胸椎・腰椎は，それぞれ生理的な前弯・後弯・前弯のためにS字状のアライメントをしている．年齢を重ねるにつれ，生理的なS字状のアライメントは乱れ，徐々に全体が後弯・円背となり，頸部は全体に前屈したような姿勢となるため，頭部は肩関節よりも前方に位置するようになる（図1）．つまり，円背の高齢者にとっては，前に屈んでいるような姿勢が自然な姿勢ということになる．この姿勢で前方を確認しようとすると自然に下顎が上がり，頸部前屈・頭部後屈姿勢になる．これは気管挿管の際のいわゆるスニッフィングポジションに近く，この姿勢では窒息・誤嚥リスクが高くなることが考えられる．円背の強い高齢者が食事をする際に下顎が挙上しているときには，図2のようなリスクの高い姿勢になっているかもしれないことを考えておく必要がある．また腹部も圧迫されやすく，特に骨盤が椅子の前方にズレている状態のまま摂食すると逆流しやすくなることにも留意が必要である．また下顎が上がると嚥下反射のために必要な舌骨上筋群が引っ張られたままの状態となり，収縮しにくくなり，誤嚥リスクが上がってしまう．

　円背の進行とともに肩甲骨は下垂・回旋し，後頸部～肩甲骨周囲筋の過緊張（図3）をきたすようになると，頸部前屈する際に疼痛を訴えることがある．このような高齢者に対しては後頸部～肩甲帯のリラクセーションやマッサージが効果的なことがある．また舌骨下筋群のなかには肩甲骨と舌骨をつなぐ肩甲舌骨筋（図4）もあるため，摂食嚥下障

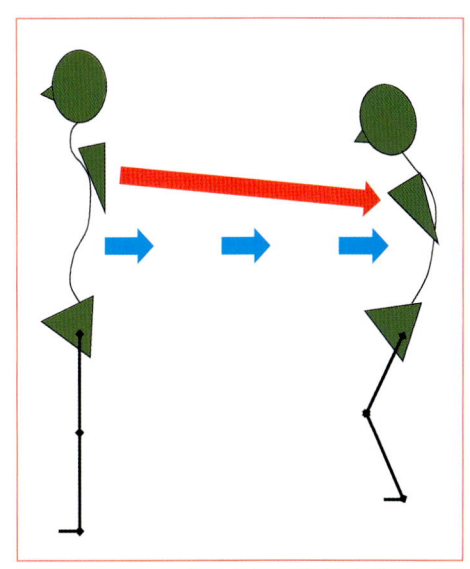

図1　円背の進行と姿勢変化

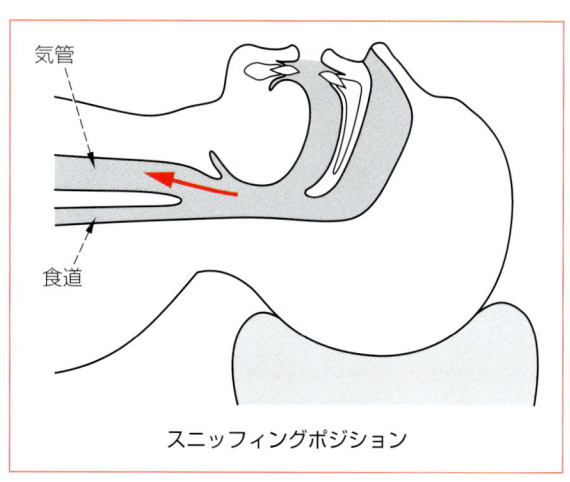

気管

食道

スニッフィングポジション

図2　誤嚥しやすい姿勢

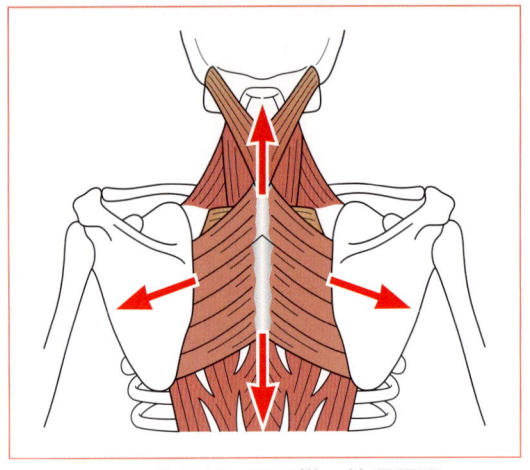

図3　後頸部〜肩甲帯の筋過緊張

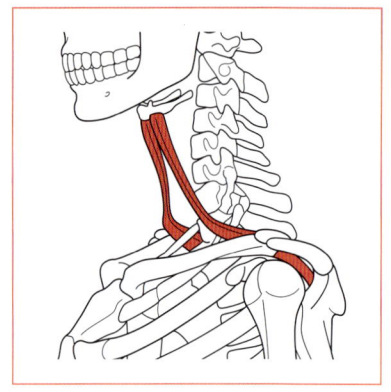

図4　肩甲舌骨筋

害の姿勢やリハビリテーションを考える際には頸部前方のみならず，後頸部〜肩甲骨周囲についても注意しておく必要がある．

2. 姿勢と誤嚥リスク

通常は食塊が舌根に沿って咽頭内に流入すれば喉頭蓋谷から側方の移送ルートを伝わる．しかし伸展位の場合には喉頭蓋を越えていきなり気道に侵入し窒息することもある．特に食塊の口腔内保持が難しいような口腔機能の低下した人や，次々に食事を詰め込むような食事のペース配分ができない人ではそのリスクが高くなる．頸部の姿勢や口腔機能が低下している状態をスタッフ同士で疑似的に体験しておくことも重要である．①頸部伸展位のままだと舌骨が挙がりにくく，嚥下しにくい，②開口のままや舌を前方に出したまま嚥下すると，嚥下圧が上がらず，嚥下しにくい．①②を同時にすると健常者でも激しくむせることがある．実際には食事以外の臥床時に頸部伸展・開口していることもあり，それが夜間就寝時となると観察の目も行き届きにくく，夜間帯に唾液誤嚥を繰り返しているケースもあると思われる．

また頸部の姿勢のみならず，身体のポジショニングにも注意する必要がある．食物を効果的に嚥下するには全身がリラックスし，嚥下圧を上げやすい姿勢を保つことが理想である．健常者は自然にこの姿勢ができているが，摂食嚥下障害のある場合は身体機能障害を併発していることも多く，自身で姿勢調整が困難なケースも多くある．拘縮や麻痺のない人は膝や股関節が90°屈曲位で足底が床に接し，肘は屈曲90°程度で自然に肘・前腕がテーブルに乗る高さが目安となる．この場合，肩のラインが地面と平行になるように注意する．ただ，麻痺が強く四肢の拘縮がある場合やPusher現象がある場合，脊椎の側弯がある場合，普段から日中のほとんどを床上で過ごしている人の場合には，無理にこの姿勢を取ろうとすると痛みや疲労を伴い，結果として誤嚥を起こしやすくなることもある．クッションを利用すれば理想的な姿勢が保てるのか，姿勢を保つためには大きなストレスがかかるのかを十分注意する．本人にとってストレスのかかる姿勢，不安定な姿勢の場合には嚥下にかかわる筋が姿勢保持のために利用されたり，緊張し続けていたりと嚥下に悪影響を及ぼすことがある．

個々のケースについて普段の状況や覚醒のよい時間帯なども含め，職種間で情報を出し合い，家族も含めて情報を共有し，日常の最も安楽に過ごしている姿勢を確認し，そ

れらの情報を踏まえて可能な限り四肢体幹筋の過緊張を避け，上下肢が床やテーブル，クッションなどに接していることを心がける．

　床上や車いすで摂食する際に上下肢が浮いているケースをみることがある．手足が浮いた姿勢と手足がテーブルや床に接した姿勢とで口唇閉鎖や嚥下の際に力の入り方に違いがあることは，スタッフ間で試してみるとよく理解できる．手足が浮いているよりもテーブルや床に接しているほうが，より力が入りやすいことは健常者でも変わらない．一人ひとりを十分に観察し，四肢や頸部，腰背部の筋緊張を確認し，多職種で情報共有し，本人にとって身体がリラックスして嚥下にかかわる筋力が発揮しやすい姿勢がどのような姿勢なのかを十分検討する必要がある．

（東　栄治）

文　献

1）厚生労働省：平成 29 年版　厚生労働白書．19-20，2017．
2）日本呼吸器学会成人肺炎診療ガイドライン 2017 作成委員会編：成人肺炎診療ガイドライン 2017．38-39，一般社団法人日本呼吸器学会，2017．
3）Maeda K, et al：Tentative nil per os leads to poor outcomes in older adults with aspiration pneumonia. Clin Nutr, **35**(5)：1147-1152, 2016.
4）日本静脈経腸栄養学会編：静脈経腸栄養ガイドライン　第 3 版．照林社，2013．

嚥下障害についての基本的知識

より安全に食べるために

2 嚥下訓練・摂食嚥下リハビリテーション

Ⅰ. 摂食嚥下障害の重症度

　　嚥下機能の評価を行う際には嚥下内視鏡（VE）や嚥下造影（VF）で確認できたほうがよいが，残念ながらどこの施設でもできる検査ではない．VE・VFができない場合にも利用できる尺度がいくつか存在する．連携施設で使用している尺度があれば，共通の評価法を用いたほうが連携もスムースにできるので，病診連携室などを通じて確認してみるとよい．臨床的重症度分類（表1），摂食・嚥下能力グレード（表2），摂食状況レベル（表3），KTバランスチャートについて紹介する．いずれの評価でもリハビリテーションを進め

表 1　摂食・嚥下障害の臨床的病態重症度に関する分類（文献2より）

		食　事	経管栄養	直接的訓練（摂食訓練）*	在宅管理	備　考
誤嚥なし	7 正常範囲	常食	不要	必要なし	問題なし	
	6 軽度問題	軟飯，軟菜食など義歯，自助具の使用	不要	ときに適応	問題なし	食事動作や歯牙の問題など経過観察でよいレベル
	5 口腔問題	軟飯，軟菜食，ペースト食など食事時間の延長食事に指示，促しが必要食べこぼし，口腔内残留が多い	不要	適応一般施設や在宅で可能	可能	先行期，準備期，口腔期の問題
誤嚥あり	4 機会誤嚥	嚥下障害食から常食誤嚥防止方法が有効水の誤嚥も防止可能咽頭残留が多い場合も含む	ときに間歇的経管法の併用	適応一般施設や在宅で可能	可能	医学的に安定**
	3 水分誤嚥	嚥下障害食水を誤嚥し誤嚥防止方法が無効水分に増粘剤が必要	ときに間欠的経管法・胃瘻の併用	適応一般施設で可能	可能	医学的に安定
	2 食物誤嚥	経管栄養法	長期管理に胃瘻の検討	適応専門施設で可能	可能	医学的に安定難治の場合機能再建術の検討
	1 唾液誤嚥	経管栄養法	長期管理に胃瘻の検討	困難	困難	唾液を誤嚥医学的に不安定***難治の場合，気管食道分離術の検討

＊間接的訓練（基本訓練）は6以下のどのレベルにも適応あり
＊＊適当な摂食管理で，低栄養・脱水・肺炎などを防止可能
＊＊＊経管管理をしても医学的安定性を保つことができない

表2　摂食・嚥下能力グレード：『できる』能力の評価（文献3より）

I．重症 経口不可	1	嚥下困難または不能，嚥下訓練適応なし
	2	基礎的嚥下訓練のみの適応あり
	3	条件が整えば誤嚥は減り，摂食訓練が可能
II．中等症 経口と補助栄養	4	楽しみとしての摂取は可能
	5	一部（1〜2食）経口摂取
	6	3食経口摂取プラス補助栄養
III．軽度 経口のみ	7	嚥下食で，3食とも経口摂取
	8	特別に嚥下しにくい食品を除き，3食経口摂取
	9	常食の経口摂食可能，臨床的観察と指導を要する
IV．正常	10	正常の摂食嚥下能力

摂食介助が必要なときはA（assistの略）をつける

表3　摂食状況のレベル：『している』能力の評価（文献4より作成）

	経口なし	1	嚥下訓練を行っていない
		2	食物を用いない嚥下訓練を行っている
		3	ごく少量の食物を用いた訓練を行っている
何らかの問題あり	経口と補助栄養	4	1食分未満の（楽しみレベルの）嚥下食を経口摂取しているが，代替栄養が主体
		5	1〜2食の嚥下食を経口摂取しているが，代替栄養も行っている
		6	3食の嚥下食経口摂取が主体で，不足分の代替栄養を行っている
	経口のみ	7	3食の嚥下食を経口摂取している 代替栄養は行っていない
		8	特別食べにくいものを除いて，3食経口摂取している
		9	食物の制限なく，3食を経口摂取している
正常		10	摂食・嚥下障害に関する問題なし

ていくのであれば，間接訓練は必要である．評価や実際の訓練内容，直接訓練の追加・併用については，必ずチームで行い，多職種の意見を反映し，訓練開始後も定期的に再評価を行うことが重要である．

　KTバランスチャートは13項目（食べる意欲，全身状態，呼吸状態，口腔状態，認知機能，咀嚼と送りこみ，嚥下，姿勢と耐久性，食事動作，活動，摂食状況レベル，食物形態，栄養）と他のscaleに比べ項目数がやや多いようにも思えるが，摂食嚥下機能に大きく影響する認知面や栄養面の評価もあり，評価に使用することで嚥下以外にも観察が必要な項目についても目を向けられるという利点がある．詳細は成書[1]を確認いただきたいが，NPO法人 口から食べる幸せを守る会のホームページ（https://ktsm.jimdo.com/）で入力用ファイルや評価基準が公開されている．

II.　摂食嚥下リハビリテーション

　リハビリテーションや訓練方法については，様々な報告や成書があり，すべてを紹介することは困難である．ここでは日本耳鼻咽喉科学会より発刊された『嚥下障害診療ガイドライン　2012年版[5]』から，嚥下機能の障害様式と対処法および口腔・咽頭期の異

表4 嚥下機能の障害様式と主な対処法(文献5より)

内視鏡所見の異常	対処法	方法と効果
早期咽頭流入	食形態の工夫 頸部前屈位	喉頭流入しにくい形態 嚥下運動まで喉頭蓋谷に食塊を貯める
嚥下反射の惹起遅延	頸部前屈位 食形態の工夫 嚥下反射惹起の促通 Thermal-tactile stimulation 感覚刺激の増大	喉頭蓋谷に食塊を貯める 咽頭流入のタイミングを調整 前口蓋弓を冷圧刺激し嚥下反射の惹起を促す 刺激を強くして嚥下反射の誘発を促す
咽頭残留	複数回嚥下 うなずき嚥下 横向き交互嚥下 交互嚥下	一口につき複数回の嚥下をする 反動をつけてうなずきながら嚥下する 嚥下した後に左右交互に横を向いてさらに嚥下する 固形物と液体/ゼリーなど物性の異なる食物を交互に嚥下する
喉頭流入	頸部前屈位 息止め嚥下	喉頭蓋谷に食塊を貯める 喉頭閉鎖を補強する
誤嚥	排痰訓練,ハッフィング法 呼吸パターン訓練	誤嚥した食塊や喉頭に残留した食塊を排出する 嚥下後に呼気で誤嚥を防ぐ

表5 口腔・咽頭期の異常所見と主な嚥下訓練法(文献5より)

嚥下障害の病態	対処法	期待される効果
舌運動障害	リクライニング(後屈位)	重力を利用して食塊を咽頭へ移送する
舌根運動障害	構音訓練,舌の可動域訓練 アンカー強調嚥下法[*1] Tongue holding 法[*2]	舌運動の功緻性と舌圧の増大 舌根運動の補強 咽頭後壁運動の強化
鼻咽腔閉鎖不全	ブローイング法	軟口蓋挙上の補強
喉頭閉鎖不全	息止め嚥下	息こらえ,発声,咳嗽の訓練による喉頭閉鎖の補強
喉頭挙上障害	Mendelsohn 法 頭部挙上訓練(Shaker 法[*3]) 強い息止め嚥下 頸部前屈位・頬杖位	喉頭挙上時間の延長 舌骨上筋群の強化による喉頭の牽引 喉頭挙上の補強 喉頭挙上位やその左右差の補正
食道入口部開大障害	頭部挙上訓練(Shaker 法[*3]) 食道バルーン法 頸部回旋位 顎突出嚥下法	舌骨上筋群の強化による喉頭の牽引 食道入口部の開大 食道入口部静止圧の低下 喉頭牽引による随意的な食道入口部の開大
喉頭麻痺・咽頭麻痺	頸部回旋位 側臥位・側屈位 息止め嚥下	食塊の健側咽頭への誘導 重力に配慮した食塊移送 喉頭閉鎖の補強

[*1] アンカー強調嚥下法:舌可動部が硬口蓋に接触することを意識化する.
[*2] Tongue holding 法:舌可動部を歯で挟んで固定し嚥下する.
[*3] Shaker 法:仰臥位にて,肩を床から離さないようにしながら頭部を持ち上げて爪先を見るようにする.

常所見と主な訓練法を示す(表4,5).
　訓練には食物を用いない間接訓練と,食物を用いた直接訓練がある.間接訓練は食物を用いないので基本的には安全で直接訓練が困難な時期から始められ,直接訓練が始まっても並行して行われることも多い.日本摂食嚥下リハビリテーション学会のホーム

ページ上で訓練法のまとめ（2014 版）[6]が公開されているので，細かい内容についてはそれらも参考にしていただきたい．

Ⅲ. 間接訓練

　間接訓練は，食材を用いずに行う訓練である．訓練中や訓練後には唾液による誤嚥を起こすことがあるので，特に不顕性誤嚥には注意が必要となる．また間接訓練が如何にスムースにできても，実際の嚥下の際には嚥下反射が適切なタイミングで生じ十分な咽頭収縮が起こらなければ，誤嚥を起こしてしまう．野球に例えれば肩をしっかり鍛えても，速いボールが投げられるとは限らないのと同じである．

　専門職でなくても比較的導入しやすいのは舌運動，開閉口運動，深呼吸などである．舌は嚥下5期でいうと主に準備期・口腔期に関連している．舌尖で口角・上下唇を触れるように動かす訓練や，口をなるべく大きく使ってア・イ・ウ・エ・オの形を作るなどの訓練を行う．可能なら上下唇間や舌−硬口蓋の間に舌圧子やスプーンなどを挟んで引き抜く力に抵抗して保持させると筋力増強につながる．舌を前方に保持し，上下切歯で軽く挟んだまま空嚥下をする前舌保持嚥下訓練は咽頭収縮力を増強するとされている．

　パ・タ・カの発声訓練も効果的である．『パ』は口唇閉鎖が不良だとしっかり発音できない．『タ』は舌尖部が歯茎部にしっかり触れないと発音できない．『カ』は舌背が軟口蓋に接触しないと発音できないため，これらの発音を訓練することで食塊形成や咽頭への送り込みには有利となる．

　呼吸機能については嚥下機能と密接に関係している．意識的な咳嗽ができると，咽頭に残留した食塊を自発的に喀出することができるので誤嚥リスクを減らすことができる．咳嗽力が落ちると咽頭残留した唾液が知覚低下の原因となり，これも誤嚥リスクとなる．深呼吸（可能ならラジオ体操のように身体全体を使ったほうがよい）に加え，口すぼめ呼吸や腹式呼吸訓練なども併用できるとよい．口すぼめ呼吸は吸気を鼻から行い，呼気は口をすぼめてゆっくりと吐く．軟口蓋挙上と鼻咽腔閉鎖の効果が期待でき，鼻咽腔閉鎖がしっかりできると嚥下圧が上げやすくなる．

　その他，咽頭期に対する訓練としては頭部挙上訓練（Shaker 法）がある．目的は舌骨上筋群機能を改善し，食道入口部の開大を促すことである．仰臥位で頭部のみを爪先を見るように挙上する．1分間保持できればよいが，困難な場合には個々に合わせて15秒や20秒でもよい．円背の強い場合は仰臥位自体困難なことも多いが，座位でも舌骨上筋群の訓練は可能である．頭部を前屈し下顎をのどに近付け，本人や介助者が下顎先端を持ち上げるように抵抗を加える．いずれの方法でも舌骨から下顎に沿って広がっている舌骨上筋群を触診し，収縮していることを確認しながら行うとよい．

　認知面の問題で上記のような間接訓練が困難な場合には，口唇・舌を使う動作（話をする・歌を唄うなど）も試してみる．昨今，口腔機能測定や訓練用に様々な機器が販売されている．訓練の度に使用することや口にくわえたり，唾液が付着する可能性があることなどを考えると，安価で手に入りやすく，くわえることに抵抗の少ないストローを使った訓練も工夫次第で色々なことができる．先を少しだけ曲げたストローを使った輪ゴム

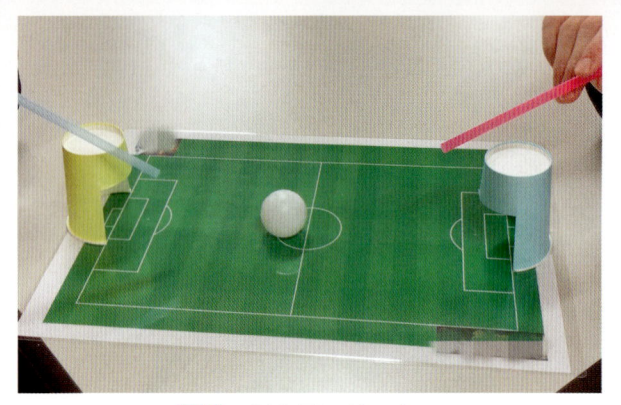

図1 ストローサッカー

リレー，単にピンポン玉を吹いてどこまで転がせるかを競う（障害物などのコース設定次第で難易度の調節ができる），ピンポン玉を使ったサッカー（図1は紙コップの一部を切ってゴールにしている），厚紙で円柱を作ってストローの先につければ，吹矢のようなゲームもできる（鉛筆用のキャップを利用する方法もある）．

IV. 直接訓練

　経口摂取にはリスクが伴うが，最終的に経口摂取を目指すのであれば，間接訓練のみでは実現できない．投球動作でいえば，各種間接訓練は肩の柔軟性や体幹・下肢の筋力を鍛え，シャドーピッチングを行うことである．シャドーピッチングばかり行っていても試合では役に立たない．実際にキャッチボールやキャッチャー相手に投球練習を繰り返し行うことで実戦で役に立つようになる．余談になるが，直球を投げるときの握りを誤ると肘の故障も増えることが知られている．これは嚥下場面で考えると，先行期の問題があると誤嚥リスクが上がることに似ている．摂食嚥下も投球動作も各ステージの問題点を調べ，その問題点を修正し，ボール（食材）を狙ったミット（胃）に問題なく送り届けるという意味では考え方としては似ているのかもしれない．

　とろみ調整食品については『たくさん混ぜたほうがよい』と考えている医療者もいるが，これは大きな間違いである．とろみをつけすぎるとスムースに食道内に流入しにくくなるし，塊として喉頭侵入・誤嚥すると窒息のリスクが高くなる．とろみ調整食品を利用するような機能障害のある場合は特に注意が必要になる．食材やとろみ水については，スタッフ同士で食べ比べてみることも判断の一助になる．この場合には開口のまま嚥下してみる，頸部伸展位のまま嚥下してみる，丸呑みしてみるなど疑似的な嚥下障害を再現しながら行ってみるとよい．

　ゼリーが問題なく摂食できるようなら，食形態をアップした際の交互嚥下に利用することもできる．摂食時の条件を上げる際には，複数の条件を上げるとリスクも高くなるので，1つずつ変更し，その都度評価する．食形態については日本摂食嚥下リハビリテーション学会の嚥下調整食分類2013[7]を参考にする．また一度の食事で判断せず，7割以上の摂食が最低3食以上（判断が難しいときには9食以上），摂食時間30分以内という点を判断の目安にする．その際には食事中のむせ込みや咳だけでなく，発熱や呼吸苦，呼吸状態，喀痰量に加え，全身倦怠感や疲労などの患者自身の訴えも参考とし，必要に応じ胸部X-p・CTも確認する．

V. 訓練以外の対応

　摂食嚥下障害が疑われる場合に限らず，歯の状態・義歯の適合性はチェックしておきたい．また口腔ケアについても必ず検討すべきである．食材の選択肢が増えてきたら，

本人の嗜好に合わせた食材が訓練に利用できないか検討する．好きな食材のほうが嚥下反射も起こりやすく，誤嚥しにくい．その他にも好きな音楽をかけてみる，香りを強くする，フレーバーを利用してみる，フライパンでお肉を焼くときの音を録音しておいて聞かせる，皿の柄を変えてみる，など五感を利用すると思わぬ好結果をもたらすことがある．

　摂食嚥下障害のある場合，サルコペニア，栄養障害，脱水などの有無についても常に検討が必要である．薬剤については薬剤性パーキンソン症候群のリスクや口渇の原因になるものがないか確認し，変更や休薬ができないか検討する．薬剤性パーキンソン症候群については少し古いデータになるが，2006 年に厚生労働省より重篤副作用疾患別対応マニュアル[8]として発表されているので，参考にしていただきたい．それ以外では眠剤にも注意したい．身体に蓄積すると意識レベルの低下を招くことに加え，夜間唾液誤嚥したときに不顕性誤嚥を招く可能性がある．また咳反射を促す薬剤として，半夏厚朴湯やACE阻害薬，アマンタジンやシロスタゾールなども知られており，検討の余地がある．肺炎球菌ワクチンも忘れずに検討しておきたい．抵抗力を上げるという意味でも，十分な栄養をとり，のどだけでなく身体全体の運動機能改善をはかるという視点も重要である．身体の筋力や持久力が上がるのと同期して嚥下機能も改善することが多い．栄養状態がよいと多少誤嚥したとしても，肺炎まで起こさずに，経口摂取や直接訓練を進めることができるので，リハビリテーション栄養の考え方も重要となる．

（東　栄治）

文　献

1) 小山珠美編：口から食べる幸せをサポートする包括的スキル　KT バランスチャートの活用と支援　第 2 版．医学書院，2017．
2) 馬場　尊，才藤栄一：摂食・嚥下障害の診断と評価．日獨医報，**46**(1)：17-25，2001．
3) 藤島一郎：脳卒中の摂食・嚥下障害．医歯薬出版，1993．
4) 藤島一郎：「摂食・嚥下状況のレベル評価」簡便な摂食・嚥下評価尺度の開発．リハ医学，**43**：S249，2006．
5) 日本耳鼻咽喉科学会編：嚥下障害診療ガイドライン―耳鼻咽喉科外来における対応―2012 年版．金原出版，2012．
　[http://minds.jcqhc.or.jp/n/med/4/med0099/G0000619/0001]
6) 日本摂食嚥下リハビリテーション学会医療検討委員会：訓練法のまとめ(2014 版)．日摂食嚥下リハ会誌，**18**(1)：55－89，2014．
　[https://www.jsdr.or.jp/wp-content/uploads/file/doc/18-1-p55-89.pdf#page=18]
7) 日本摂食・嚥下リハビリテーション学会医療検討委員会：日本摂食・嚥下リハビリテーション学会嚥下調整食分類 2013．日摂食嚥下リハ会誌，**17**(3)：255-267，2013．
　[https://www.jsdr.or.jp/wp-content/uploads/file/doc/classification2013-manual.pdf]
8) 厚生労働省：重篤副作用疾患別対応マニュアル　薬剤性パーキンソニズム．2006．
　[https://www.pmda.go.jp/files/000145644.pdf]

嚥下障害についての基本的知識

より安全に食べるために

3 食事介助を行う場合の留意点と工夫

より安全に口から食べられるように・・・
―誤嚥予防をはかる食事介助のポイント―

　食事は，摂食嚥下障害のある療養者にとっても一品一品が美味しいと感じ，楽しい時間となるように心がけることが大切である．しかし介助者の食事介助方法が不適切なため，「誤嚥」を引き起こし楽しいはずの食事が「苦痛」になることもある．また療養者に適していない食事形態では，食べにくいものとなり，美味しさも半減してしまう．誤嚥の原因は，摂食嚥下機能低下だけではなく，介助者の知識・技術に大きく影響される．本稿では，食事環境・食事介助方法について説明する．

1. 食事前にすること

1）排泄をすませる（オムツ使用の場合は，オムツを清潔な状態にしておく）

　排泄に関連する物品（ポータブルトイレ・尿器など）は，療養者の見えないところに設置し，排泄があった場合でも，におい対策をすませて，スッキリとした環境で気持ちよく食事がすすめられるようにする．

2）食べやすい環境を整える

　食事に集中してもらえるようにテレビを消し，静かな環境で食事をとるようにする．しかし，あまりにも静かな状態では，かえって緊張してしまうこともあるため，そのようなときは，ゆったりとした音楽をかけ，リラックスできる環境をつくるのも効果的である．

3）手を清潔にする

　手洗いをすることで，「今から食べる」という心構えにもなる．また認知症療養者のケースでは，手で食べ物をつかんで食べてしまうこともあるため，手の清潔は感染予防にもなる．

4）口腔内を清潔にする

　食事前に，うがいや歯みがき・粘膜ケアを実施して，口の中を清潔にする．特に摂食嚥下障害がある場合，口の中に汚れが残っている状態で誤嚥すると，細菌が気道に入り込み誤嚥性肺炎を発症するリスクが高くなる．また口腔内を清潔にすることで，味を感じやすくなるだけでなく，唾液の分泌が促進され食べ物を飲み込みやすくなる．

5）嚥下体操をする

　食べる前の準備体操を行うことで，唾液の分泌が促進され，肩・頸部などの嚥下関連筋のリラクセーションおよび食べることへの意識向上を促す効果がある．
　図1のように一緒にやってみてほしい．

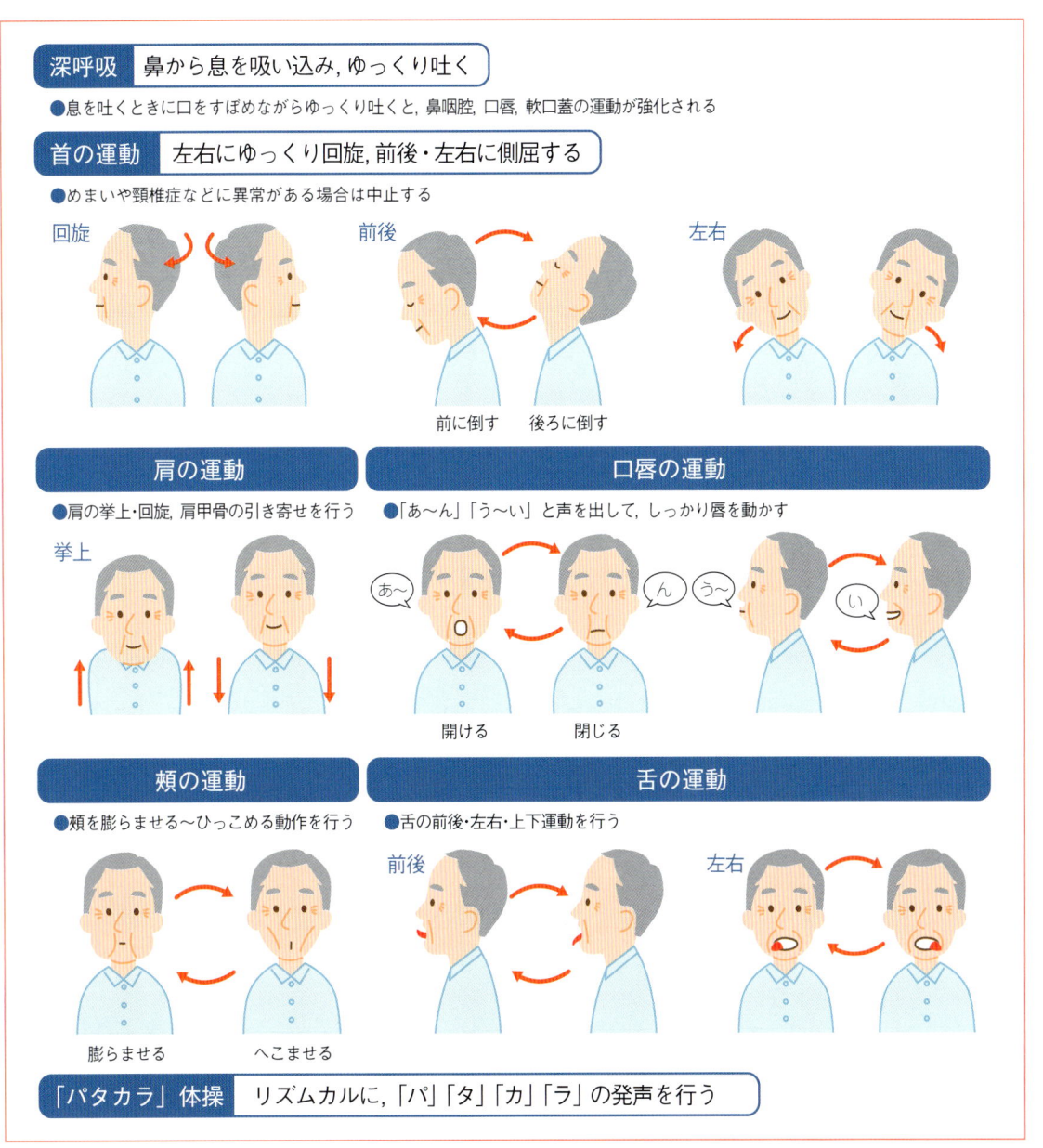

深呼吸　鼻から息を吸い込み，ゆっくり吐く

●息を吐くときに口をすぼめながらゆっくり吐くと，鼻咽腔，口唇，軟口蓋の運動が強化される

首の運動　左右にゆっくり回旋，前後・左右に側屈する

●めまいや頸椎症などに異常がある場合は中止する

回旋　　前後　　左右

前に倒す　後ろに倒す

肩の運動　　口唇の運動

●肩の挙上・回旋，肩甲骨の引き寄せを行う　●「あ～ん」「う～い」と声を出して，しっかり唇を動かす

挙上

あ～　　ん　う～　い

開ける　　閉じる

頰の運動　　舌の運動

●頰を膨らませる～ひっこめる動作を行う　●舌の前後・左右・上下運動を行う

膨らませる　　へこませる　　前後　　左右

「パタカラ」体操　リズムカルに，「パ」「タ」「カ」「ラ」の発声を行う

図1　嚥下体操（文献1より一部改変）

6）献立を説明する

「今日のおかずは，○○ですよ」と一品一品の説明をすることで，食欲が刺激される．特に行事食などの季節を感じさせる食事では，過去の記憶やイメージなどが想起され，食べる楽しみも格別なものとなる．そして自発的に「食べたい」という意欲もわいてくる．

7）姿勢を整える

誤嚥性肺炎を避けるためには，正しい姿勢調整に留意する（次項参照）．

8）リスク管理

誤嚥・窒息を起こしたときに迅速に対応できるよう，吸引器やパルスオキシメーターの準備を行っておくとよいであろう．また日ごろから，窒息時の対応・誤嚥予防対策な

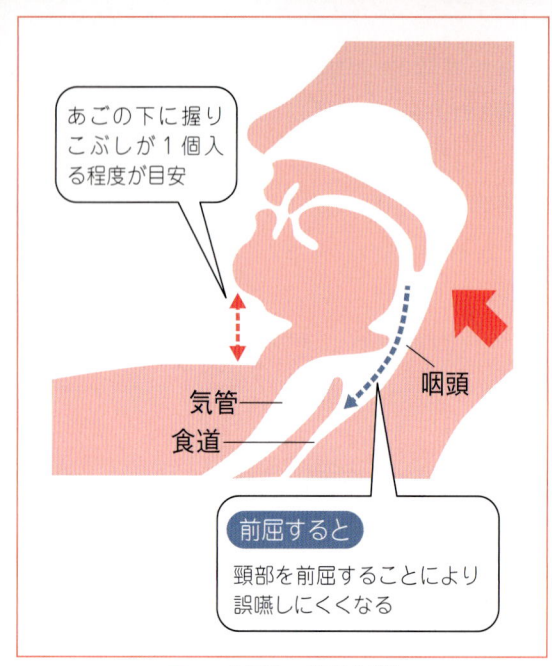

あごの下に握りこぶしが1個入る程度が目安

気管——
食道——

咽頭

前屈すると
頸部を前屈することにより誤嚥しにくくなる

図2　頸部の姿勢調整

ど知識と技術を研いておくことも必要である.

2.　食事時の注意

正しい姿勢調整ができているか確認する（図2～4）

　食事摂取時の不良姿勢は，誤嚥リスクを招くだけではなく，自力摂取も困難となり苦痛を生じることもある.

　安全・安楽・自立性を高めるための姿勢調整の目的は，

　　(1)誤嚥せずに食べることができる

　　(2)食事中に楽な姿勢で座ることができる

　　(3)食事に集中できる

　　(4)安定した姿勢で手を使って食事行動をとることができる

とされている. 全身状態や摂食嚥下機能に応じ, 以下に注意して食事時の姿勢を確認する.

1)　テーブルの高さを確認する

　テーブルは腋下から臍部(おへそ)の中間の高さに, 身体との距離が握りこぶし1個分になるように設置する. 両上肢はテーブルの上にちょうど乗るようにする.

2)　上肢を安定させる

　両上肢を軽く屈曲した状態で, クッションやテーブルなどを利用して安定をはかる. 上肢が安定することで, 頸部の緊張が緩和し, 嚥下運動がスムースになり, 呼吸も楽になる.

3)　足底を安定させる

　足底は床面につくことが望ましい. 床に足が届かない場合は, 足台などを使用して高さを調節する. ベッド上の場合は, 足底全面をクッションなどで安定させ, 身体のズレ防止や嚥下圧・咳嗽力の向上をはかる.

4)　頭頸部の姿勢

　あごが上がった姿勢では, 誤嚥の可能性が高くなる. 下顎から胸骨まで4横指(握りこぶし1個分)になるようなあごを引いた状態にすることで, 誤嚥予防をはかることができる. そして, 頸部周囲の過緊張状態が軽減できるため, スムースな嚥下につながる.

5)　配膳の位置

　食事を意識しやすいように療養者の正面に食事を配置する. 食事をきちんと目で捉えることで料理の色・形・食器・盛り付けで食欲が増してくる.

3.　食後は，リラックスできる状態で

　(1)食事が終わったら, 食べた量を確認してから片付ける. 食事量が減っている場合, 「食べ残す理由」を考えてみる. 例えば, 食事が嗜好に合わない, 飲み込みにくい, 一人で食べて味気ないなど様々なケースがある. 療養者にとって「美味しく・楽しい食事」であることを考えながら対応する.

　(2)食後の口腔ケアで口の中を清潔にし, スッキリした状態で休めるようにする. 休む

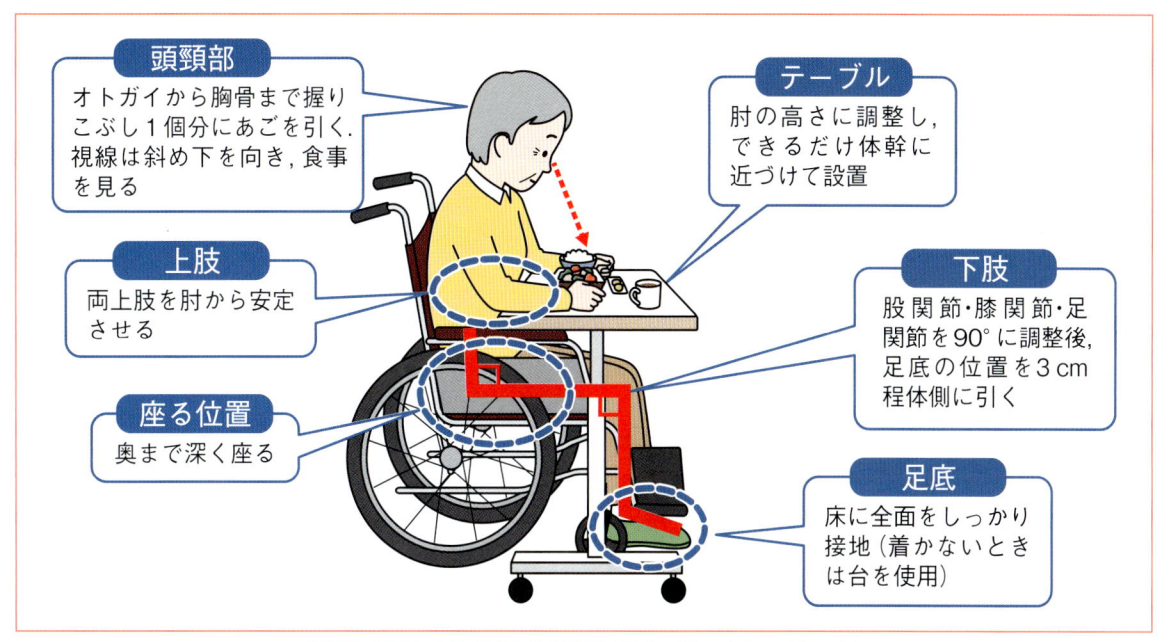

図 3 車いす座位での食事姿勢（文献 2 より一部改変）

以下は図3内のラベルと説明：

頭頸部 — オトガイから胸骨まで握りこぶし 1 個分にあごを引く．視線は斜め下を向き，食事を見る

上肢 — 両上肢を肘から安定させる

座る位置 — 奥まで深く座る

テーブル — 肘の高さに調整し，できるだけ体幹に近づけて設置

下肢 — 股関節・膝関節・足関節を 90°に調整後，足底の位置を 3 cm 程体側に引く

足底 — 床に全面をしっかり接地（着かないときは台を使用）

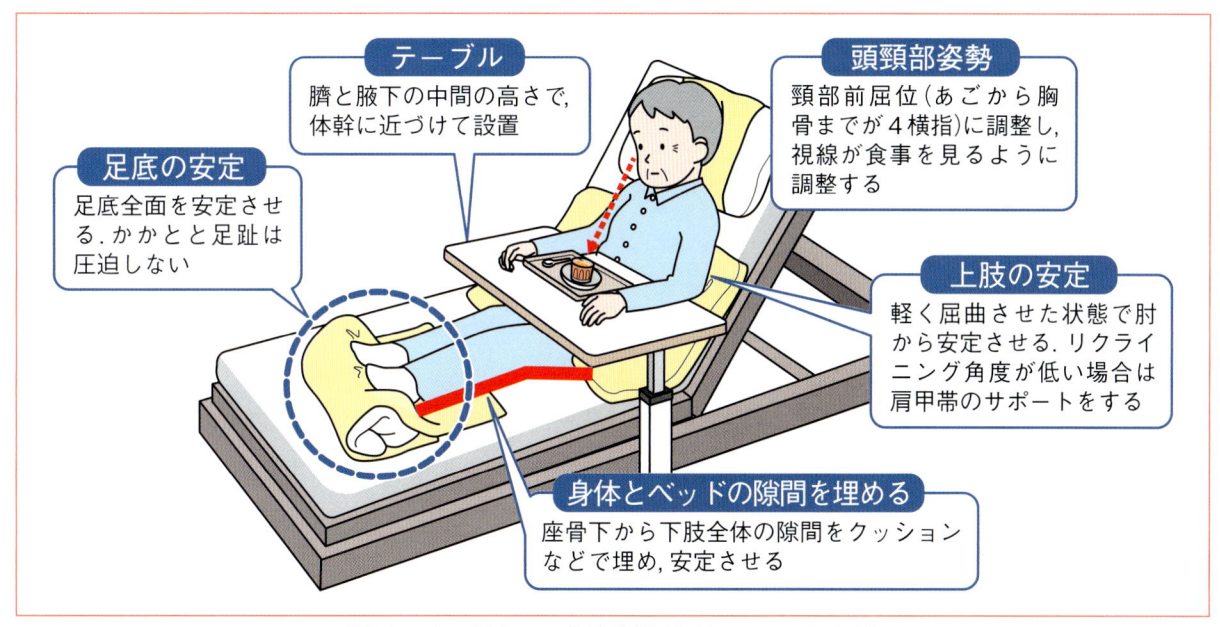

図 4 ベッド上での食事姿勢（文献 2 より一部改変）
「食べやすい姿勢」には個人差があるため，療養者に応じて対応する．

以下は図4内のラベルと説明：

足底の安定 — 足底全面を安定させる．かかとと足趾は圧迫しない

テーブル — 臍と腋下の中間の高さで，体幹に近づけて設置

頭頸部姿勢 — 頸部前屈位（あごから胸骨までが 4 横指）に調整し，視線が食事を見るように調整する

上肢の安定 — 軽く屈曲させた状態で肘から安定させる．リクライニング角度が低い場合は肩甲帯のサポートをする

身体とベッドの隙間を埋める — 座骨下から下肢全体の隙間をクッションなどで埋め，安定させる

とはいえ，食後すぐに横になると胃食道逆流を起こしやすいため，しばらくは座位または，リクライニング位で過ごしてもらう．

4. 食事介助のポイント

　不適切な食事介助は，食事摂取量の低下や誤嚥リスクを高めることにもなり得る．介助者が変わるたびに介助方法が変わることは，厳に謹まなければならない．スタッフが共通認識できる食事介助技術を獲得することが，「安全にかつおいしく食べられる」支援につながる．

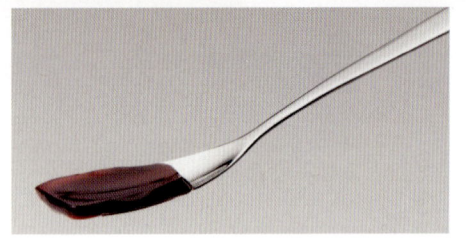

図5
適切なスプーンと一口量

❶ スプーンは口の正面から
まっすぐに入れる

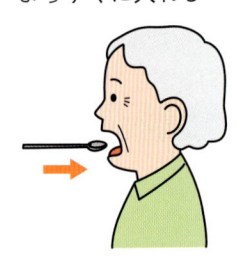

❷ 舌の中央に置き,スプーンの
背全体で舌を軽く圧刺激

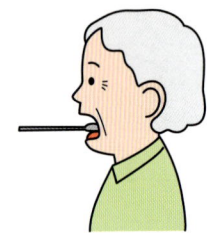

❸ しっかり口を閉じてもらう

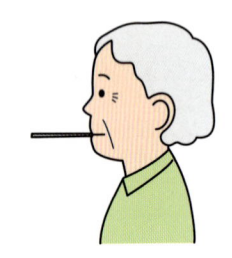

❹ 上口唇をすべらせるように
斜め上方へ,ゆっくり引き抜く

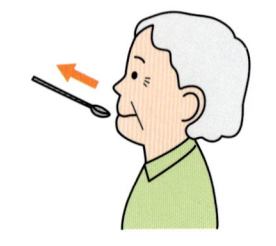

図6
**食事介助時のスプーンの
操作方法**
(文献3より一部改変)

1) 介助者の位置

　介助者は療養者の横に座り,同じ目線で介助する.立ったまま食事介助を行うと,療養者の目線は上向きとなり,あごが上がって頸部伸展位をとることで誤嚥リスクが高まる.介助は,療養者の視線を遮らないために,右側からは右手,左側からは左手で介助する.

2) 五感の活用

　食べ物を療養者の見える位置におき,「匂いをかぐ」「すくうところを見せる」「口唇・舌の刺激」「味わう」などの五感を利用して,食物認知を高めることで,安全に食べるということを意識する.

3) スプーンの選択と操作方法(図5,6)

　(1)食事介助に適したスプーンは,ティースプーンのような「小さく」「平たく」「浅め」で「柄の長い」ものがおすすめである.

　(2)斜め下45°,目から30cm程度の位置ですくうところから見せる(視覚的に食物認知を高めるとともに,頸部前屈位を誘導する).

　(3)口の中へ入れるときは,舌と平行になるようにスプーンを挿入する(舌運動が不良なケースは,舌背中央部に食べ物を設置することで飲み込みやすく,口腔内残留の軽減がはかれる).

⑷次に口唇を閉じるように促し，上口唇を滑らせるようにスプーンを抜く．

4）一口量と介助ペース

一口量が多いと，口腔や咽頭の残留が増え，誤嚥リスクが高まるため，少量から始めて徐々に増やしていく．あらかじめ，決まったスプーンを使用することで一口量の調整が可能となる．逆に少なすぎても嚥下動作が止まってしまうことがあるので，療養者によって設定する．

また，つい介助ペースが早くなり，次々と口に運んでしまいがちであるが，療養者のペースに合わせて，きちんと嚥下反射（喉頭挙上）を確認してから次の一口を入れるように心がける．くれぐれも，介助者側のペースでなく，療養者のペースでかかわることが重要である．

5．食事介助で困ったときの対応

1）むせたとき

「むせ」は気道に入りかかった異物を排出しようとする生体の防御反応である．むせが起こらなくても，気道の感覚が低下している場合，不顕性誤嚥（＝むせない誤嚥）が起こっているケースもあり誤嚥性肺炎につながる．むせたときには下記の対応を行う．

＜むせたときの対応＞

- ・しっかり咳をしてもらう．
- ・咳が落ち着き，呼吸が安定するまで待つ．
- ・深呼吸でゆっくり呼吸を整える．
- ・呼吸状態が悪化したり，顔色の変化，酸素飽和度の低下，チアノーゼ，咳嗽困難がみられる場合は，吸引を検討するとともに医師への連絡を行う．

むせがみられる場合にはすぐに禁食にするのではなく，どのようなタイミングでむせたか？　どのような食べ物でむせたのか？　を記録し，以後の介助に反映させることが必要である．

2）食事中にガラガラ声になる場合

食べているうちにガラガラ声（湿性嗄声）に変化するということから，咽頭残留していることを予測する．そのまま食べ続けると残留物が増えて，喉頭へ侵入し吸気とともに気管へ流入する誤嚥リスクが高くなる[1]．

＜咽頭残留物を除去する介助方法＞

- ・交互嚥下法：とろみ水やゼラチンゼリーなど，のど越しがよいものを交互に食べる．主食・副食・水分の順番でバランスよく食べることも意識してみる．
- ・複数回嚥下法：嚥下したあとに「もう1回飲み込んでください」と追加嚥下を促す．
- ・意識的に咳ばらいを促し，再度嚥下してもらう．

3）食事に時間がかかる場合

まず，遅い理由を考えてみる．食欲がない，摂食嚥下機能が低下している，食事動作に問題がある，食事に集中できないなどの原因が考えられる．また食形態が適切でない場合もあるので，摂食嚥下機能評価と食事内容が療養者に適している食事かどうかを検討する必要がある．食事介助の時間は療養者の疲労を考慮して一般的には30〜40分といわれるが，例外も多いのが現実である．重度の認知症などでは，ゆっくり食べることで

ペースができあがっているため，時間がかかることを許容することもある[4]．大切なのは，「安全に口からおいしく食べる」という気持ちで介助することを心がけることである．

（米村礼子）

文　献

1) 米村礼子：日常生活援助の一環として行う「摂食嚥下ケア」の具体的な方法．エキスパートナース，**30**(7)：45，2014.
2) 竹市美加：食事場面：食事環境を整え，食べたい希望をつなげる．看護技術，**64**(10)：32，2018.
3) 鮫島菜緒：食事介助のワザ．エキスパートナース，**26**(2)：47，2010.
4) 野原幹司編：認知症患者の摂食・嚥下リハビリテーション．142，南山堂，2011.
5) 小山珠美編：嚥下．姿勢・耐久性．口から食べる幸せをサポートする包括的スキル―KTバランスチャートの活用と支援―．第2版．46-61，医学書院，2017.

レシピ

基本となるだし汁・コンソメスープの作り方 ゲル化剤・増粘剤の使用量

だし汁の作り方

〈材料〉

水	600 g
だしの素	4 g

〈作り方〉
鍋に分量の水，だしの素を入れて煮立たせる．

コンソメスープの作り方

〈材料〉

水	300 g
コンソメキューブ	1個(5.3 g)

〈作り方〉
鍋に分量の水，コンソメキューブを入れて煮立たせる．

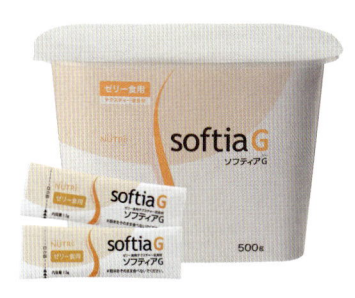

ソフティア G の使用量

材料	だし汁・水	ソフティア G
野菜類	食材の 50%	全体量の 0.8%
肉・魚など	食材と同量	全体量の 0.8%
いも類	食材と同量	全体量の 0.8%

〈使い方〉
1. 食材にソフティア G を加える．
2. かき混ぜながら 85℃以上に加熱する．
3. 冷めないうちに型に流し込み，粗熱がとれたら冷蔵庫で冷やし固める．
4. 成形する．

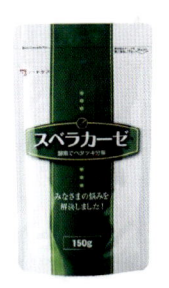

スベラカーゼの使用量

材料	スベラカーゼ
全粥	全体量の 1.5%
もち粥	全体量の 2%
酢飯	全体量の 2%

※寿司飯など酸を含むものは固まりが悪いため濃度を上げて使用しています．

〈使い方〉
1. お粥・スベラカーゼをミキサーにかける．
2. 1 分以上撹拌する．
3. 器に盛り付け冷蔵庫で冷やし固める．

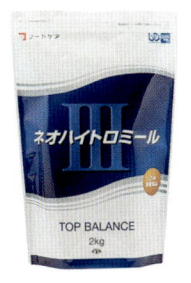

ネオハイトロミール III の使用量

全体量に対して　0.9%

液体をかき混ぜながら，少しずつネオハイトロミール III を加える．
※濃厚流動食や塩分が入っている場合とろみがつきにくいので一度よくかき混ぜ，数分〜 10 分置き，再度よくかき混ぜてください．

※ゲル化剤・増粘剤の使用量は当院で使用しているものです．商品の説明書やホームページをよくご覧になり使用してください．

本書で使用したゲル化剤・増粘剤

フードケア社の製品

でんぷん分解酵素入りゼリー食の素

製品名：スベラカーゼ, スベラカーゼ Lite
　　　　＜参考：他社製品＞
　　　　ソフティア U（ニュートリー社）
　　　　ホット＆ソフトプラス（ヘルシーフード社）　など

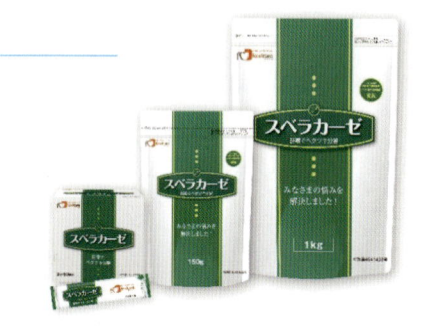

物性目安：コード 0j ～ 3

お粥やお芋などのでんぷん食品は, そのままペースト状にすると ベタつきが強く, 摂食嚥下障害の方には不適な物性になります.
でんぷん分解酵素入りゼリー食の素を使うと酵素がベタつきの原因であるでんぷんを分解するため, つるんと食べやすい粥ゼリーやでんぷん食品のゼリーが作れます.

とろみ調整食品

製品名：ネオハイトロミールシリーズ（Ⅲ, R&E, スリム, NEXT）
　　　　＜参考：他社製品＞
　　　　トロミスマイル（ヘルシーフード社）, トロメイク SP（明治社）　など

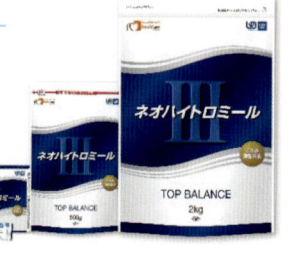

物性目安：コード 0t, 2

摂食嚥下障害の方向けに, 食材の物性を調整するため, 飲料や汁物などにとろみをつけることが多くあります.
近年, キサンタンガムを原料とするとろみ調整食品が主流でとろみのつきが良く, 味の変化の少ない品質の良いものが多く出ています.

温かいゼリーが作れるゼリー食の素

製品名：ホットでもゼリー
　　　　＜参考：他社製品＞
　　　　ソフティア G（ニュートリー社）
　　　　スルーパートナー（キッセイ薬品工業社）　など

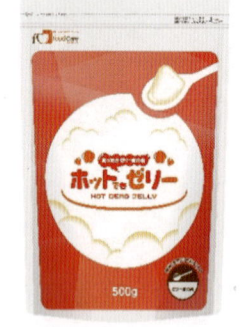

物性目安：コード 0j ～ 3

普段の私たちの食卓には, 温かい料理や冷たい料理など, 様々な温度の料理が並んでいます. しかし, 市販されているようなゼリー食の素（ゼラチンや寒天）では温かいゼリーを作ることができないためゼリー食は冷たい状態での提供になってしまいがちです.
最近では 60℃ になってもゼリーが溶け出さない, 特殊なゼリー食の素があり, お料理の幅を広げることができます.
※温冷どちらでもお使いいただけます.

製品のお問い合わせ先：株式会社フードケア　TEL：042-700-0555　https://www.food-care.co.jp

ニュートリー社の製品

スタンダード

製品名：ソフティア G

物性目安：コード 0j〜3

加熱後，冷却をすることで様々な食材をゼリー状にすることができます．だし汁とゲル化剤の配合を調整することで幅広い物性に対応可能です．

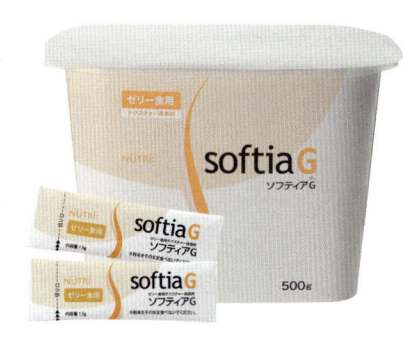

酵素入り

製品名：ソフティア U

物性目安：コード 0j〜3

でんぷん由来のベタつきを抑え，なめらかなゼリーにすることができます．でんぷん以外の食材もゼリー状にすることができます．70℃から固まり始めるためすぐに固まり，冷凍も可能です．

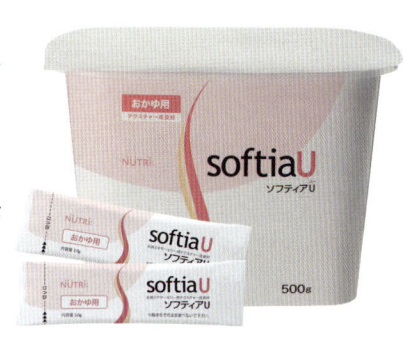

再加熱カート対応

製品名：ソフティア R

物性目安：コード 3

クックチル・ニュークックチルでも温かい嚥下調整食を提供できます．ソフティア R で作った嚥下調整食は，中心温度95℃（1分間）でも溶け出さないため，嚥下調整食の温めのお悩みを解消できます．

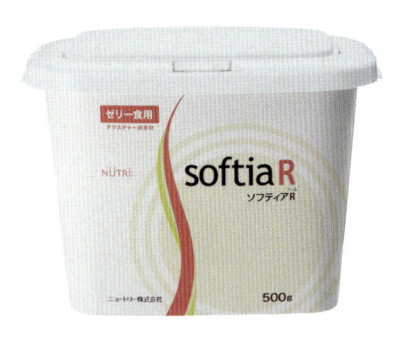

非加熱

製品名：カタメリン

物性目安：コード 3

加熱，冷却不要です．フードプロセッサーを使って，少量のだし汁と撹拌することで，まとまりやすくなります．

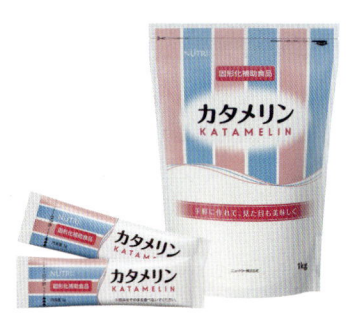

製品のお問い合わせ先：ニュートリー株式会社　TEL：0120-219-038　http://www.nutri.co.jp

レシピ集の見方

１食１人前あたりの
栄養量を示しています

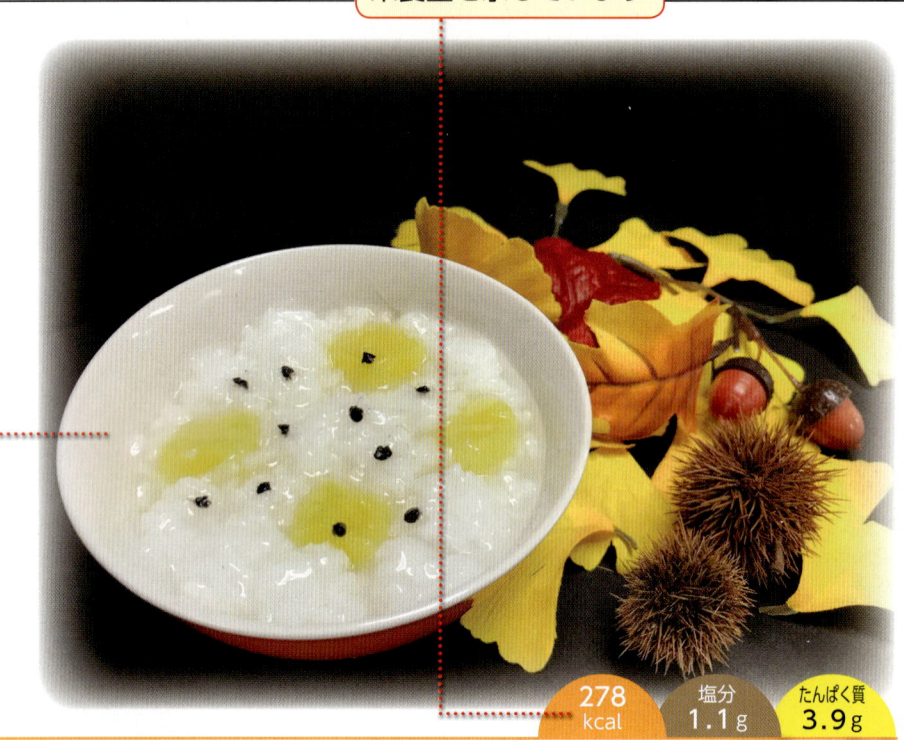

完成写真

| 278 kcal | 塩分 1.1 g | たんぱく質 3.9 g |

栗ご飯

■材　料(4 人分)

【ご飯】

全粥	1,200 g

レシピのポイントを
医師，管理栄養士の立場から
それぞれ解説しています

水	80 g
塩	少々
ソフティア G	1.3 g
【ごま】	
練りごま	4 g
水	4 g
ソフティア G	0.1 g

医師からのポイント

秋は新米が美味しい季節なので，あえ
てお米の粒を残したレシピを紹介し
ています．主治医の先生に相談のう
え，嚥下状態に応じてミキサー粥ゼリーに変更す
るなどすれば，幅広い方に栗ご飯を楽しんでいた
だけます．

管理栄養士からのポイント

ホクホクの栗ご飯，栗と全粥をあわせ
てゲル化剤で物性を統一し安全に食
べていただける嚥下食に仕上げまし
た．練りごまを加えて風味を出すとより一層美味
しくいただけます．

84　四季を楽しむ　ビジュアル嚥下食レシピ

※本文とは内容が異なっております

【材料写真】

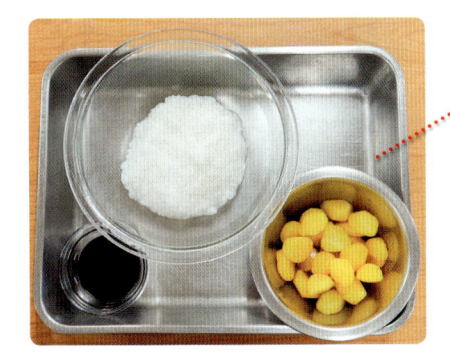

材料写真に
調味料は含み
ません

【ご飯】

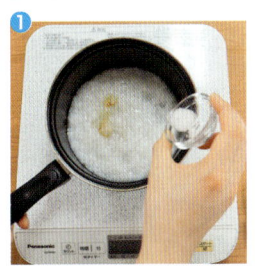

鍋に全粥を入れ，だしの素と塩を
入れる．

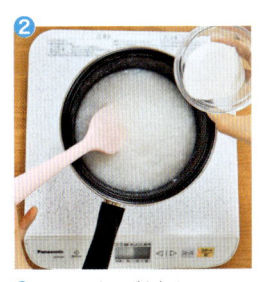

❶にスベラカーゼを加える．

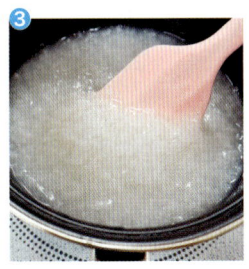

米粒を潰さないように混ぜる．
※ダマにならないように注意す
る．

秋

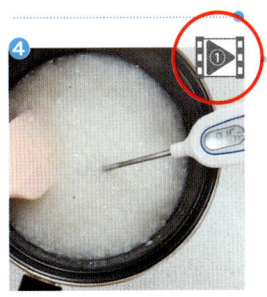

80℃以上に加熱する．

調理の際のポイントを
動画で解説しています

大切なポイントは
赤字で解説してい
ます

秋　栗ご飯 85

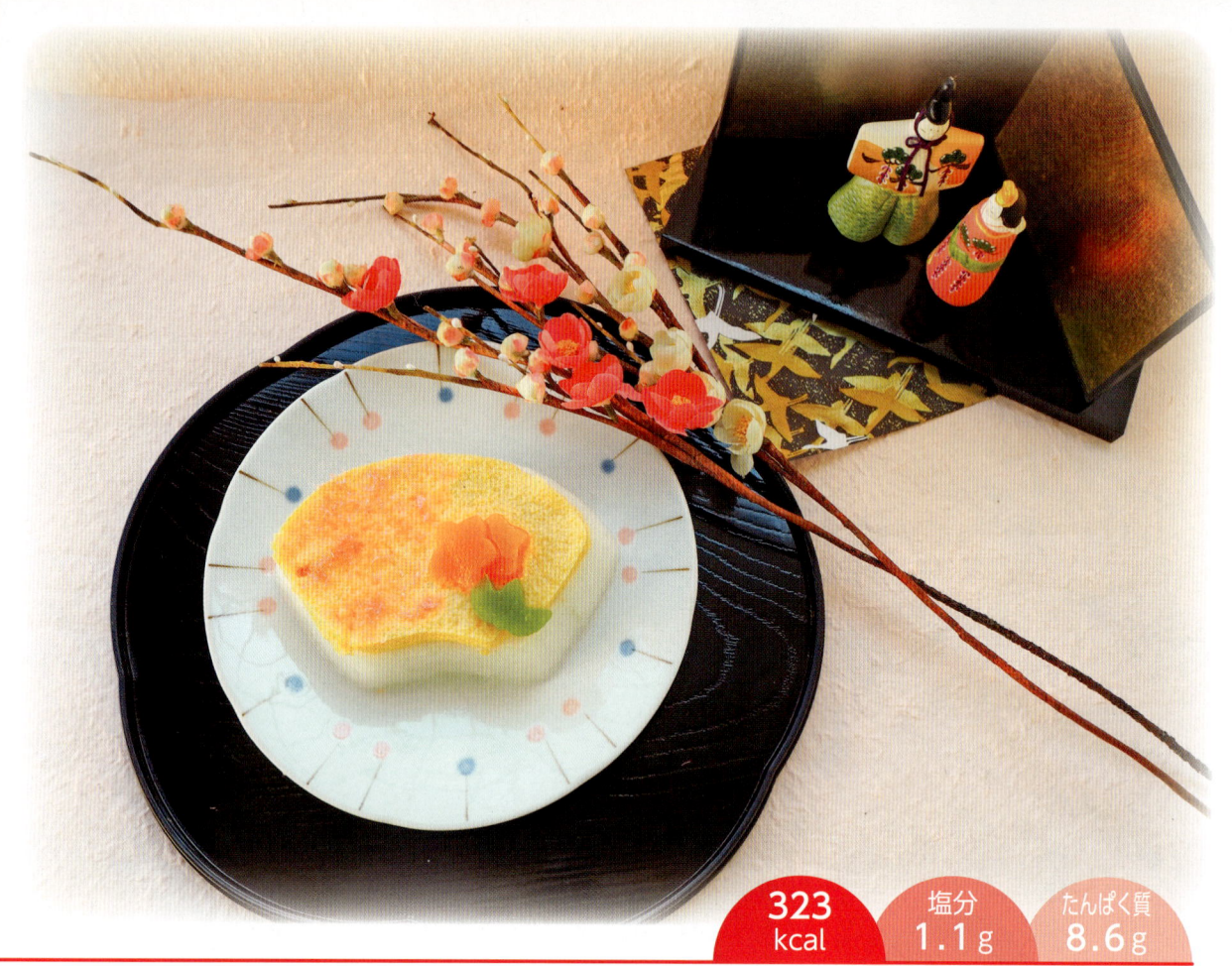

| 323 kcal | 塩分 1.1 g | たんぱく質 8.6 g |

ちらし寿司

■材　料(4 人分)

【酢飯】

全粥	1,200 g
Ⓐ 酢	大さじ 1 と 2/3
Ⓐ 砂糖	大さじ 1 と 1/3
Ⓐ 塩	小さじ 1/3
スベラカーゼ	24.8 g

【玉子】

卵	120 g
Ⓑ だし汁	160 g
Ⓑ 薄口しょうゆ	小さじ 1 と 2/3
Ⓑ みりん	小さじ 1 と 2/3

【人参】

人参	80 g
だし汁	40 g
ソフティア G	1.0 g

【いんげん】

いんげん	80 g
だし汁	40 g
ソフティア G	1.0 g

【でんぶ】

桜でんぶ	適量

医師からのポイント

見た目が綺麗で豪華なちらし寿司は患者さんに人気です. 本来物性の異なる食材が複数含まれると嚥下障害のある方には食べにくいのですが, 本レシピでは工夫により, 物性を合わせてあります.

管理栄養士からのポイント

色鮮やかにお酢でサッパリ, いつものミキサー粥ゼリーにひと工夫し, ちらし寿司は見た目を美しく仕上げましょう. 酢を使用するとお粥が固まりにくくなりますので, スベラカーゼを増量して全粥重量の 2% にしています.

【材料写真】

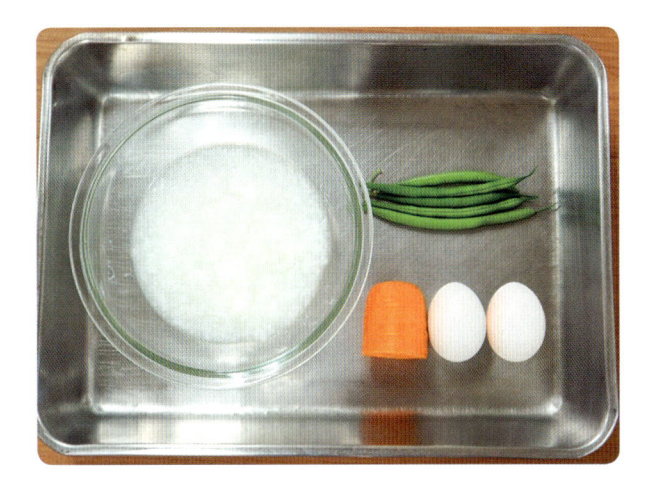

【酢飯】

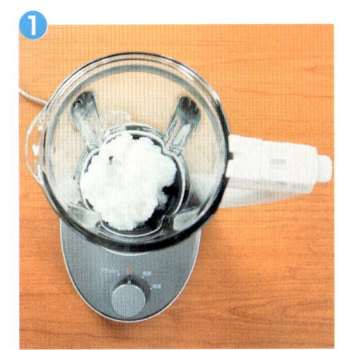

❶ ミキサー容器に全粥を入れる.

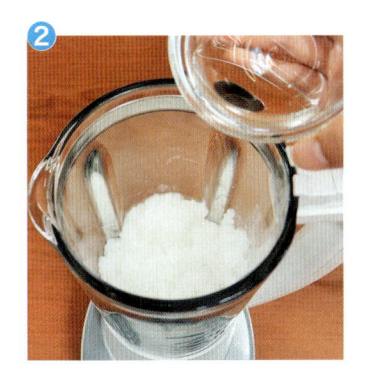

❷ 🅐を加える.

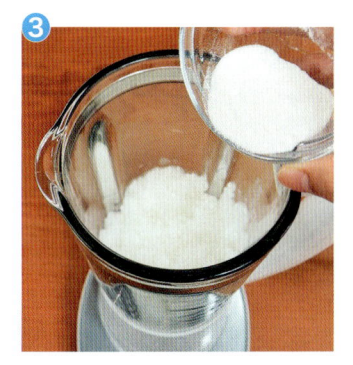

❸ スベラカーゼを加える.

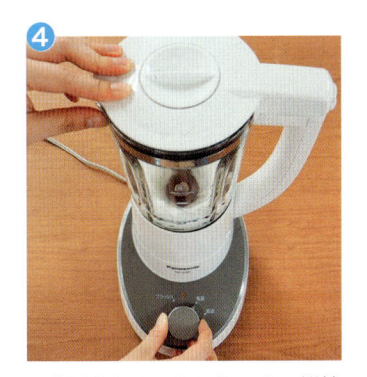

❹ 1分以上なめらかになるまで撹拌する.

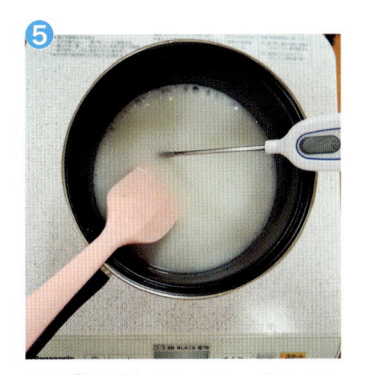

❺ 鍋に❹を移し火にかけ,さらさらになるまで焦げないように混ぜる.

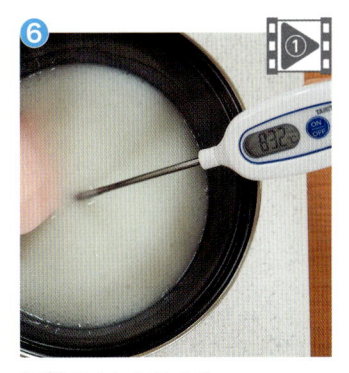

❻ 80℃以上に加熱する.

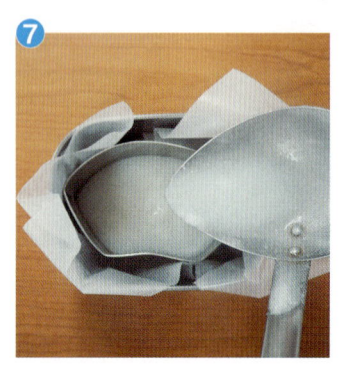

❼

クッキングシートを敷いたバットに扇型を置き❻を流し入れ，粗熱がとれたら冷蔵庫で冷やす．
※シートを敷いておくと型から外しやすい．

【玉子】

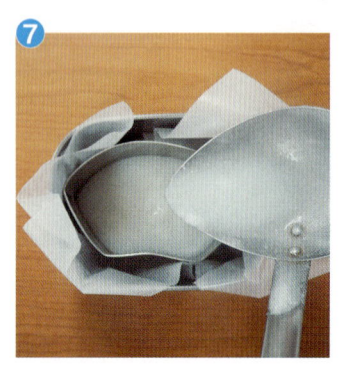

❶ 卵と❸をミキサー容器に入れる．

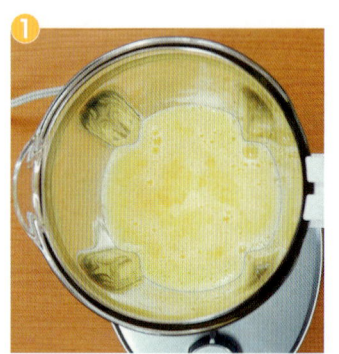

❷ ふわふわになるまで撹拌する．

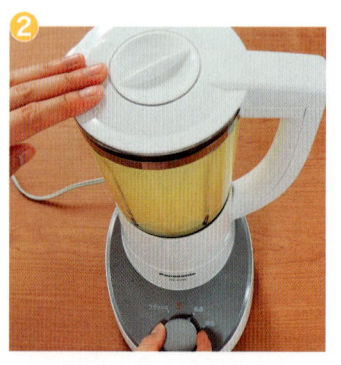

❸ しっかり泡立っていることを確認する．
※ふっくら仕上がる．

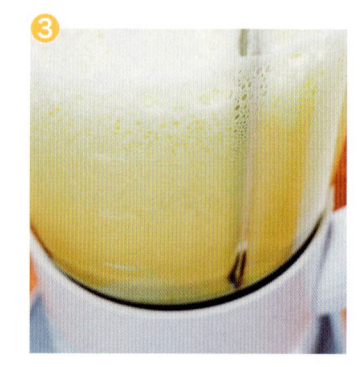

❹ クッキングシートを敷いたバットに1cm厚に流し入れ，100℃のオーブン(スチームモード*)で10分蒸す．
*スチームモードがない場合は，蒸し器(10分)で代用．

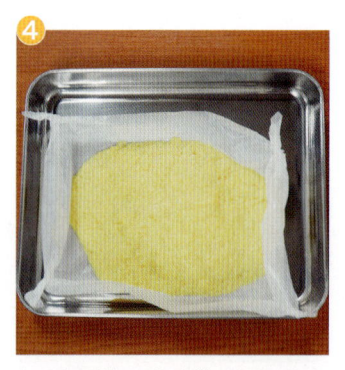

❺ 粗熱がとれたら扇型で抜く．

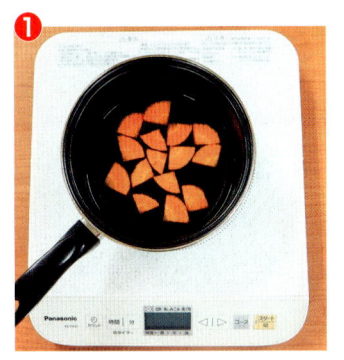

人参を火の通りやすい大きさに
切り，軟らかくなるまで茹でる．

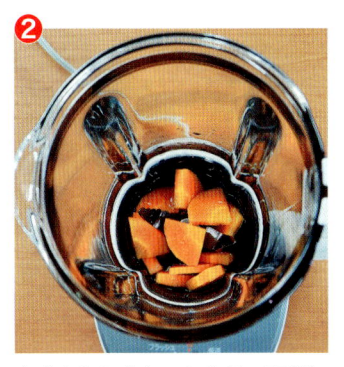

人参を取り出し，ミキサー容器に
入れる．分量のだし汁を加える．

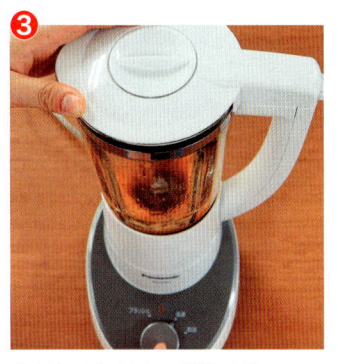

粒がなくなるまで撹拌する．

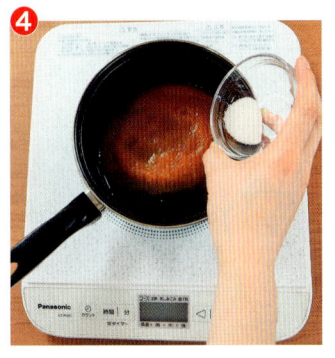

鍋に❸とソフティアＧを入れて
よく混ぜる．鍋を火にかけ，混ぜ
ながら85℃以上に加熱する．

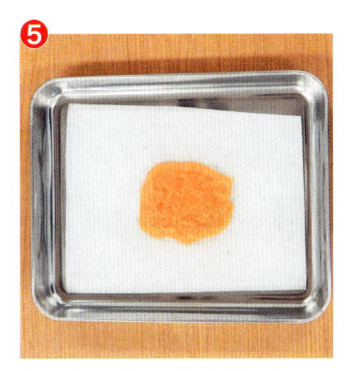

クッキングシートを敷いたバッ
トに1cm厚に流し入れ，粗熱が
とれたら冷蔵庫で冷やす．

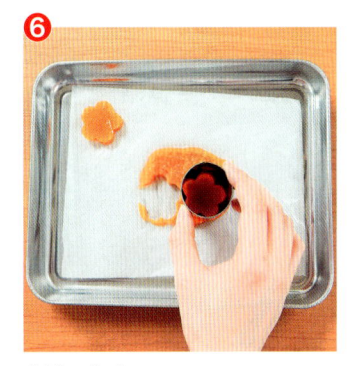

花型で抜く．

【いんげん】

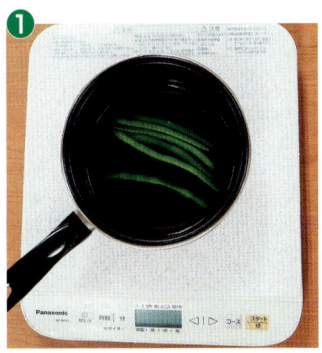

いんげんを軟らかくなるまで茹
でる．
※すじは取り除いておく．

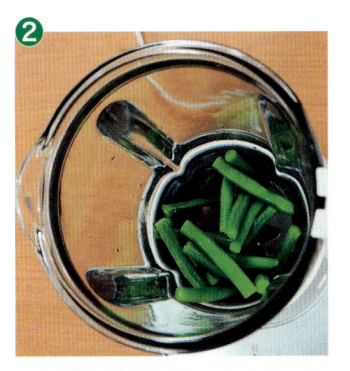

いんげんを取り出し，ミキサーに
かかりやすい大きさに切り，ミキ
サー容器に入れる．分量のだし汁
を加える．

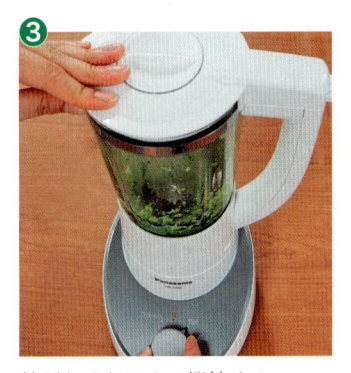

粒がなくなるまで撹拌する．

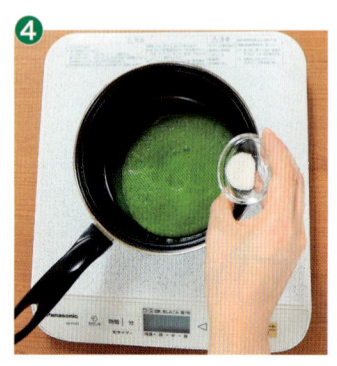
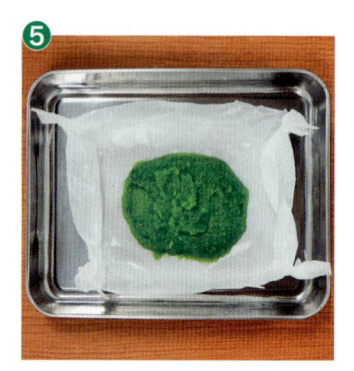
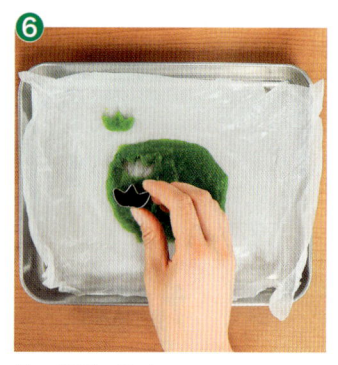

鍋に❸とソフティアＧを入れてよく混ぜる．鍋を火にかけ，混ぜながら85℃以上に加熱する．

クッキングシートを敷いたバットに１cm厚に流し入れ，粗熱がとれたら冷蔵庫で冷やす．

笹の葉型で抜く．

【盛り付け】

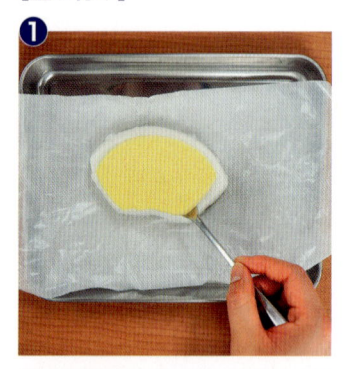
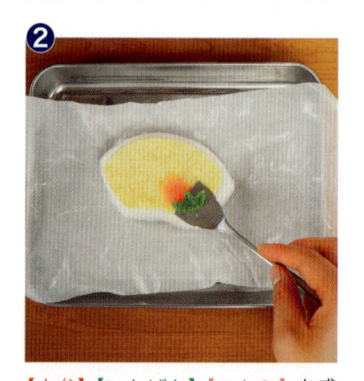
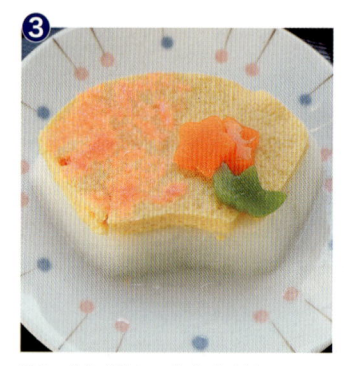

扇型に抜いた【酢飯】の上に【玉子】をのせる．

【人参】【いんげん】【でんぶ】を盛り付ける．
※でんぶは少量を広げる．

器に盛り付けて出来上がり．

α-アミラーゼの秘密

α-アミラーゼの働き

α-アミラーゼはでんぷん分解酵素です.
でんぷんは単糖(ブドウ糖)が多数結合したもので,粘り気があります.
また,お粥をミキサーにかけると粘り気が増し,さらに付着性が高くなります.
α-アミラーゼは,でんぷんを分解し粘り気を抑え,付着性を少なくしてくれます.
でんぷんを多く含むご飯やお餅は,この「α-アミラーゼ」の力を借りることで,
安全に嚥下することができます.

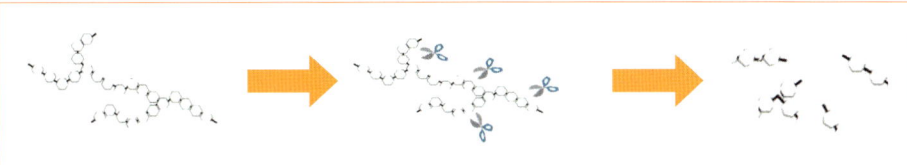

でんぷん　　　　　　α-アミラーゼ作用　　　　　単糖

でんぷん分解酵素入りゲル化剤

酵素入りゲル化剤には,でんぷん分解酵素(α-アミラーゼ)が配合されています.
そのため,粘り気の原因となるでんぷんを分解し,ゼリー状に固めることで粘り気
の少ないゼリーを作ることができます.
また,口腔内で起こるα-アミラーゼによるでんぷん分解を調理過程で起こすこと
で食材のでんぷんを分解します.
そのためお粥などを口腔内で保持した場合でも水様物への変化を防ぐことができ,
物性を変化させずに安全に嚥下できます.

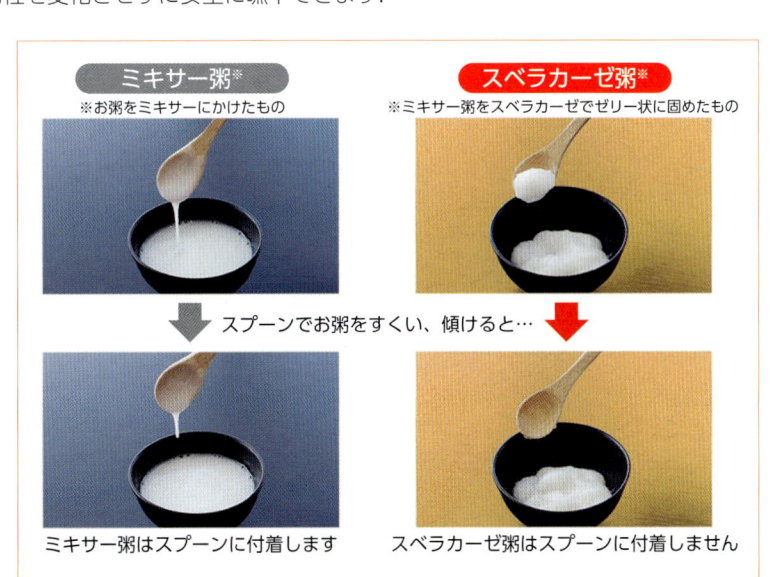

ミキサー粥※
※お粥をミキサーにかけたもの

スベラカーゼ粥※
※ミキサー粥をスベラカーゼでゼリー状に固めたもの

スプーンでお粥をすくい,傾けると…

ミキサー粥はスプーンに付着します　　　スベラカーゼ粥はスプーンに付着しません

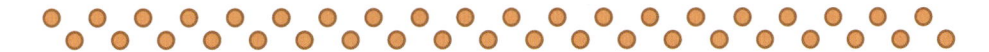

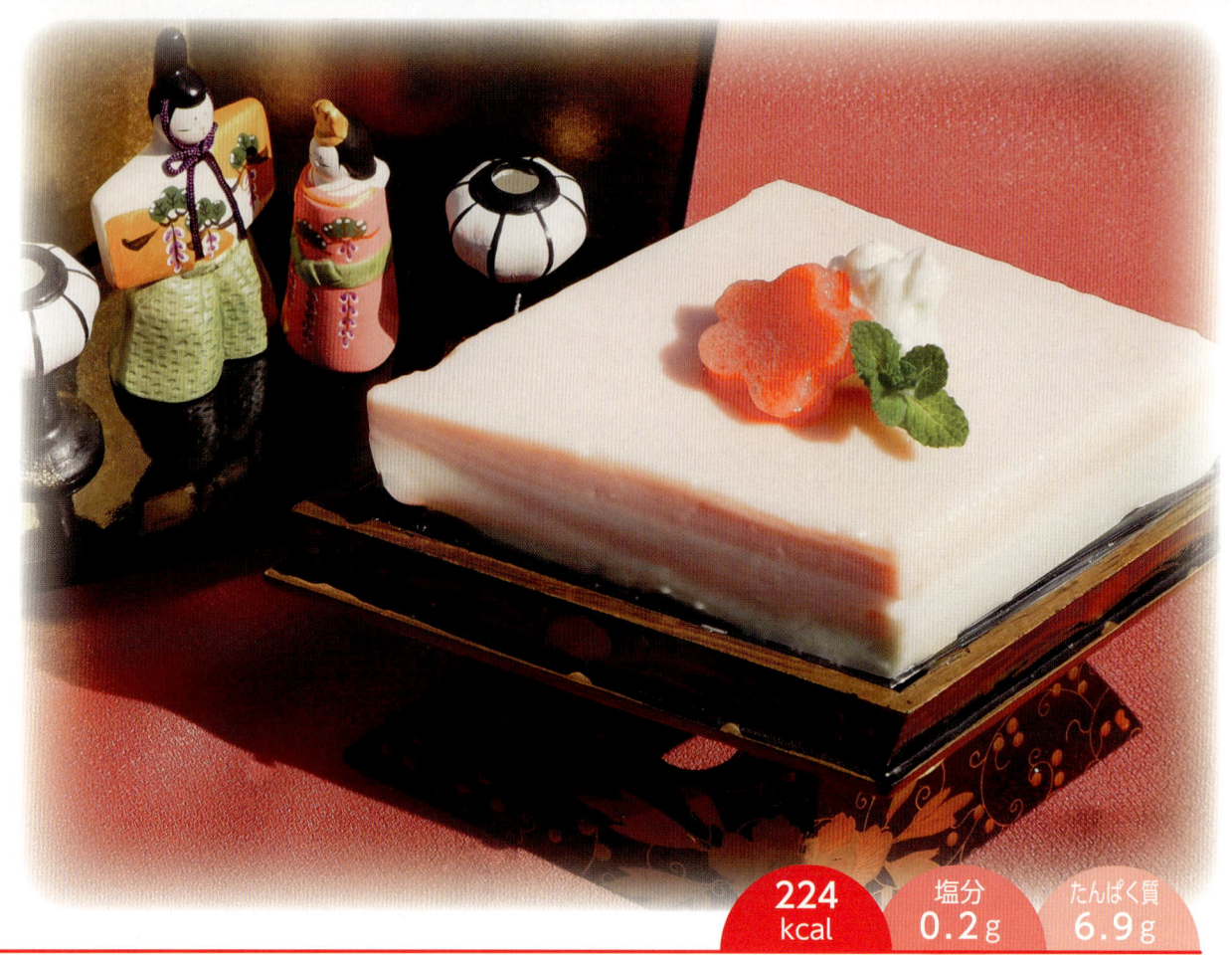

| 224 kcal | 塩分 0.2 g | たんぱく質 6.9 g |

ひし餅ゼリー

■材　料(4人分)

【ひし餅ゼリー】

エプリッチゼリー(メロン風味)	200 g
エプリッチゼリー(プレーン)	200 g
エプリッチゼリー(イチゴ風味)	200 g

【イチゴ】

イチゴ	80 g
水	40 g
ソフティアG	1.0 g

【生クリーム】

| 生クリーム | 大さじ1と1/3 |
| 砂糖 | 小さじ2/3 |

医師からのポイント

少量で高カロリーのひし餅ゼリーは，食事の摂取量が少ない方の栄養補給に役立ちます．

管理栄養士からのポイント

栄養補助食品エプリッチゼリーを使用し，溶かして固めるだけの簡単ゼリーです．紅白でお祝い膳にもおすすめです．季節を問わず使用できるので，色や形を変えたり丸型に抜いたケーキなどへのアレンジができます．

【材料写真】

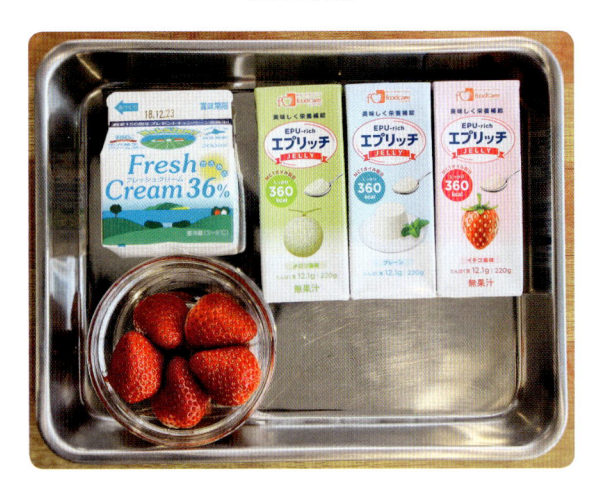

【ひし餅ゼリー】

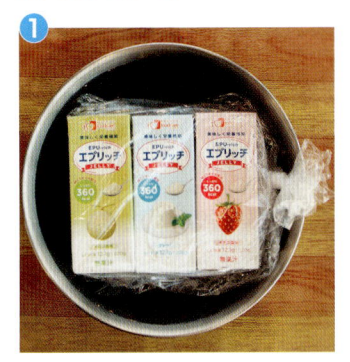

湯を入れたボウルにエプリッチゼリーをパックごと浸け，溶かしておく。
（メロン風味，プレーン，イチゴ風味の順に使用する）

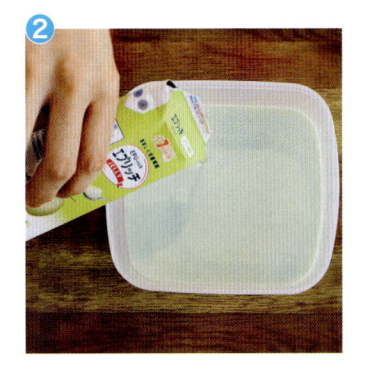

四角い容器にエプリッチゼリー（メロン風味）を流し入れ，冷蔵庫で約30分冷やし固める．

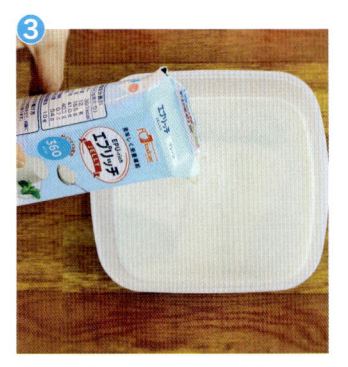

❷の上にエプリッチゼリー（プレーン）を流し入れ，冷蔵庫で約30分冷やし固める．

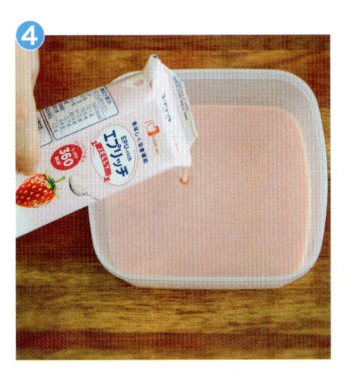

❸の上にエプリッチゼリー（イチゴ風味）を流し入れ，冷蔵庫で約30分冷やし固める．

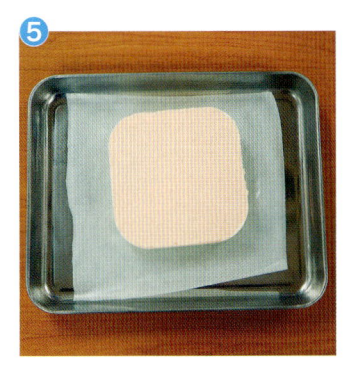

クッキングシートを敷いたバットに❹を取り出す．

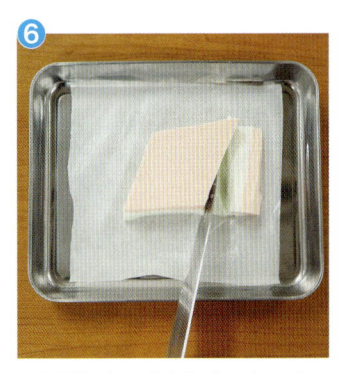

ひし形になるようにカットする．

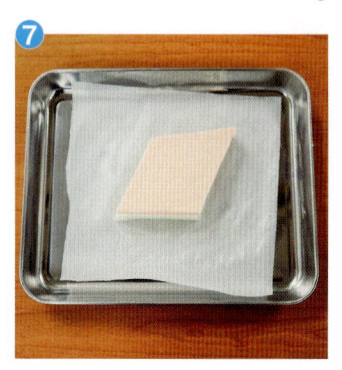

⑦

形を整える.

【イチゴ】

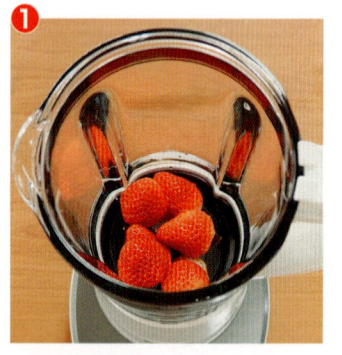

①

ミキサー容器にイチゴを入れる.
分量の水を加える.

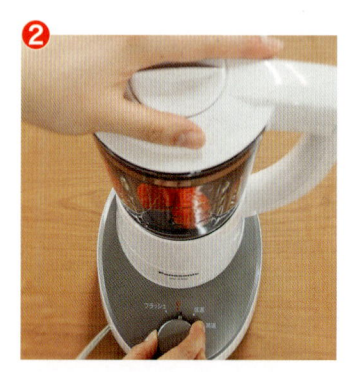

②

粒がなくなるまで撹拌する.

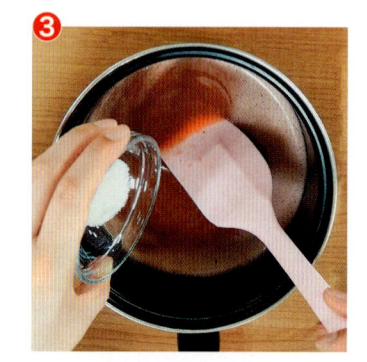

③

鍋に②とソフティアGを入れて
よく混ぜる. 鍋を火にかけ, 混ぜ
ながら 85℃以上に加熱する.

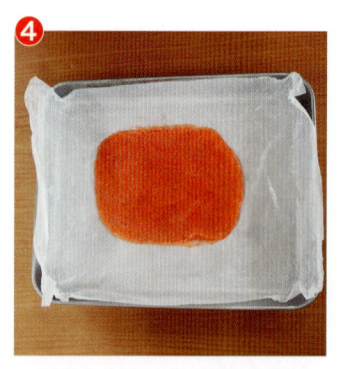

④

クッキングシートを敷いたバッ
トに薄く流し入れ, 粗熱がとれた
ら冷蔵庫で冷やす.

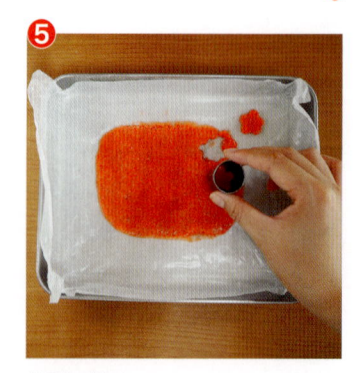

⑤

花型で抜く.

【生クリーム】

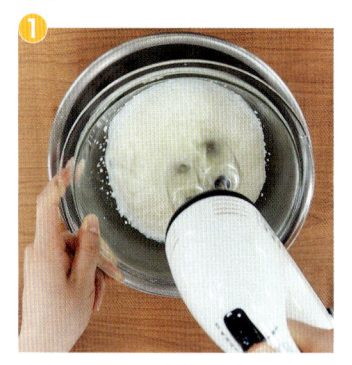

生クリームと砂糖をボウルに入れる.

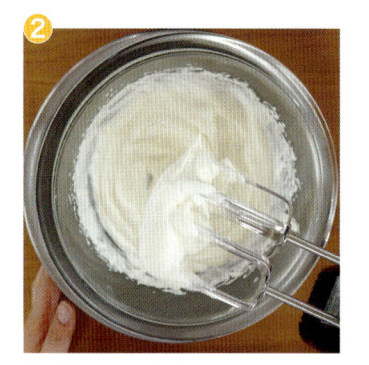

角が立つまで泡立てる.

【盛り付け】

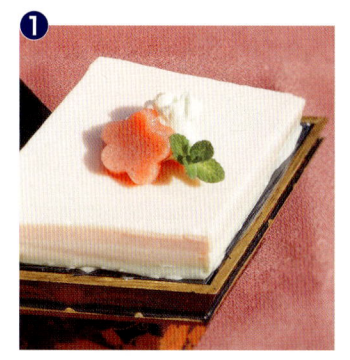

【ひし餅ゼリー】の上に【イチゴ】と【生クリーム】を盛り付ける.
※飾りでミントを添えてもよい.

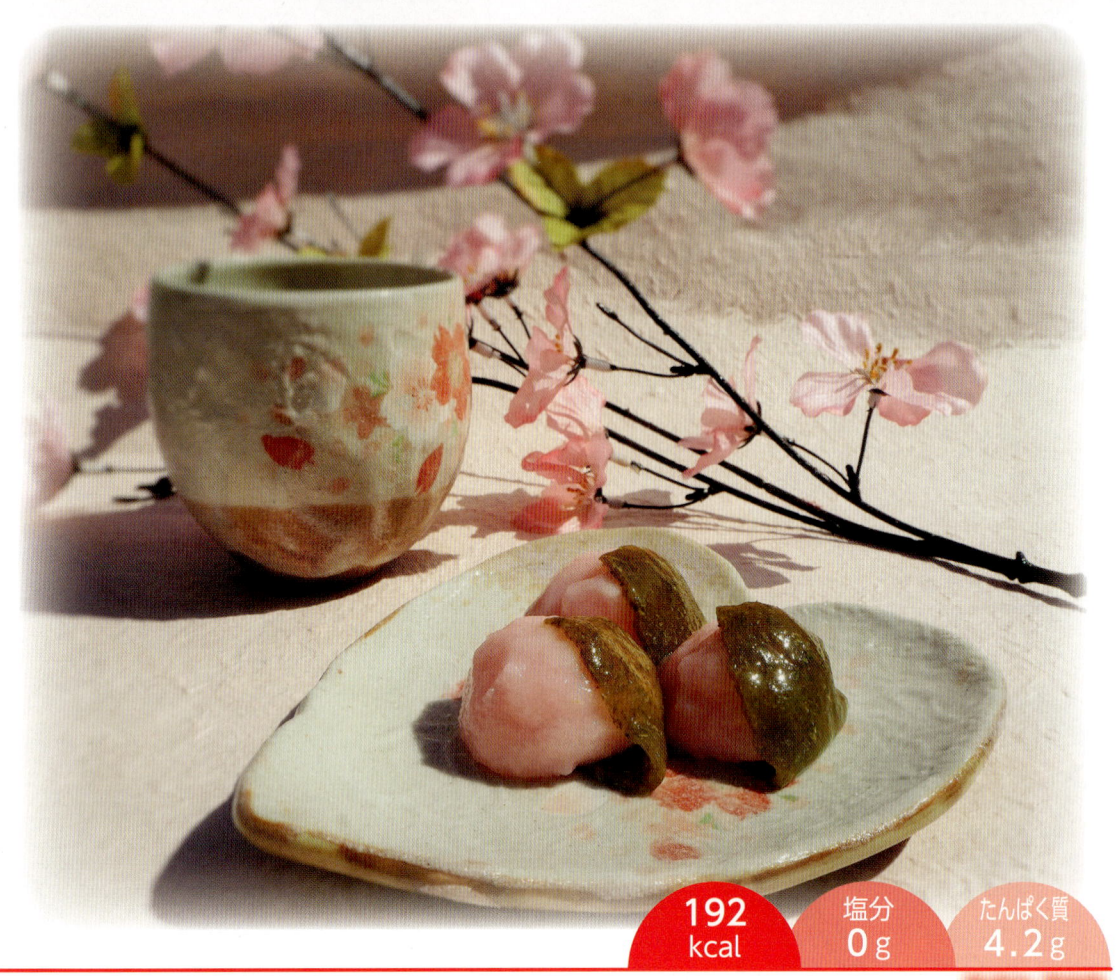

192 kcal	**塩分** **0** g	**たんぱく質** **4.2** g

桜餅

■材　料(4人分　12個)

【桜の葉】

桜の葉	4枚
水	100 g
ソフティア G	0.8 g

【もち】

もち米	100 g
水	650 g
砂糖	大さじ 5 と 1/2
食紅	適量
上新粉	40 g
スベラカーゼ	12.0 g

【あんこ】

こしあん	100 g
水	100 g
ソフティア G	1.6 g

医師からのポイント

お餅は付着性が高いため，嚥下障害のある方には提供しにくい食材の1つです．スベラカーゼによる工夫をしていますが，患者さんの重症度によっては提供するべきではない場合もあるため主治医の先生とよく相談して下さい．

管理栄養士からのポイント

もち米はうるち米に比べてアミロペクチン含有量が多く，付着性が高くなります．スベラカーゼを使用し，α-アミラーゼでアミロペクチンを部分的に分解することで，もち米の付着性が改善されて食べやすくなります．

【材料写真】

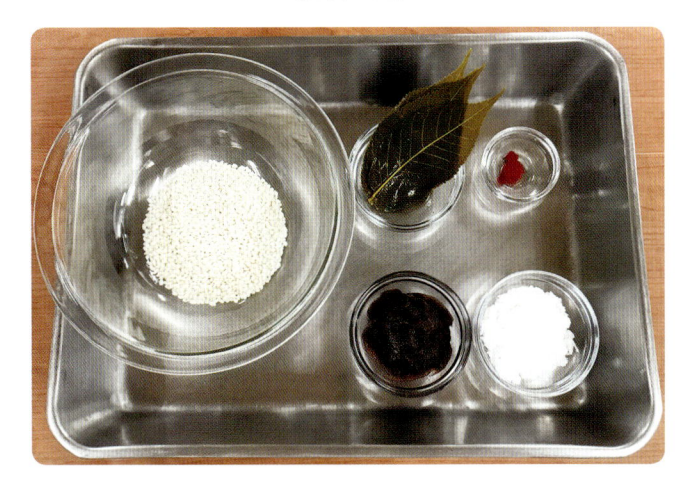

【桜の葉】

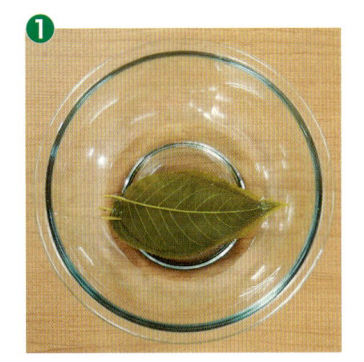

❶ 桜の葉を水に1時間浸漬し，塩抜きをしておく．
※茎の固い部分は取り除く．

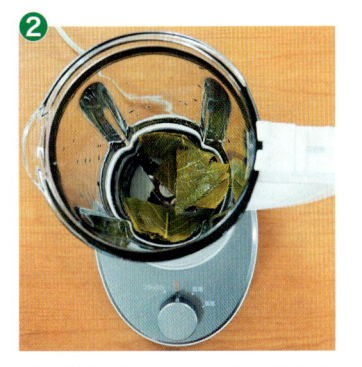

❷ 桜の葉をミキサーにかかりやすい大きさに切る．ミキサー容器に桜の葉と分量の水を入れる．

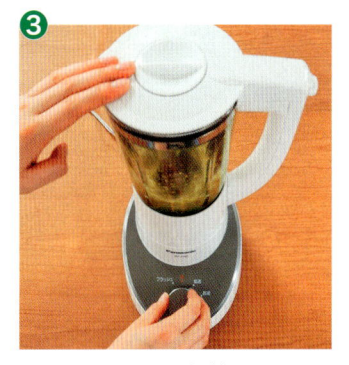

❸ 粒がなくなるまで撹拌する．

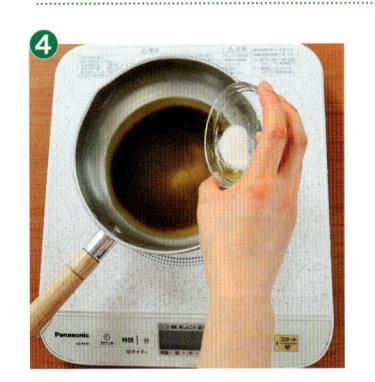

❹ 鍋に❸とソフティアGを入れてよく混ぜる．鍋を火にかけ，混ぜながら85℃以上に加熱する．

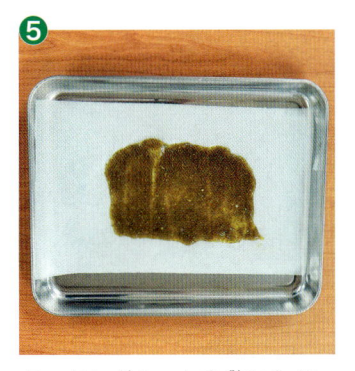

❺ クッキングシートを敷いたバットに薄くのばす．粗熱がとれたら冷蔵庫で冷やす．

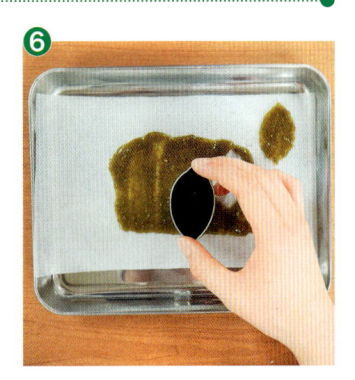

❻ 葉型で抜く．

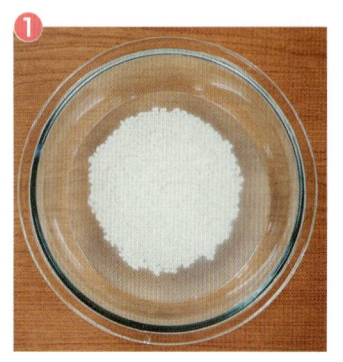

❶ ボウルに洗米したもち米と分量の水を入れ，30分〜1時間浸漬する.

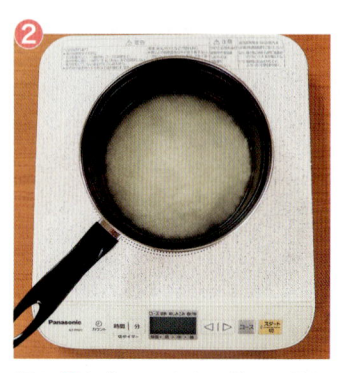

❷ 鍋に❶を移し，中火で約20分お粥のようになるまで炊く.

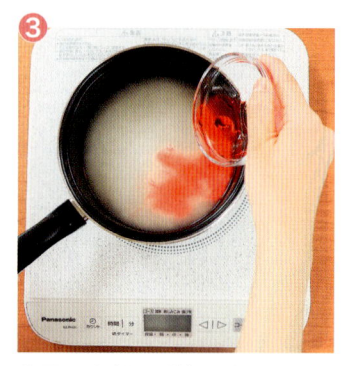

❸ 少量の水（分量外）で溶いた食紅と砂糖を加える.

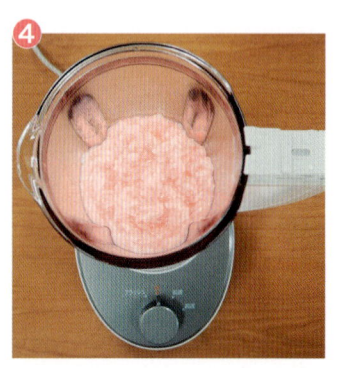

❹ ミキサー容器に❸を600g入れる.
※必ず計量する.

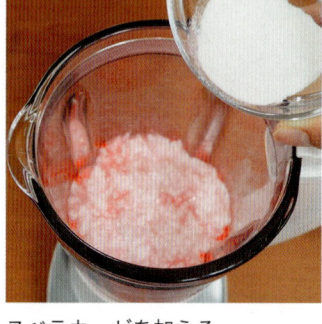

❺ スベラカーゼを加える.

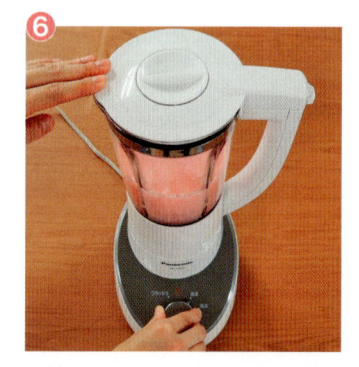

❻ 1分以上なめらかになるまで撹拌する.

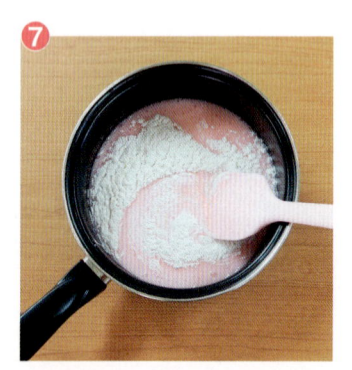

❼ 鍋に❻を移し上新粉を加える.
※こぼれないように気を付ける.

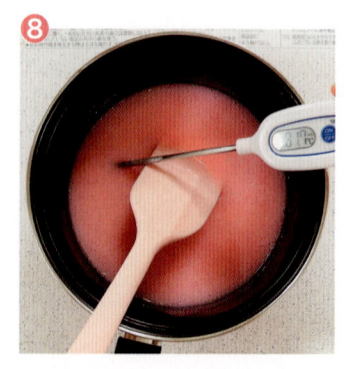

❽ 鍋を火にかけ，さらさらになるまで焦げないように混ぜる．80℃以上に加熱する.

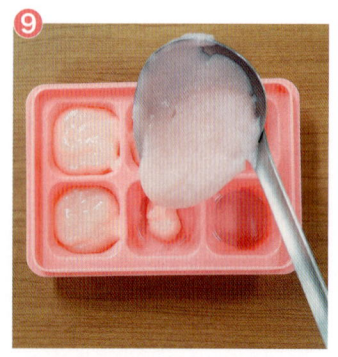

❾ 半球型の容器に流し入れる.

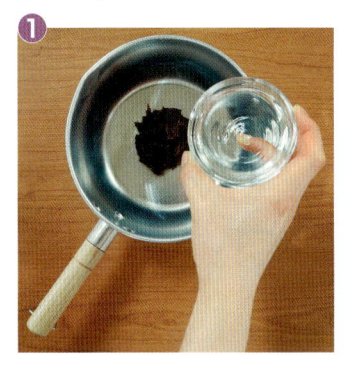

❶ 鍋にこしあんと分量の水を入れてよく混ぜる.

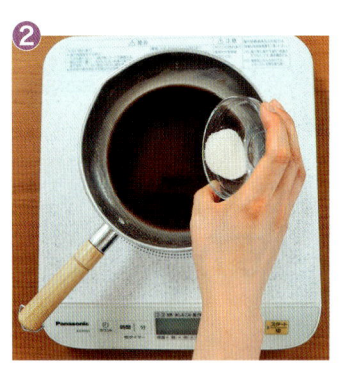

❷ ソフティア G を加え，よく混ぜる．鍋を火にかけ，混ぜながら85℃以上に加熱する.

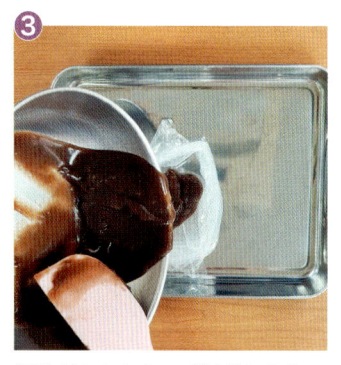

❸ 粗熱がとれたら，ポリ袋に入れて冷蔵庫で冷やす.

【形成】

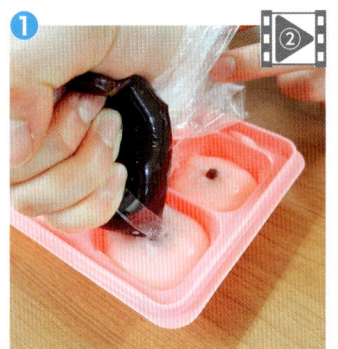

❶ 【もち】の中心に【あんこ】を絞り入れ，冷蔵庫で冷やす.

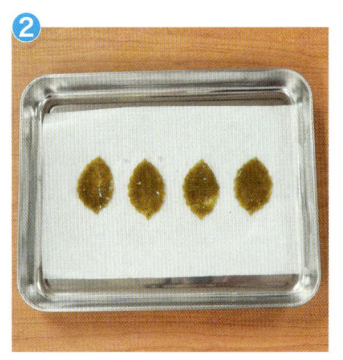

❷ クッキングシートを敷いたバットの上に【桜の葉】を並べておく.

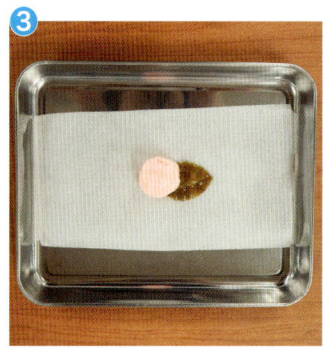

❸ ❶を❷の上に置く.

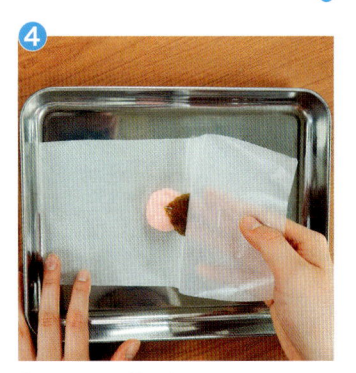

❹ 包むように葉を折ってのせる.

【盛り付け】

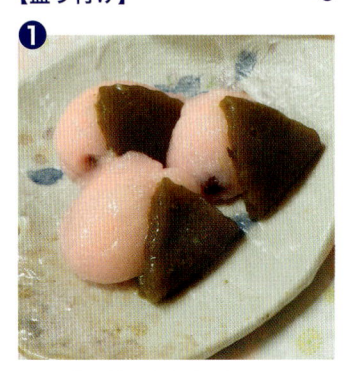

❶ 器に盛り付け出来上がり.

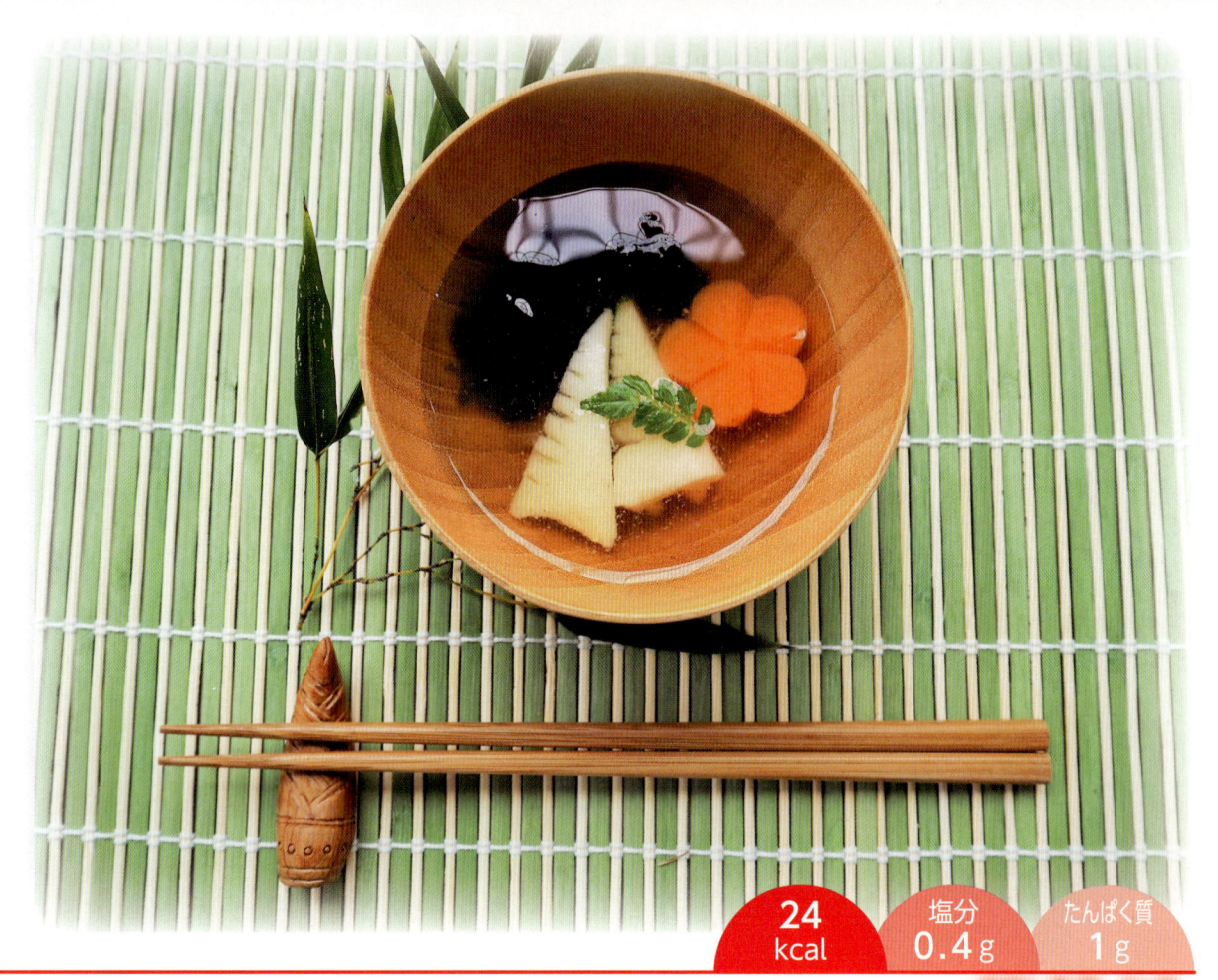

| 24 kcal | 塩分 0.4 g | たんぱく質 1 g |

若竹汁

■材　料(4人分)

【たけのこ】

たけのこ(ゆで)	80 g
だし汁	80 g
ソフティア G	1.3 g

【わかめ】

生わかめ	18 g
だし汁	36 g
ソフティア G	0.5 g

【人参】

人参	80 g
だし汁	40 g
ソフティア G	1.0 g

【だし汁】

Ⓐ 水	400 g
Ⓐ だしの素	小さじ 2/3
Ⓐ 塩	ひとつまみ
Ⓐ しょうゆ	小さじ 2/3
Ⓐ 酒	大さじ 1 と 1/3
ネオハイトロミールⅢ	4.0 g

医師からのポイント

繊維が多く硬いたけのこと付着性の高いわかめをミキサーですり潰し,ゲル化剤で固めることで,嚥下時の安全性を高めるよう工夫してあります.

管理栄養士からのポイント

春の「新たけのこ」と「新わかめ」を使ったお吸い物.旬の味覚を楽しんでもらうことができます.手に入りにくい時期や短時間で作りたいときは,たけのこの水煮の利用がおすすめです.

【材料写真】

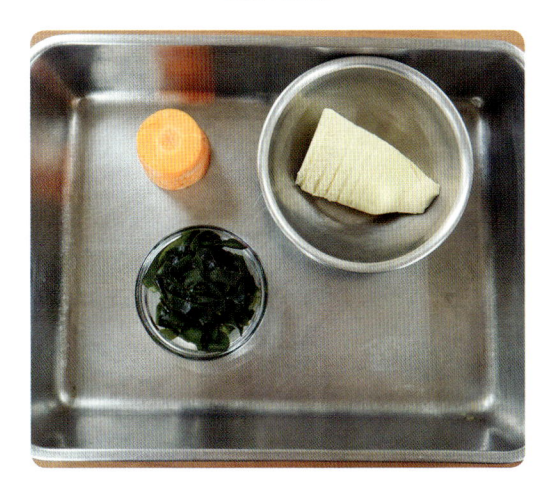

【たけのこ】

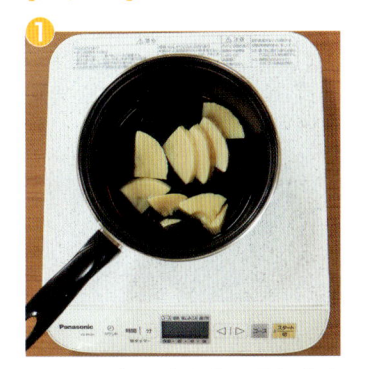

① たけのこ（ゆで）を火の通りやすい大きさに切る．鍋にだし汁（分量外）を入れ，たけのこが軟らかくなるまで煮る．

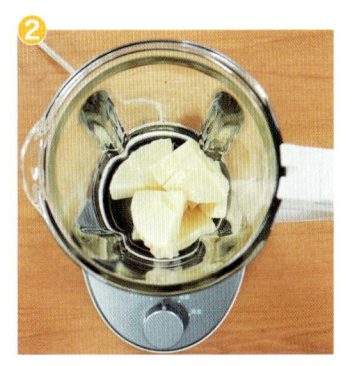

② たけのこを取り出し，ミキサー容器に入れる．分量のだし汁を加える．

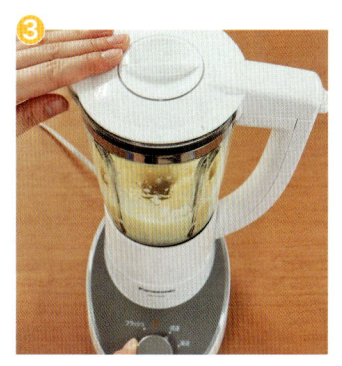

③ 粒がなくなるまで撹拌する．

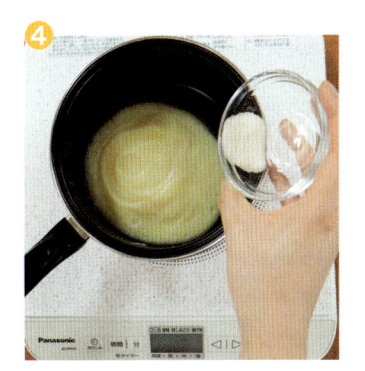

④ 鍋に③とソフティアGを入れてよく混ぜる．鍋を火にかけ，混ぜながら85℃以上に加熱する．

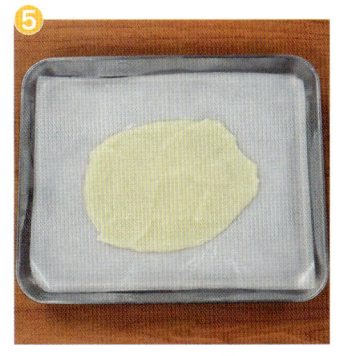

⑤ クッキングシートを敷いたバットに0.5 cm厚に流し入れる．粗熱がとれたら冷蔵庫で冷やす．

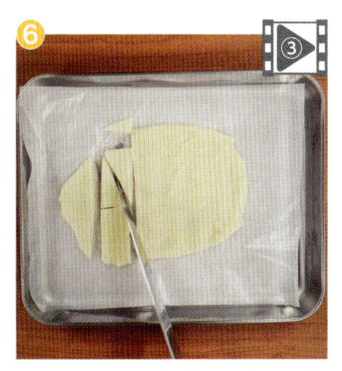

⑥ 5×3 cmの長方形に切り，それをさらに斜めに切る．

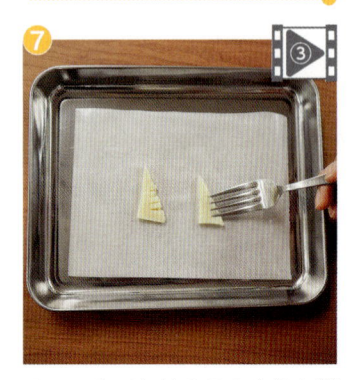

フォークでたけのこのような模様を付ける.
※崩れやすいので注意.

【わかめ】

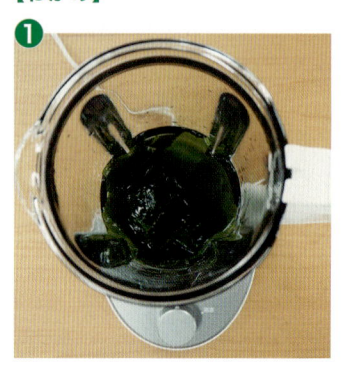

生わかめを洗いさっと茹で, 5 cm 幅に切る. ミキサー容器にわかめと分量のだし汁を入れる.

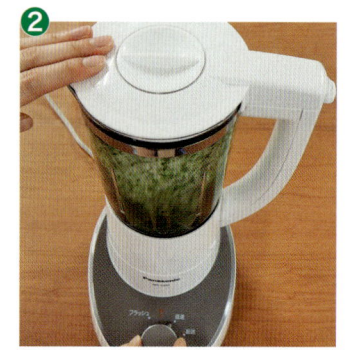

粒がなくなるまで撹拌する.

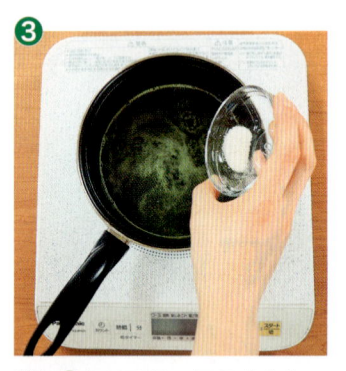

鍋に❷とソフティア G を入れてよく混ぜる. 鍋を火にかけ, 混ぜながら 85℃以上に加熱する.
※焦げつかないように注意.

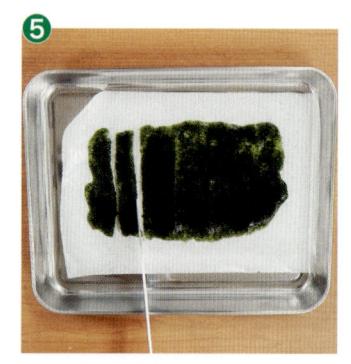

バットに薄く流し入れ, 粗熱がとれたら冷蔵庫で冷やす.

1×3 cm の長方形に切る.

【人参】

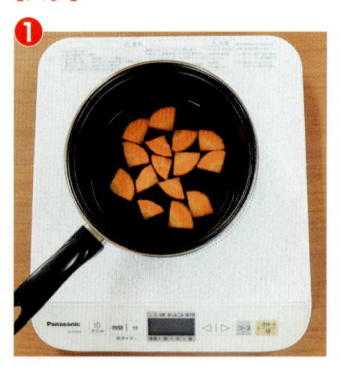

人参を火の通りやすい大きさに切り, 軟らかくなるまで茹でる.

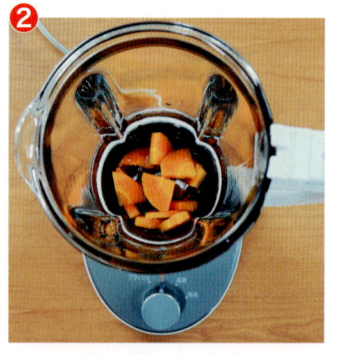

人参を取り出し, ミキサー容器に入れる. 分量のだし汁を加える.

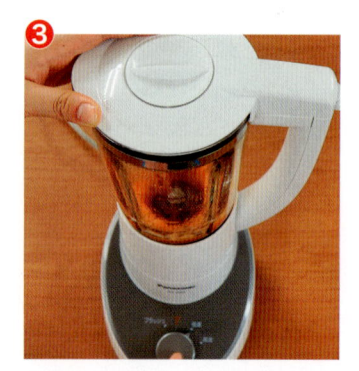

粒がなくなるまで撹拌する.

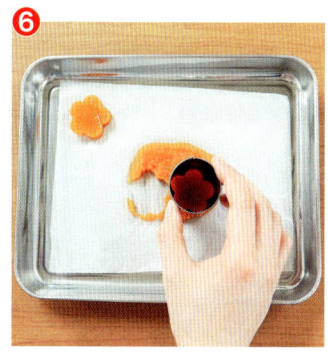

④

鍋に**❸**とソフティアGを入れてよく混ぜる．鍋を火にかけ，混ぜながら85℃以上に加熱する．

⑤

クッキングシートを敷いたバットに1cm厚に流し入れ，粗熱がとれたら冷蔵庫で冷やす．

⑥

花型で抜く．

春

【だし汁】

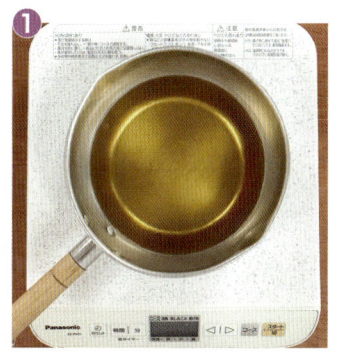

❶

鍋に**Ⓐ**を入れ沸騰させる．火を止め粗熱をとる．
※湯気が出なくなるまで冷ます．

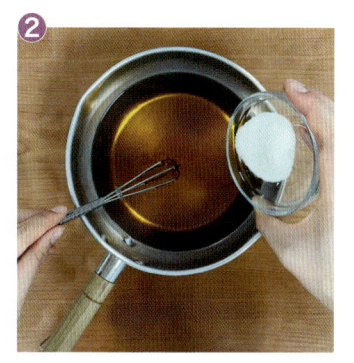

❷

❶をかき混ぜながらネオハイトロミールⅢを加え，とろみをつける．
※5〜10分後，再度かき混ぜる．

【盛り付け】

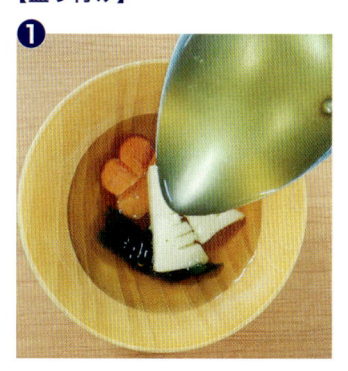

❶

【たけのこ】【わかめ】【人参】を椀に盛り付け，【だし汁】を椀に注ぐ．

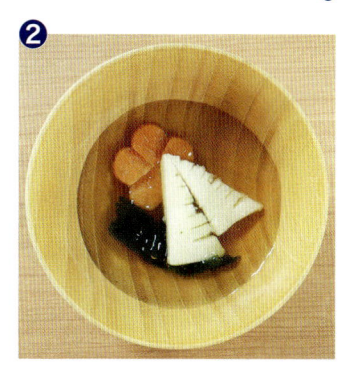

❷

出来上がり．
※香りづけで木の芽を浮かせてもよい．

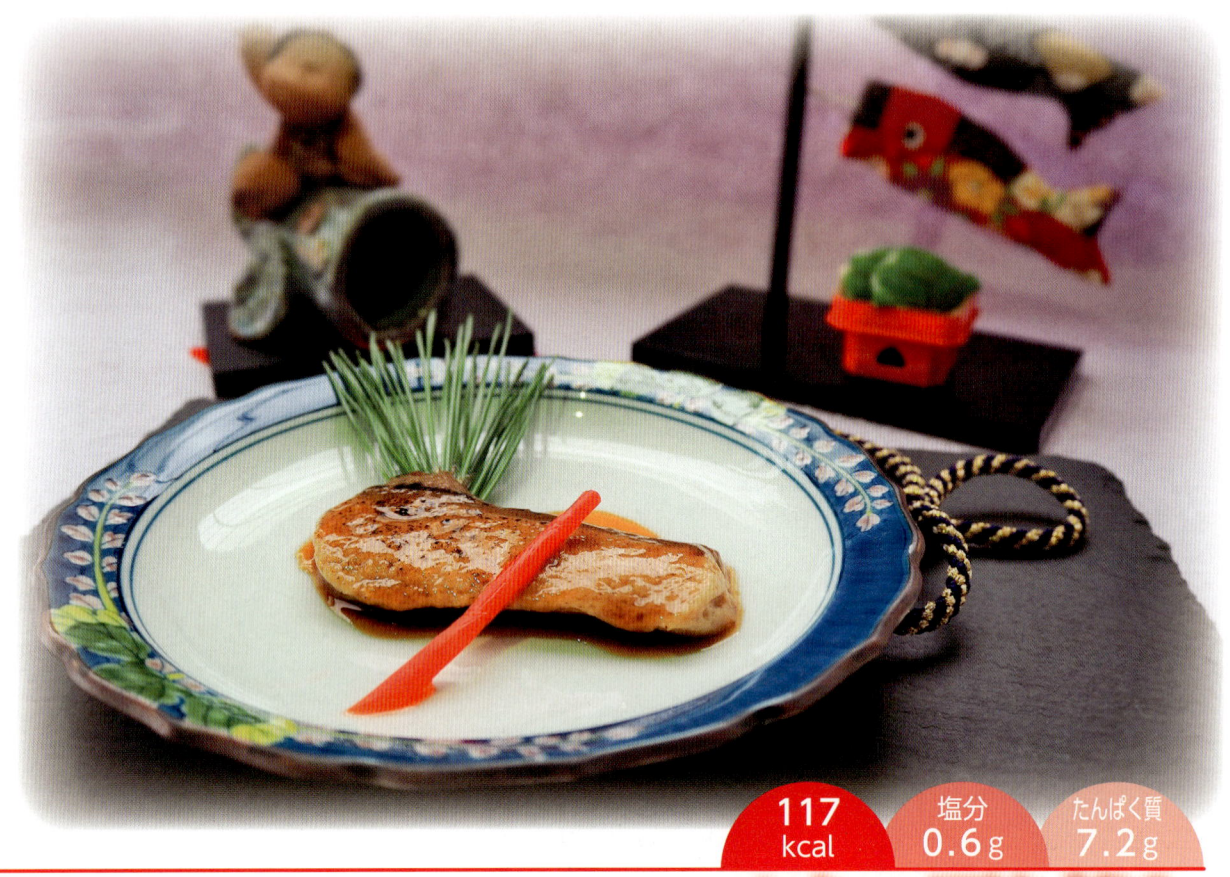

| 117 kcal | 塩分 0.6g | たんぱく質 7.2g |

ぶりの照り焼き

■材　料(4人分)

【身】

ぶりの切り身	100 g（皮は含まない）
Ⓐ 砂糖	小さじ1
Ⓐ しょうゆ	小さじ1
Ⓐ みりん	小さじ1
Ⓐ 酒	小さじ1
だし汁	100 g
ソフティア G	1.6 g

【皮】

ぶりの皮	40 g
だし汁	120 g
ソフティア G	1.3 g

医師からのポイント

嚥下障害のある方，なかでも唾液分泌が減少している高齢の方には，魚は食塊形成しにくいことが問題になります．そこで，ぶりをゲル化剤で固めて，準備期や口腔期の障害に対応しています．

管理栄養士からのポイント

こどもの日にちなんで，出世魚である「ぶり」を使用しています．ぶりは通常パサついて飲み込みにくいと感じますが，ゲル化剤で固めて飲み込みやすく仕上げています．様々な魚で作ってみましょう．

【材料写真】

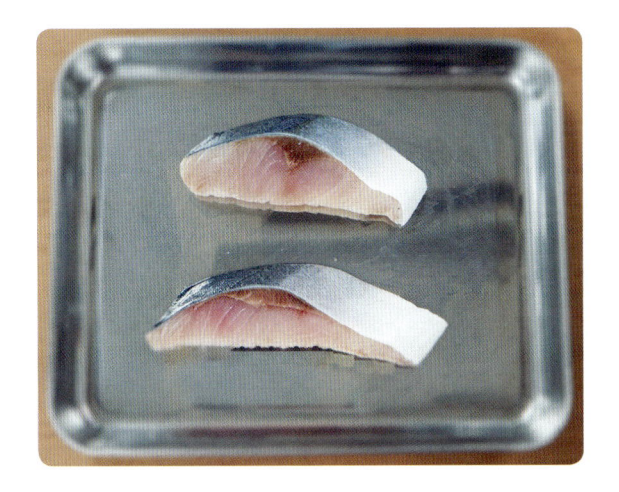

【身】

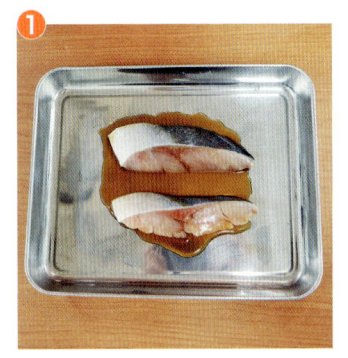

① ぶりの切り身を🅰に10分漬けておく.

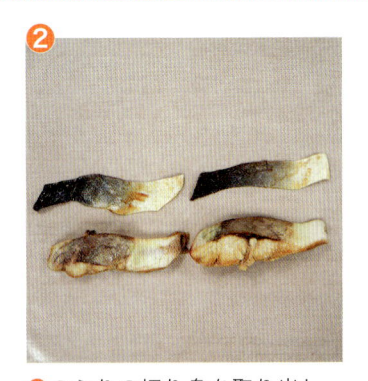

② ①のぶりの切り身を取り出し, 150℃のオーブンで15分焼く. 身と皮に分ける.
※残ったタレは使用するので取っておく.

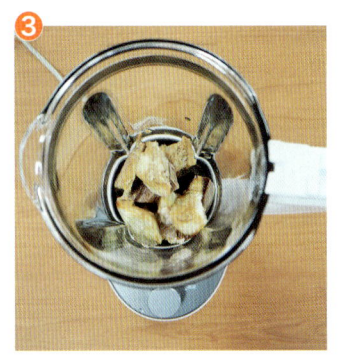

③ ミキサー容器に身と分量のだし汁を入れる.

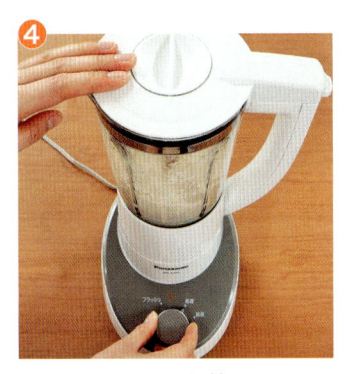

④ 粒がなくなるまで撹拌する.

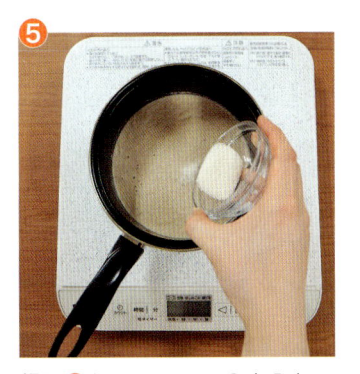

⑤ 鍋に④とソフティアGを入れてよく混ぜる. 鍋を火にかけ, 混ぜながら85℃以上に加熱する.

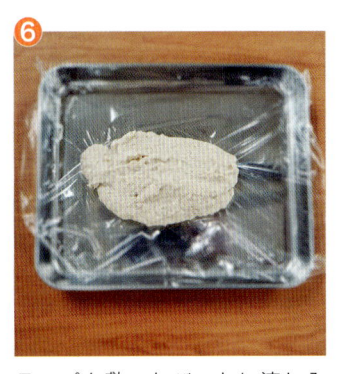

⑥ ラップを敷いたバットに流し入れる.

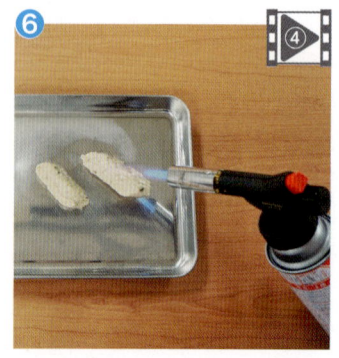

⑦ ラップで長方形に成形し，形を整え冷蔵庫で冷やす．

【皮】

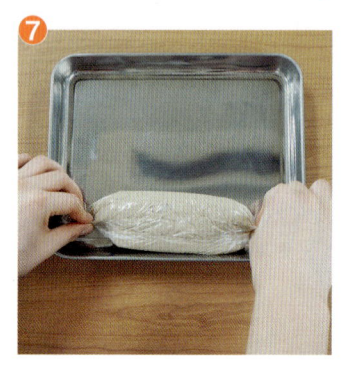

① ミキサー容器に皮と分量のだし汁を入れる．

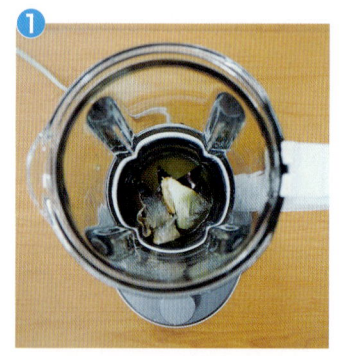

② 粒がなくなるまで撹拌する．

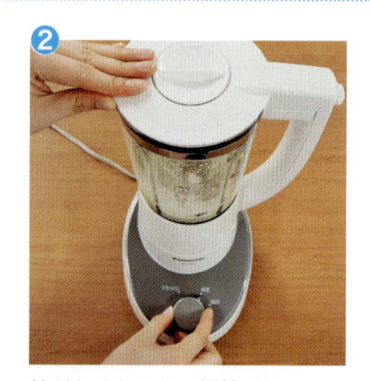

③ 鍋に②とソフティアGを入れてよく混ぜる．鍋を火にかけ，混ぜながら85℃以上に加熱する．

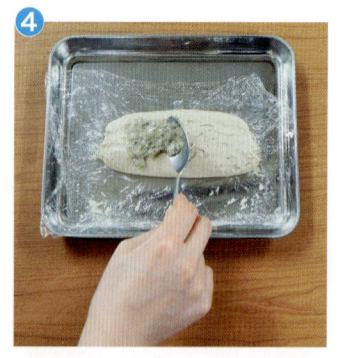

④ 【身】をラップから取り出し，③を上にのせ広げる．再びラップを巻き冷蔵庫で冷やす．

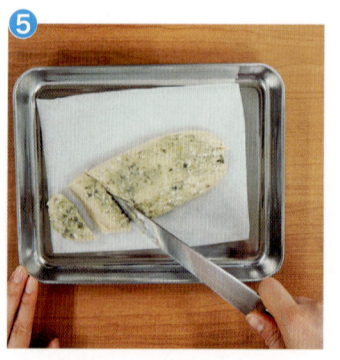

⑤ ラップを外し，斜めに削ぎ切りにして切り身に見立てる．

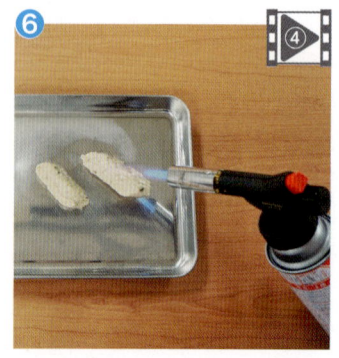

⑥ 表面をバーナーで炙り，焦げ目をつける．

【タレ】 ●

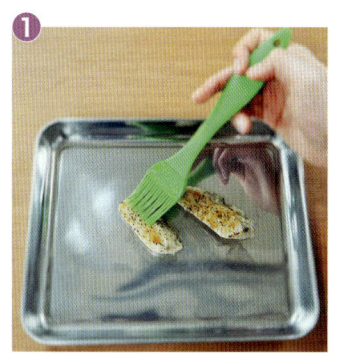

❶

【身❶】で取っておいたタレを沸騰させ，ハケで切り身の表面に塗る.

【盛り付け】 ●

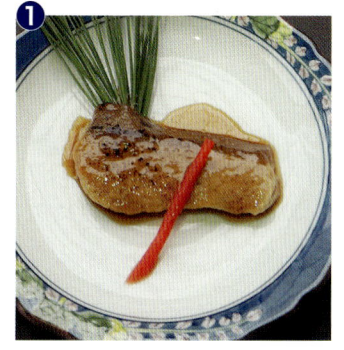

❶

器に盛り付けて出来上がり.

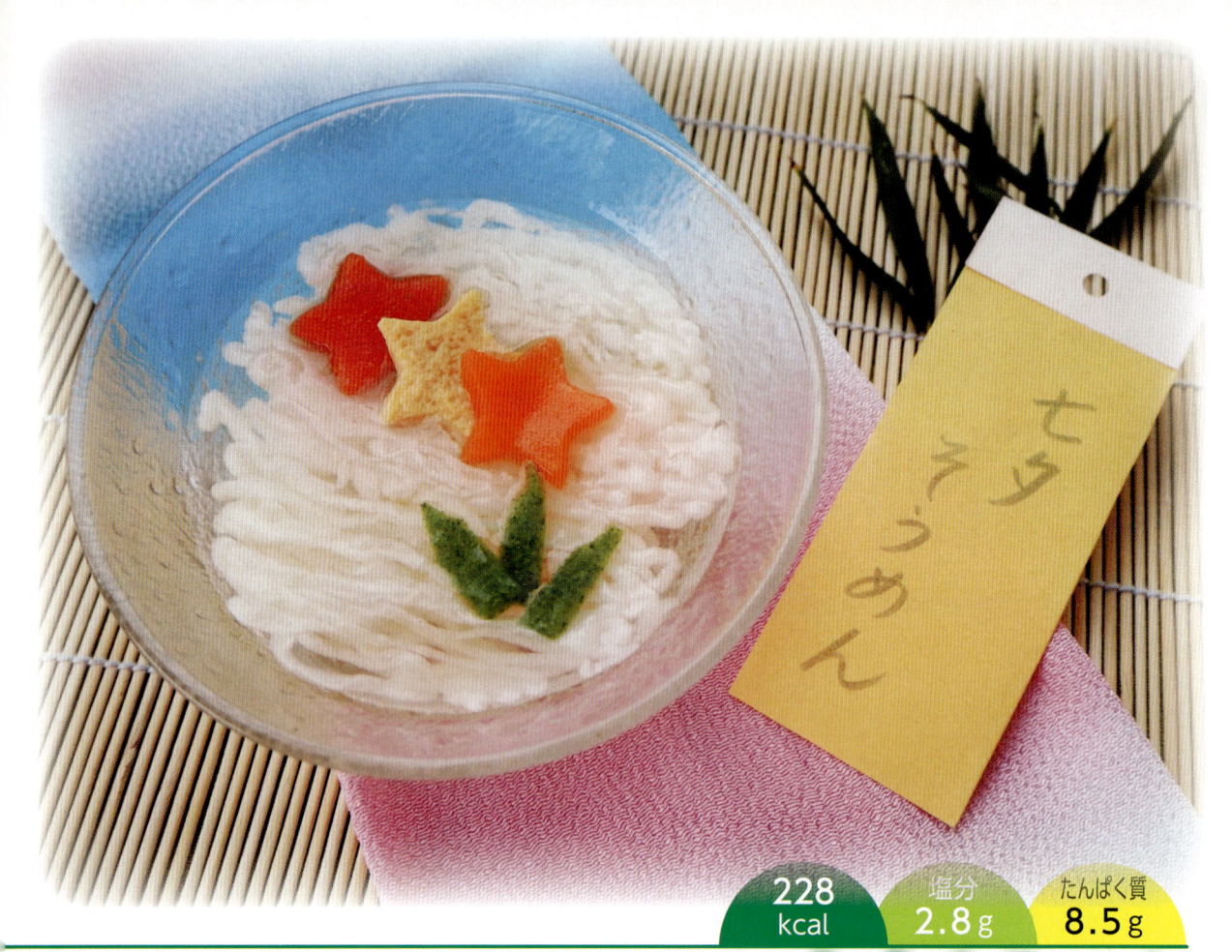

228 kcal	塩分 2.8g	たんぱく質 8.5g

七夕そうめん

■材　料(4人分)

【そうめんつゆ】

めんつゆ	40 g
水	360 g
ネオハイトロミールⅢ	3.6 g

【そうめん(白)】

そうめん(乾)	100 g
水	600 g
スベラカーゼ	13.5 g

【そうめん(赤)】

そうめん(乾)	40 g
食紅(赤)	適量
水	240 g
スベラカーゼ	5.4 g

【人参】

人参	80 g
水	40 g
ソフティアG	1.0 g

【トマト】

トマト	200 g
水	100 g
ソフティアG	2.4 g

【きゅうり】

きゅうり	80 g
水	40 g
ソフティアG	1.0 g

【玉子】

卵	120 g
Ⓐ だし汁	160 g
Ⓐ 薄口しょうゆ	小さじ 1 と 2/3
Ⓐ みりん	小さじ 1 と 2/3

医師からのポイント

ひんやりのど越しのよいそうめんは，暑い夏に食べたい一品です．麺はとろみつきのつゆに絡めて食べましょう．具は物性がそれぞれ異なるので一種類ずつつゆに絡めて食べるのをおすすめします．

管理栄養士からのポイント

そうめんは，麺とつゆを交互に絞ることでそうめんが碗に浮かんだように演出できます．麺の絞り口は小さく（2 mm程度）すると綺麗に絞れます．また，つゆは濃い目の味付けにすることが嚥下反射に効果的です．

【材料写真】

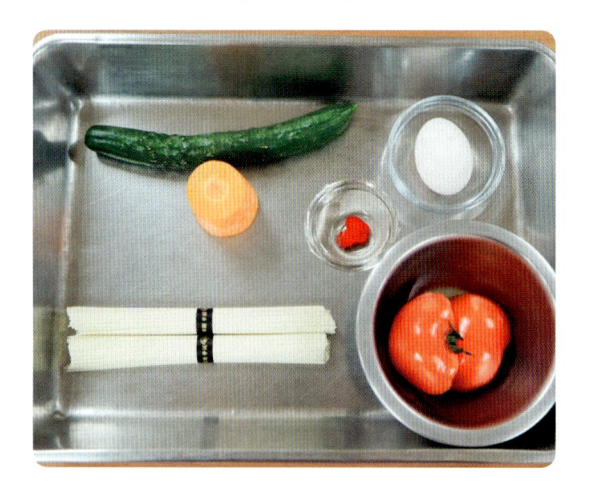

【そうめんつゆ】

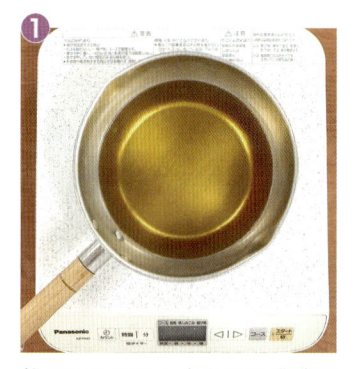

① 鍋にめんつゆと水を入れ沸騰させる．火を止め粗熱をとる．
※湯気が出なくなるまで冷ます．

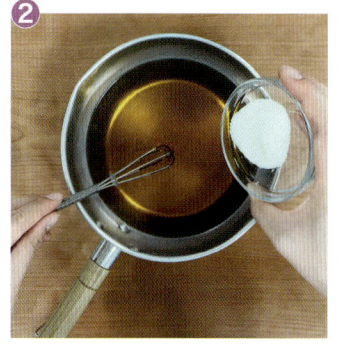

② ①をかき混ぜながらネオハイトロミールⅢを加え，とろみをつける．
※ 5〜10分後，再度かき混ぜる．

【そうめん】

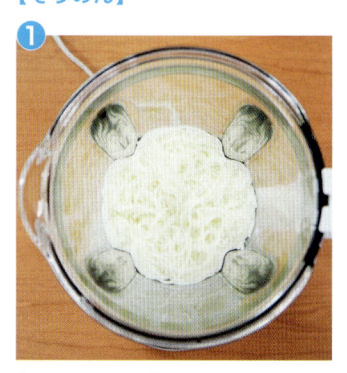

① 【そうめん（白）】
ミキサー容器に 15 分茹でたそうめんと分量の水を入れる．
※そうめんはしっかり茹でておく．

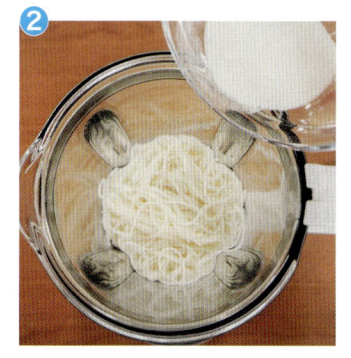

② ①にスベラカーゼを加える．

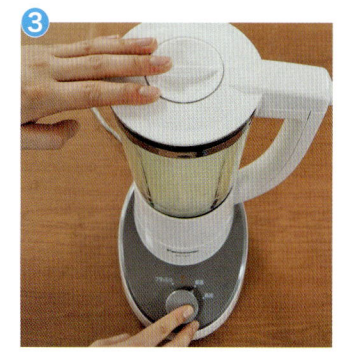

③ 1 分以上なめらかになるまで撹拌する．

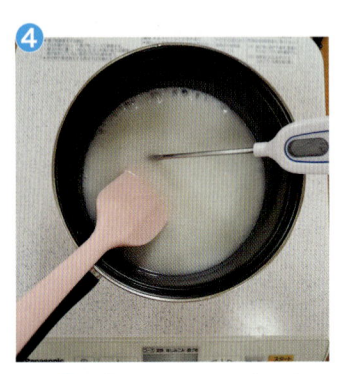

④

鍋に❸を移し火にかけ，さらさらになるまで焦げないように混ぜる．

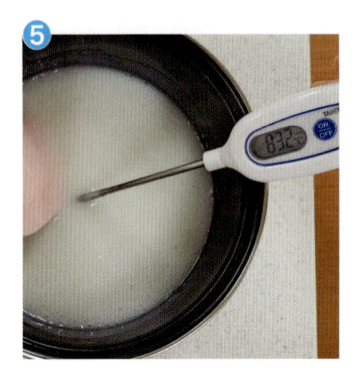

⑤

80℃以上に加熱する．

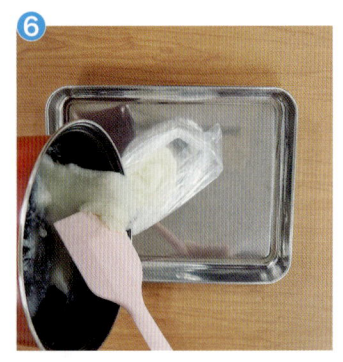

⑥

粗熱がとれたら，ポリ袋に入れる．ポリ袋の角を切り，絞り口を作る．

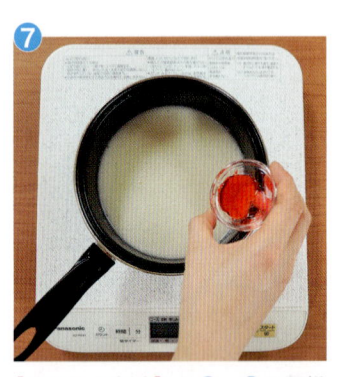

⑦

【そうめん（赤）】も❶〜❻と同様に作る（※❹で食紅（赤）を加える）．

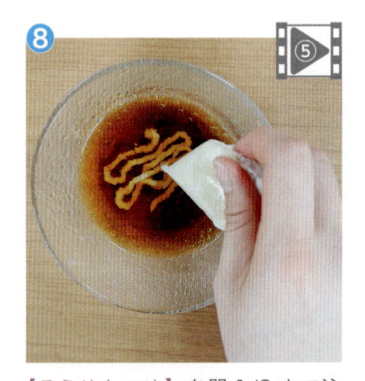

⑧

【そうめんつゆ】を器1/3まで注ぎ，【そうめん（白）】を絞る．
※めんが熱いのでヤケドに注意する．タオルを巻いて絞るとよい．

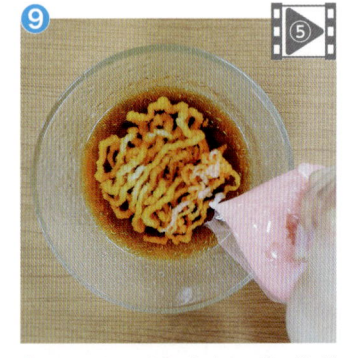

⑨

【そうめんつゆ】を少しずつ注ぎ足し，【そうめん（白）】と【そうめん（赤）】を交互に絞る．

【人参】

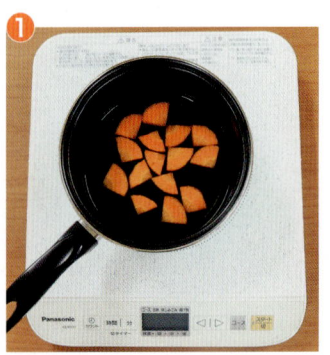

❶

人参を火の通りやすい大きさに切り，軟らかくなるまで茹でる．

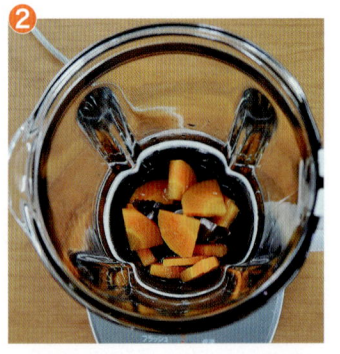

❷

人参を取り出し，ミキサー容器に入れる．分量の水を加える．

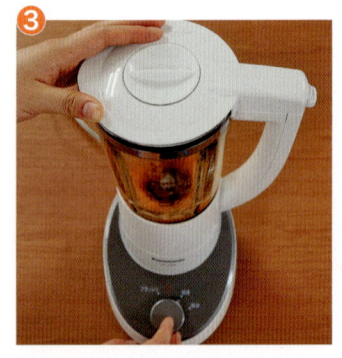

❸

粒がなくなるまで撹拌する．

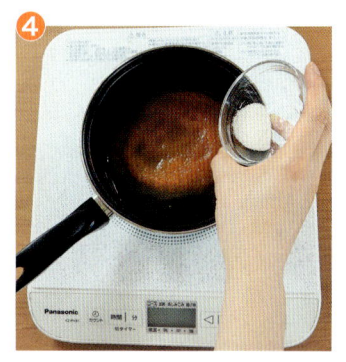
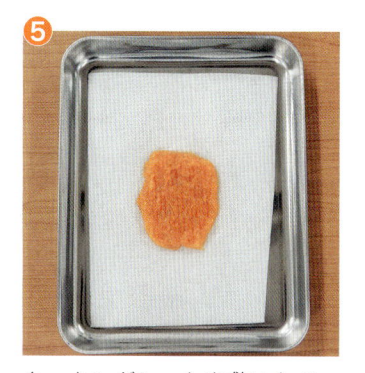
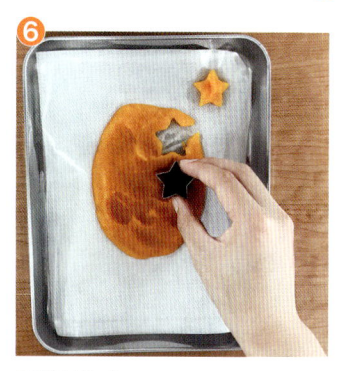

④ 鍋に③とソフティアGを入れて
よく混ぜる．鍋を火にかけ，混ぜ
ながら85℃以上に加熱する．

⑤ クッキングシートを敷いたバッ
トに0.5cm厚に流し入れ，粗熱
がとれたら冷蔵庫で冷やす．

⑥ 星型で抜く．

【トマト】

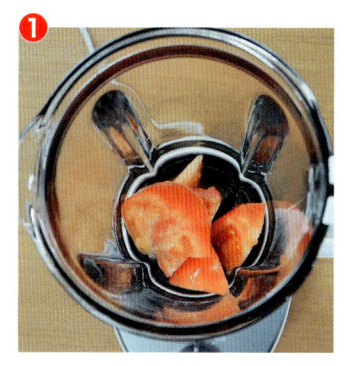
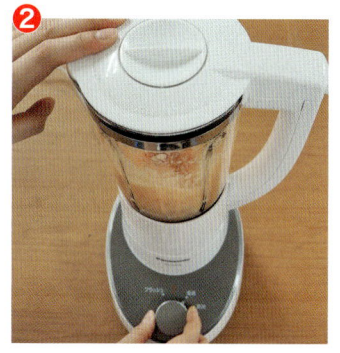
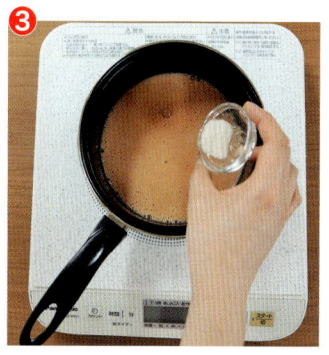

❶ トマトをミキサーにかかりやす
い大きさに切る．ミキサー容器に
トマトと分量の水を入れる．

❷ 粒がなくなるまで撹拌し，皮や種
が残らないように濾しておく．

❸ 鍋に❷とソフティアGを入れて
よく混ぜる．鍋を火にかけ，混ぜ
ながら85℃以上に加熱する．

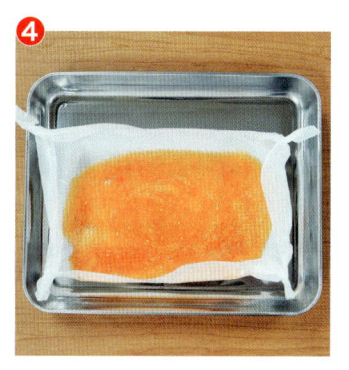
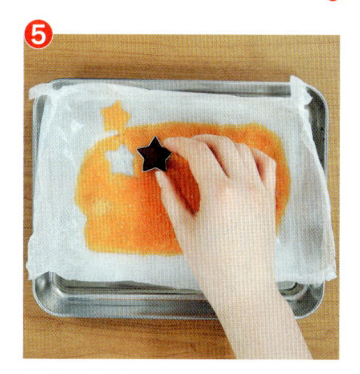

❹ クッキングシートを敷いたバッ
トに0.5cm厚に流し入れ，粗熱
がとれたら冷蔵庫で冷やす．

❺ 星型で抜く．

【きゅうり】

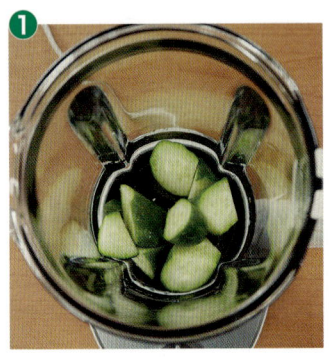

①

きゅうりをミキサーにかかりやすい大きさに切る．ミキサー容器にきゅうりと分量の水を入れる．

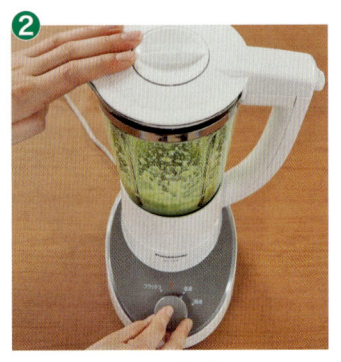

②

粒がなくなるまで撹拌する．

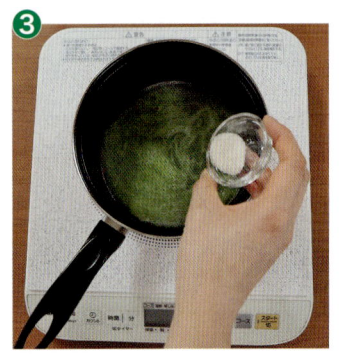

③

鍋に❷とソフティアGを入れてよく混ぜる．鍋を火にかけ，混ぜながら85℃以上に加熱する．

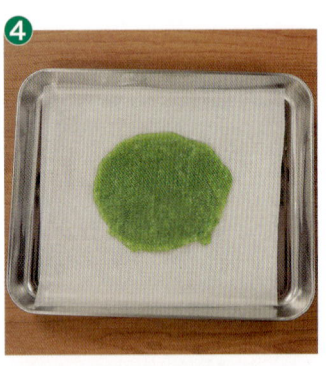

④

クッキングシートを敷いたバットに0.5cm厚に流し入れ，粗熱がとれたら冷蔵庫で冷やす．

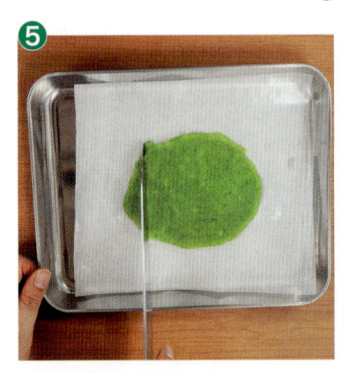

⑤

包丁で笹型に切る．

【玉子】

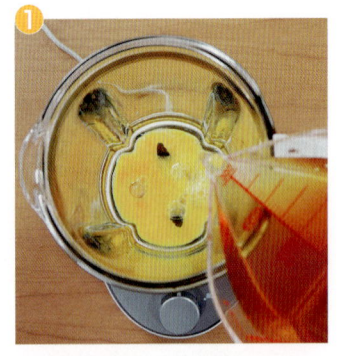

①

ミキサー容器に卵と❹を入れる．

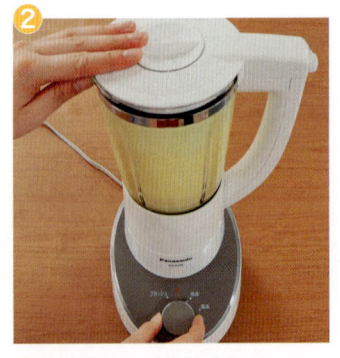

②

❶をミキサーで撹拌する．

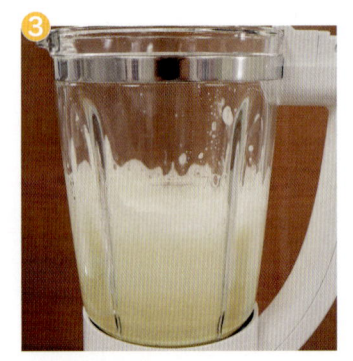

③

しっかり泡立っていることを確認する．
※ふっくら仕上がる．

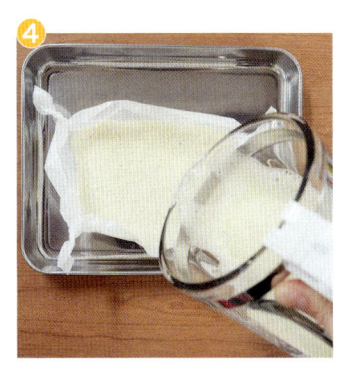

④

クッキングシートを敷いたバットに流し入れる.

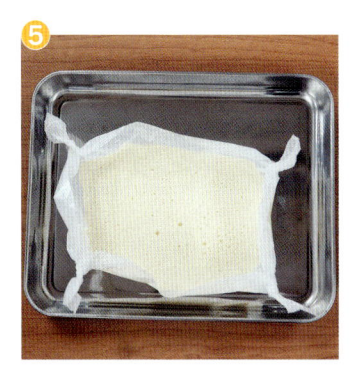

⑤

100℃のオーブン(スチームモード*)で10分蒸す.
*スチームモードがない場合は蒸し器(10分)で代用.

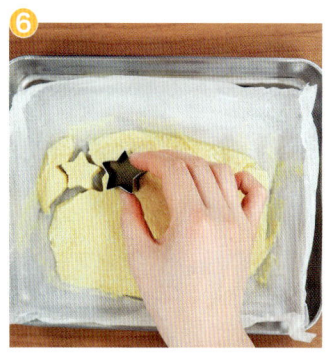

⑥

粗熱がとれたら星型で抜く.

【盛り付け】

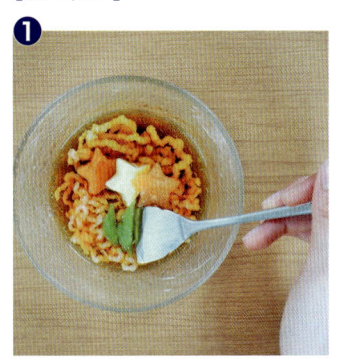

❶

【そうめん】の上に【トマト】【玉子】【人参】【きゅうり】を盛り付ける.

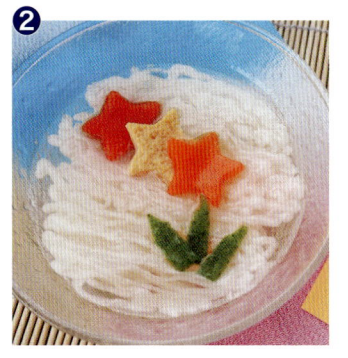

❷

きれいに並べて出来上がり.

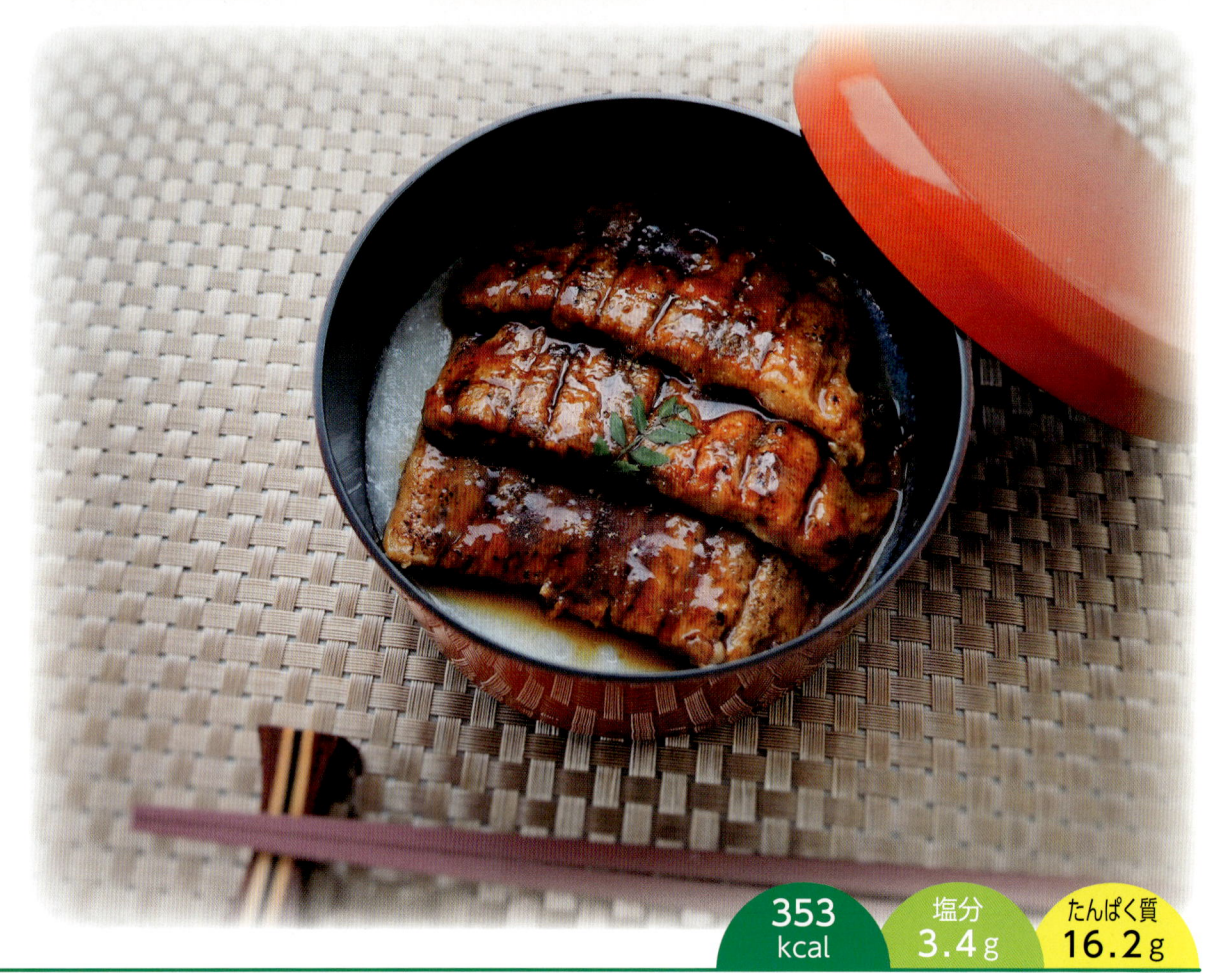

353 kcal	**塩分** **3.4**g
	たんぱく質 **16.2**g

うな丼

■材　料（4人分）

【ご飯】

全粥	1,000 g
スベラカーゼ	15.0 g

【うなぎ】

うなぎの蒲焼き	200 g
水	200 g
ソフティア G	3.2 g
蒲焼きのタレ	大さじ 4

医師からのポイント

うなぎの蒲焼きは夏の風物詩. ビタミン B_1, B_2 を豊富に含むため疲労回復に効果があります. つい頬張りたくなりますが, ひと口の量が多くならないように注意しましょう.

管理栄養士からのポイント

土用の丑の日には「う」の付く食べ物で夏バテ予防. うなぎの皮, 身ともにミキサーで完全にすり潰すことができます. 甘いタレは照りが出ると同時に食欲アップにも効果的です.

【材料写真】

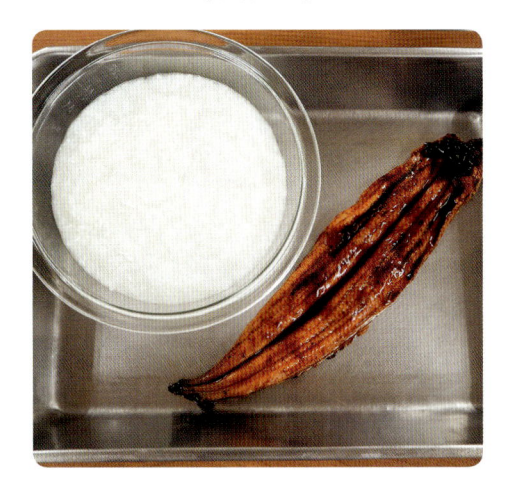

【ご飯】

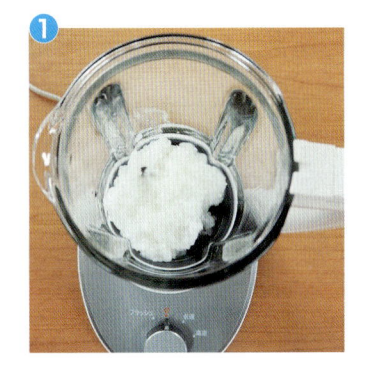

❶ ミキサー容器に全粥を入れる.

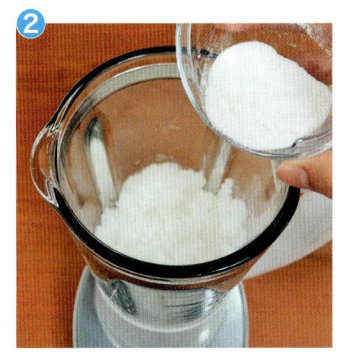

❷ ❶にスベラカーゼを加える.

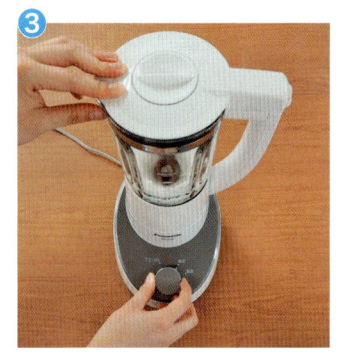

❸ 1分以上なめらかになるまで撹拌する.

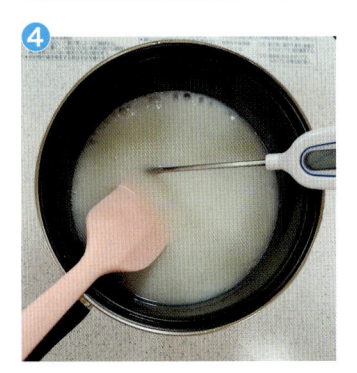

❹ 鍋に❸を移し火にかけ,さらさらになるまで焦げないように混ぜる.

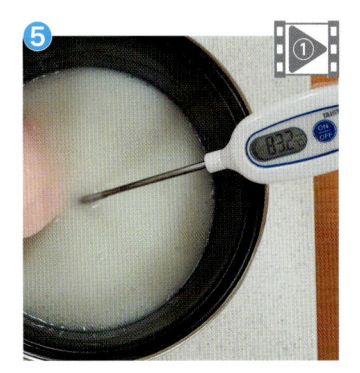

❺ 80℃以上に加熱する.

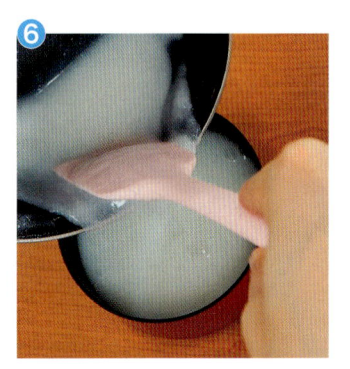

❻ 丼ぶりに❺を流し入れ,粗熱がとれたら冷蔵庫で冷やす.

【うなぎ】

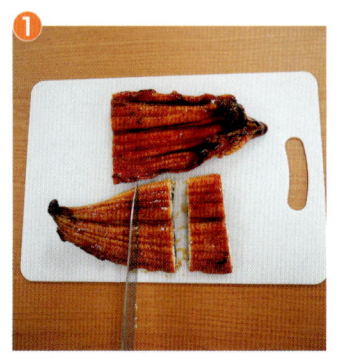
① うなぎの蒲焼きを100℃のオーブン(スチームモード*)で10分蒸し，2cm幅に切る.
*スチームモードがない場合は蒸し器(10分)で代用.

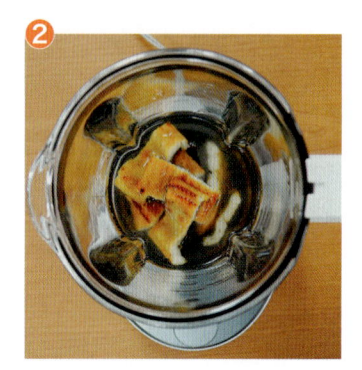
② ミキサー容器に①と分量の水を入れる.

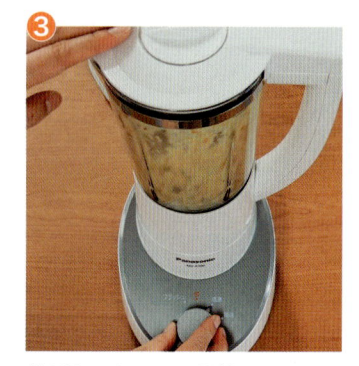
③ 粒がなくなるまで撹拌する.

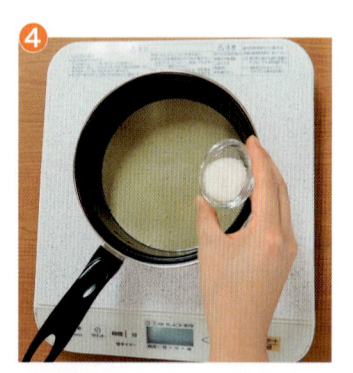
④ 鍋に③とソフティアGを入れてよく混ぜる.

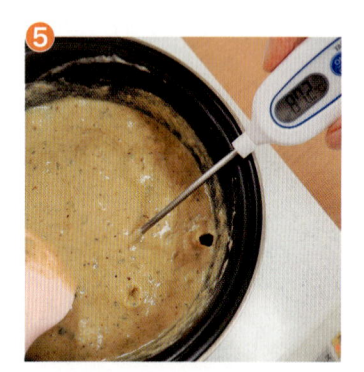
⑤ 鍋を火にかけ，混ぜながら85℃以上に加熱する.

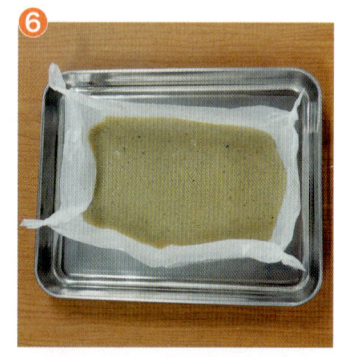
⑥ バットに流し入れ，粗熱がとれたら冷蔵庫で冷やし固める.

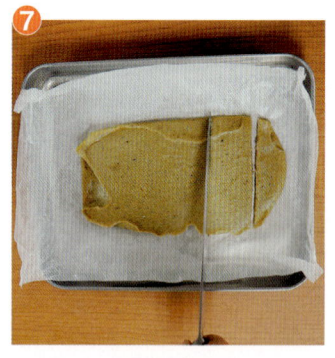
⑦ 3×9cmの長方形に切る.

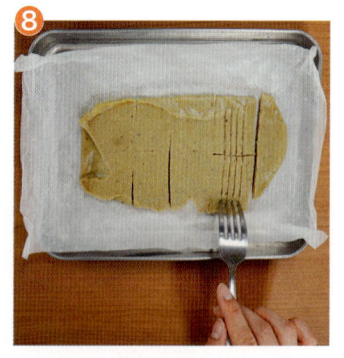
⑧ フォークで筋を描く.

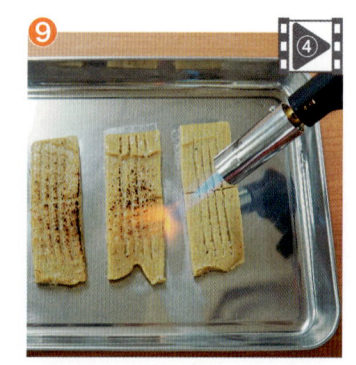
⑨ 表面をバーナーで炙り，焦げ目をつける.
※焦がしすぎない.

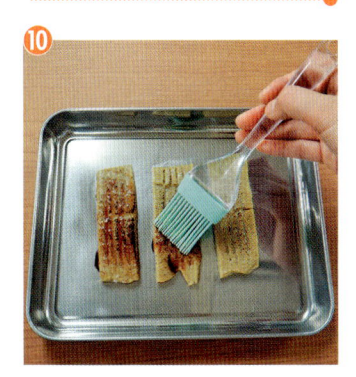

⑩ 蒲焼きのタレを塗る.

【盛り付け】

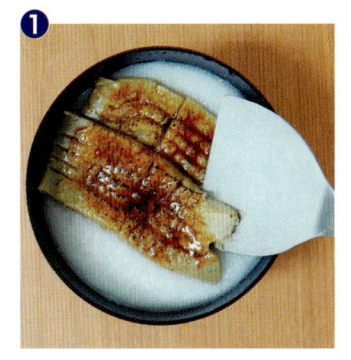

❶【ご飯】の上に【うなぎ】をのせる.

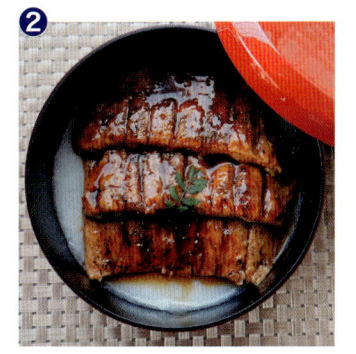

❷ 出来上がり.
※香りづけで木の芽を添えてもよい.

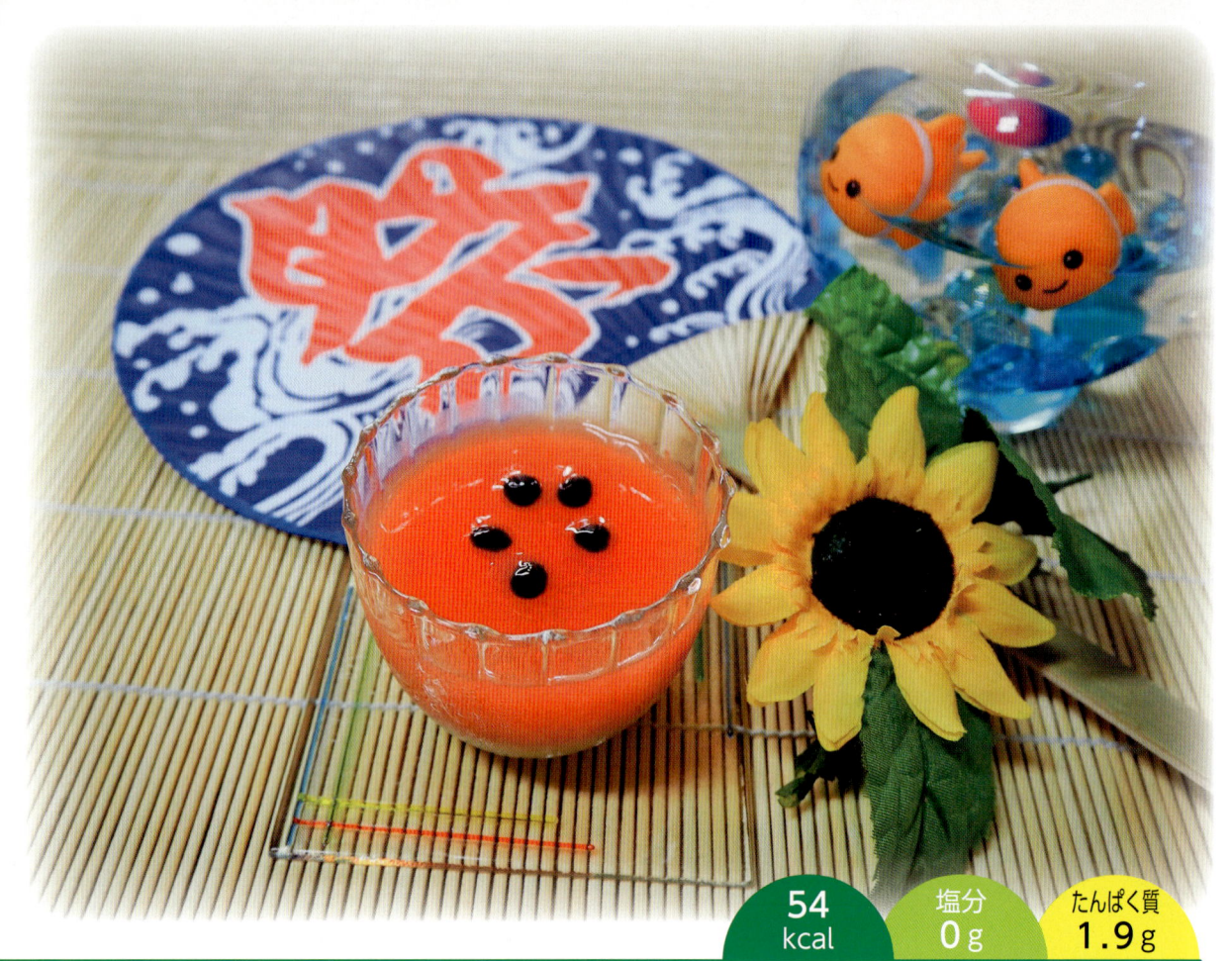

54 kcal	**塩分** 0 g	**たんぱく質** 1.9 g	

すいかゼリー

■材　料(4人分)

【きゅうり(皮)】

きゅうり	40 g
水(1)	32 g
水(2)	16 g
粉ゼラチン	1.6 g

【すいか(実)】

果肉	200 g
砂糖	小さじ 2 と 2/3
レモン汁	2 g
粉ゼラチン	3.6 g

【種】

チョコレートソース	16 g
水	8 g
ソフティア G	0.2 g

医師からのポイント

嚥下障害のある方にとっては, すいかなどの果物は噛むと離水するために誤嚥のリスクが高い場合があります. このすいかゼリーはゼラチンで固めることで離水を防止し, 誤嚥リスクを軽減しています.

管理栄養士からのポイント

真っ赤なすいかの果肉を 100％使用したゼリーにチョコレートで種を添えて見た目も美味しく涼しく仕上げましょう. 皮の部分にはすいかの皮に近い, 瓜科のきゅうりを使用してすいかを再現しています.

【材料写真】

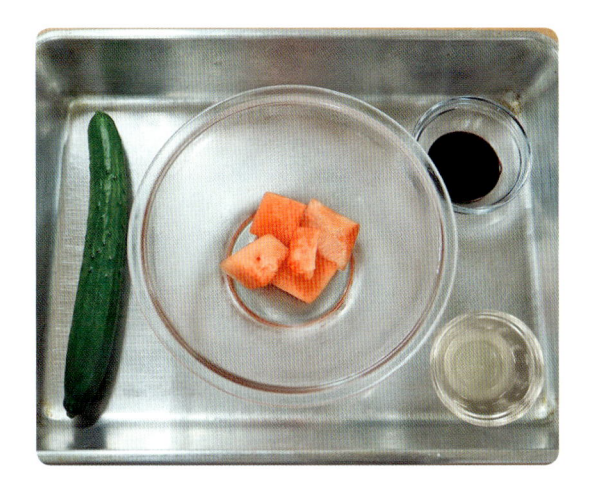

夏

【きゅうり（皮）】

❶

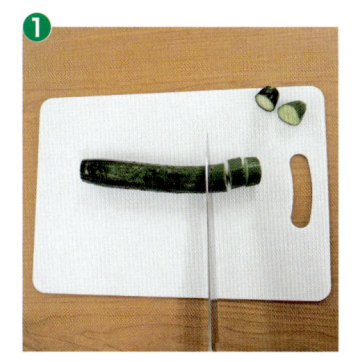

きゅうりをミキサーにかかりやすい大きさに切る.

❷

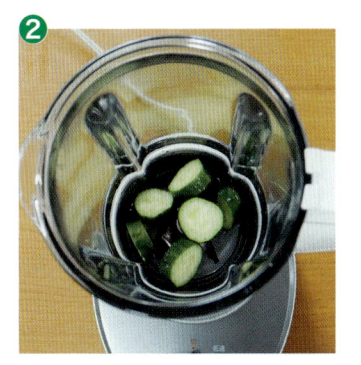

ミキサー容器に❶と分量の水(1)を入れる.

❸

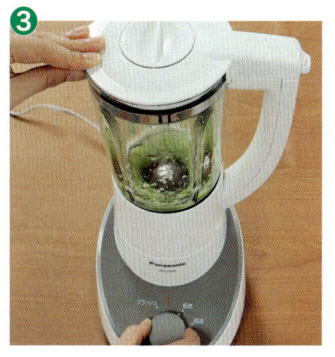

粒がなくなるまで撹拌する.

❹

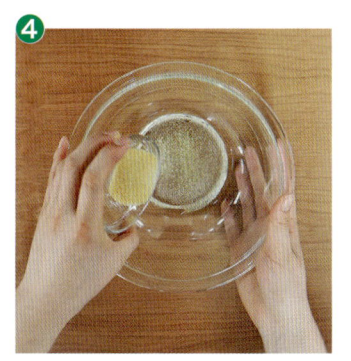

耐熱容器に分量の水(2)を入れ,上から粉ゼラチンを振り入れ5分以上ふやかす.
※必ず水を先に入れる.

❺

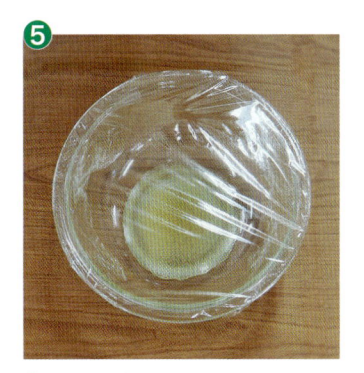

❹にラップをかける.

❻

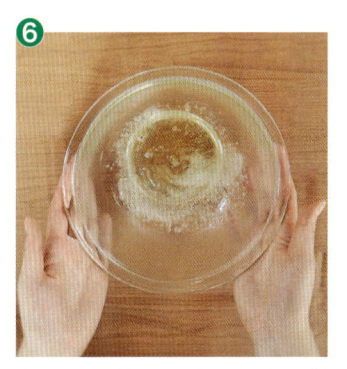

電子レンジ(500 W)で30秒加熱する.
※沸騰させない.

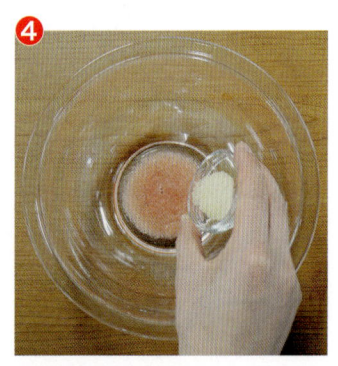

粒が残っていないか確認する.
※完全に溶けるまで「15秒追加」を繰り返す.

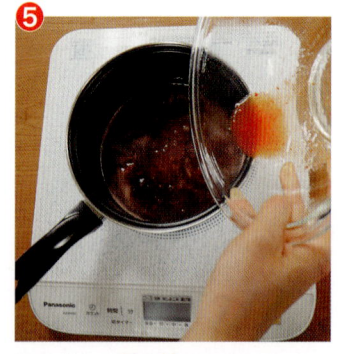

鍋に❸と❼を入れ、人肌に温める.
※絶対に沸騰させない.

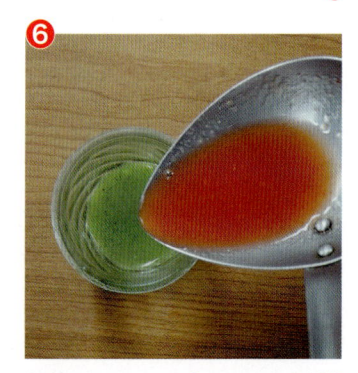

❽を容器の 1/4 程度注ぎ、粗熱がとれたら冷蔵庫で冷やす.

【すいか(実)】

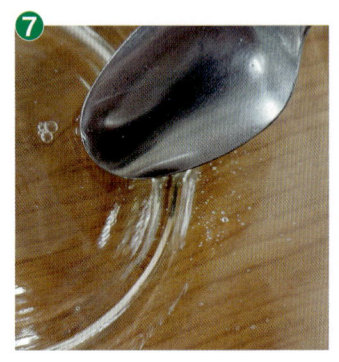

すいかの皮と種を除き、ミキサーにかかりやすい大きさに切る.

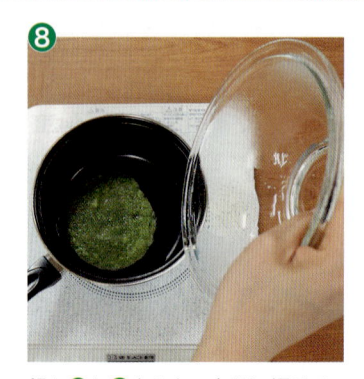

ミキサー容器に❶を入れる.

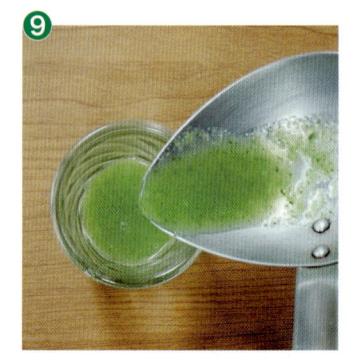

粒がなくなるまで撹拌する.

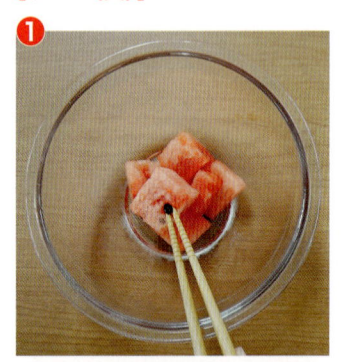

❸を少量とり耐熱容器に移す、上から粉ゼラチンを振り入れ5分以上ふやかす. 【きゅうり(皮)】❺〜❼と同様に粉ゼラチンを溶かす.

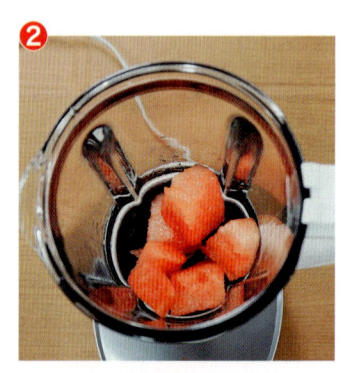

鍋に残りの❸と❹を入れ、レモン汁、砂糖を加え人肌程度に温める.
※沸騰させない.

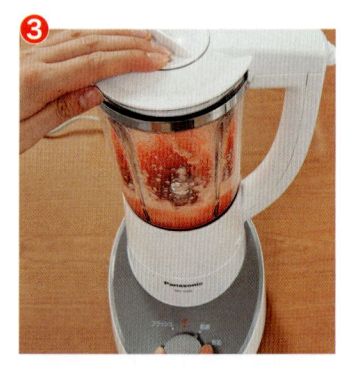

粗熱がとれたら【きゅうり(皮)】の上にそっと注ぎ、冷蔵庫で冷やす.

【種】 ....●

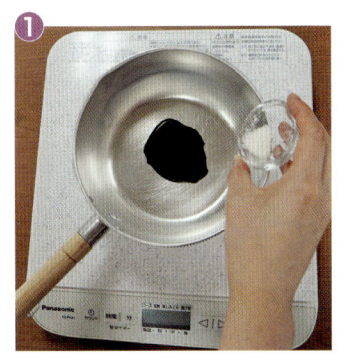

❶ 鍋にチョコレートソースと分量の水，ソフティアGを入れる．かき混ぜながら85℃以上に加熱する．

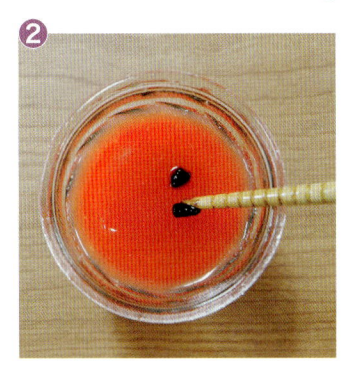

❷ 箸の先端に❶を付け，種の形を作りすいかゼリーの上にそっとのせたら出来上がり．

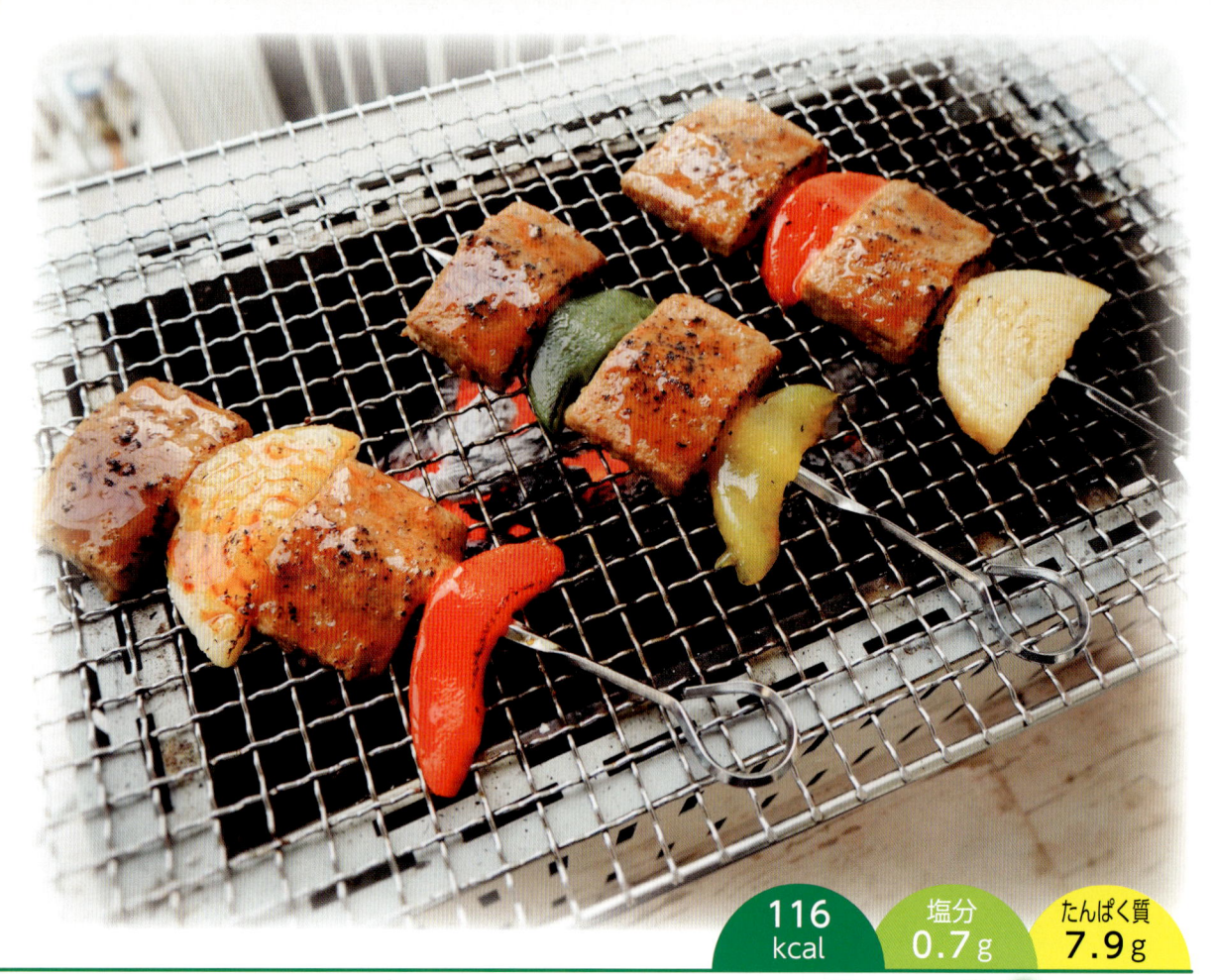

116 kcal	塩分 0.7 g	たんぱく質 7.9 g

バーベキュー

■材　料(4人分)

【肉】

牛肉	120 g
水	120 g
焼肉のタレ	小さじ2
ソフティアG	2.0 g

【玉ねぎ】

玉ねぎ	200 g
サラダ油	小さじ1
水	100 g
ソフティアG	2.4 g

【ピーマン】

ピーマン	120 g
水	60 g
ソフティアG	1.4 g

【パプリカ(赤)】

パプリカ(赤)	120 g
水	60 g
ソフティアG	1.4 g

【パプリカ(黄)】

パプリカ(黄)	120 g
水	60 g
ソフティアG	1.4 g

【焼肉のタレ】

焼肉のタレ	適量

医師からのポイント

咀嚼に問題のある方は，お肉や硬い野菜は食べることが困難です．このレシピでは，ミキシング後，ゲル化剤で再形成して食べやすくしてあります．見た目もよく，先行期を刺激する効果もあります．

管理栄養士からのポイント

お肉はほどよく焦げ目をつけて美味しそうに仕上げましょう．香ばしい焼肉のタレが食欲を増します．お肉や野菜を細くカットして青椒肉絲にアレンジすることもできます．ビールゼリーを添えるとより楽しめます．

【材料写真】

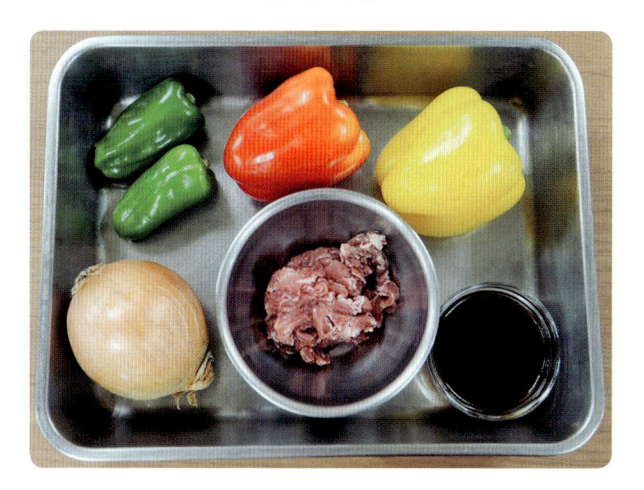

夏

【肉】

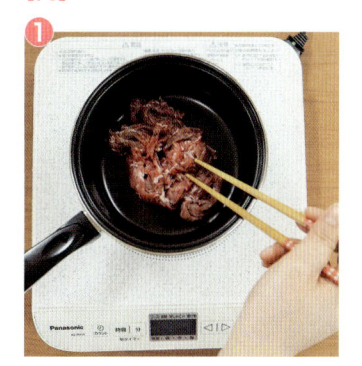

① 牛肉に火を通す.

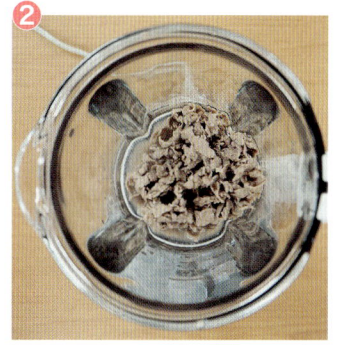

② ミキサー容器に❶と分量の水，焼肉のタレを入れる.

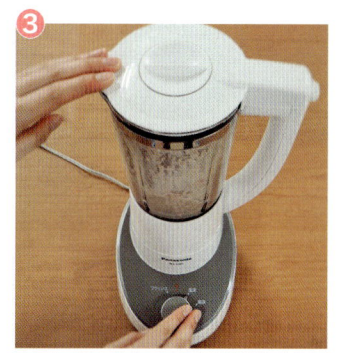

③ 粒がなくなるまで撹拌する.

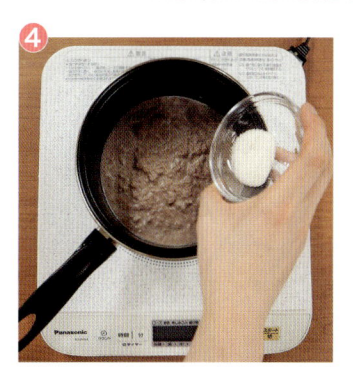

④ 鍋に❸とソフティアGを入れてよく混ぜる．鍋を火にかけ，混ぜながら85℃以上に加熱する.

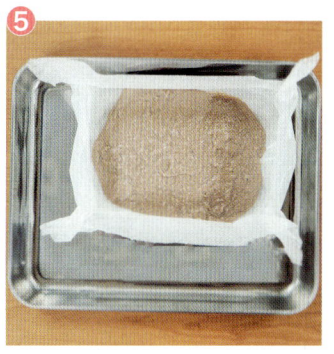

⑤ クッキングシートを敷いたバットに0.5cm厚に流し入れ，粗熱がとれたら冷蔵庫で冷やす.

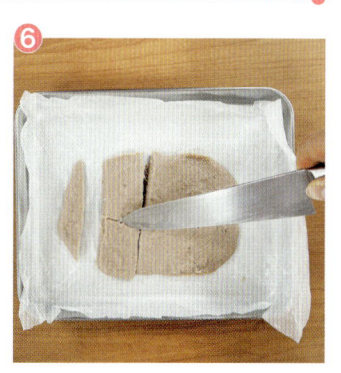

⑥ 4×2cmの長方形に切る.

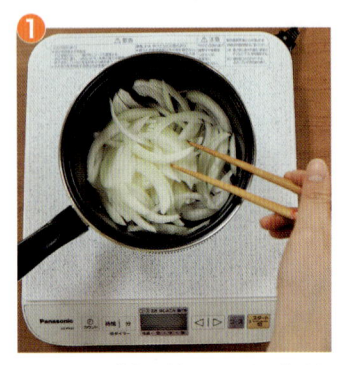

① 鍋でサラダ油を熱し，玉ねぎがあめ色になるまで炒める．

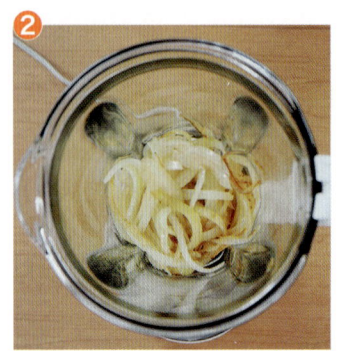

② ミキサー容器に①と分量の水を入れる．

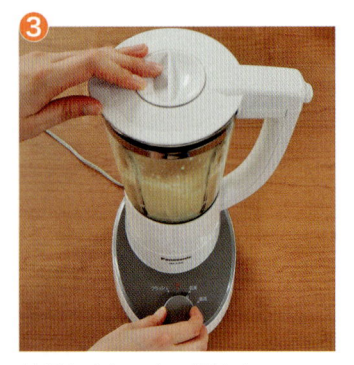

③ 粒がなくなるまで撹拌する．

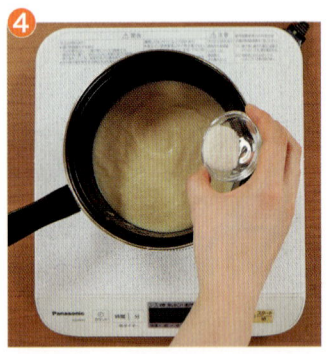

④ 鍋に③とソフティアGを入れてよく混ぜる．鍋を火にかけ，混ぜながら85℃以上に加熱する．

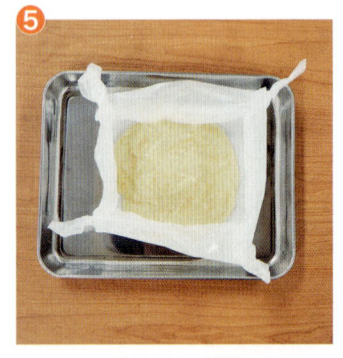

⑤ クッキングシートを敷いたバットに0.5cm厚に流し入れ，粗熱がとれたら冷蔵庫で冷やす．

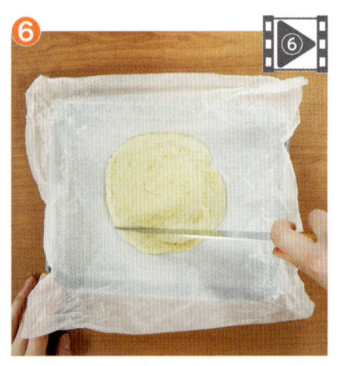

⑥ 包丁で余分な部分を切る．

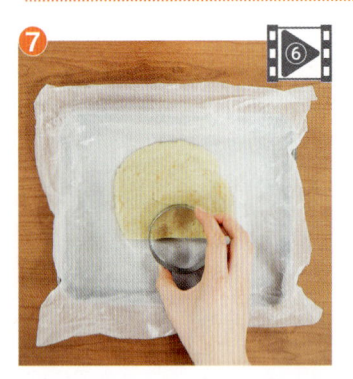

⑦ 丸型（直径5〜6cm）で半円を抜く．

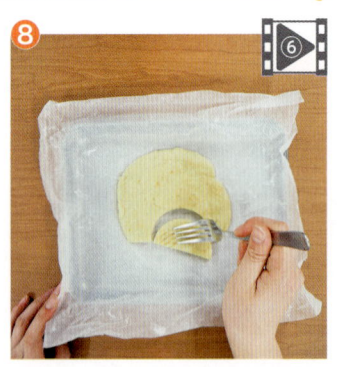

⑧ 円に沿って，フォークで玉ねぎに見立てて模様を入れる．

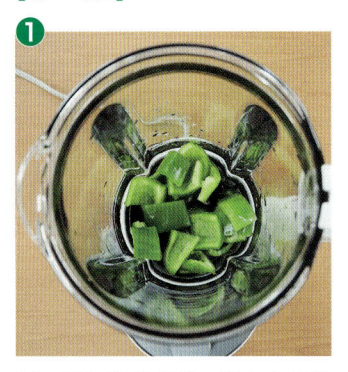

❶

ピーマンをミキサーにかかりや
すい大きさに切る．ミキサー容器
にピーマンと分量の水を入れる．

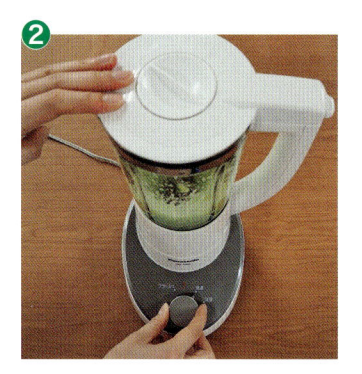

❷

粒がなくなるまで撹拌する．
※粒が残りやすいので茶こしで
濾すとよい．

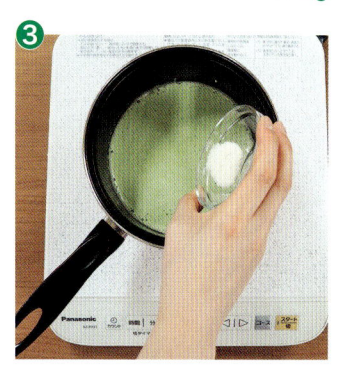

❸

鍋に❷とソフティアGを入れて
よく混ぜる．鍋を火にかけ，混ぜ
ながら85℃以上に加熱する．

【パプリカ(赤)】　●

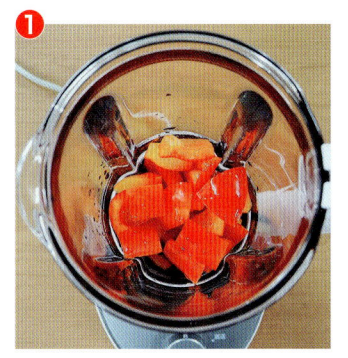

❶

パプリカ(赤)をミキサーにかか
りやすい大きさに切る．ミキサー
容器にパプリカ(赤)と分量の水
を入れる．

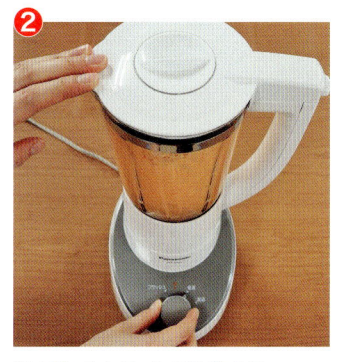

❷

粒がなくなるまで撹拌する．
※粒が残りやすいので茶こしで
濾すとよい．

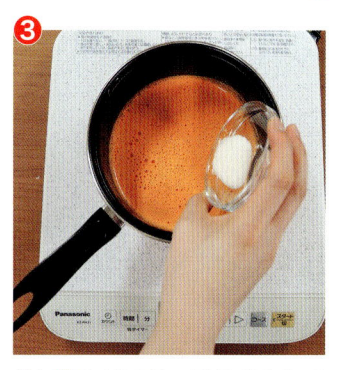

❸

鍋に❷とソフティアGを入れて
よく混ぜる．鍋を火にかけ，混ぜ
ながら85℃以上に加熱する．

【パプリカ(黄)】

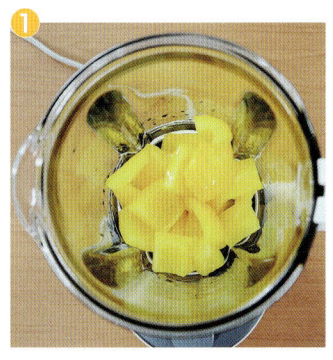

❶

パプリカ(黄)をミキサーにかか
りやすい大きさに切る．ミキサー
容器にパプリカ(黄)と分量の水
を入れる．

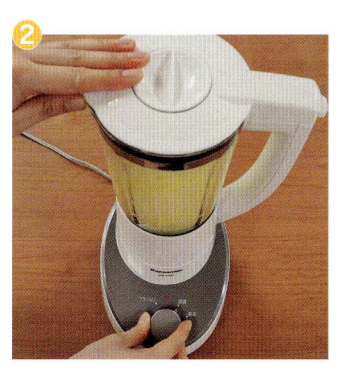

❷

粒がなくなるまで撹拌する．
※粒が残りやすいので茶こしで
濾すとよい．

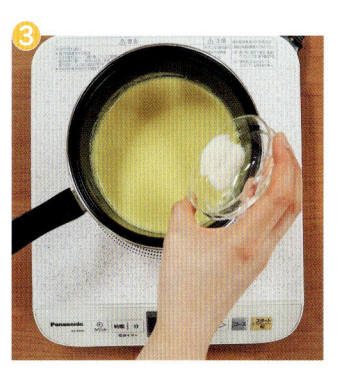

❸

鍋に❷とソフティアGを入れて
よく混ぜる．鍋を火にかけ，混ぜ
ながら85℃以上に加熱する．

夏

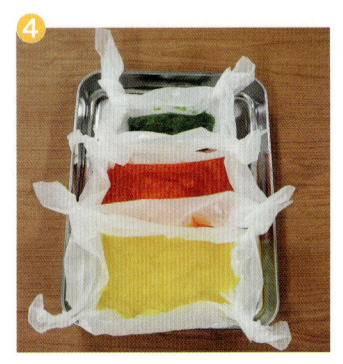

④【ピーマン】【パプリカ(赤)】【パプリカ(黄)】をそれぞれクッキングシートを敷いたバットに0.5cm厚に流し入れ，冷蔵庫で冷やす．

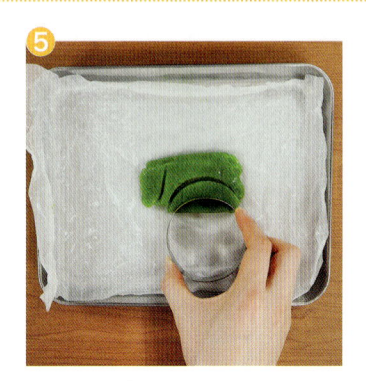

⑤【ピーマン】を丸型で三日月の形にくり抜く．

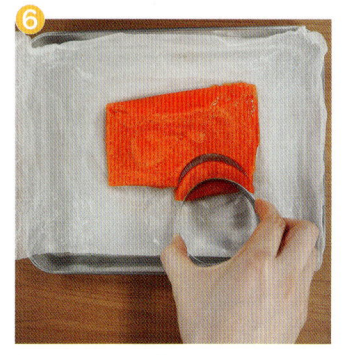

⑥【パプリカ(赤)】を丸型で三日月の形にくり抜く．

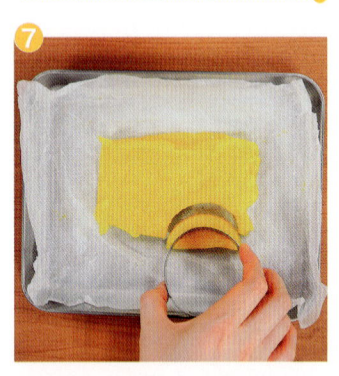

⑦【パプリカ(黄)】を丸型で三日月の形にくり抜く．

【盛り付け】

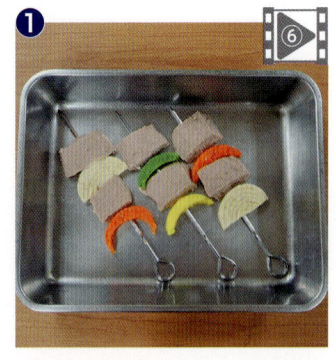

❶【肉】【玉ねぎ】【ピーマン】【パプリカ(赤)】【パプリカ(黄)】を好みの順番に縦に4つ並べ，串を通す．
※取れやすいため，串を刺した後は持ち上げない．

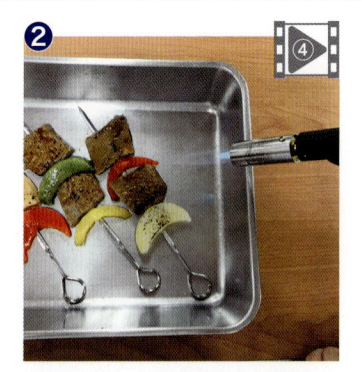

❷❶に【焼肉のタレ】をハケで塗り，表面をバーナーで炙り，焦げ目をつける．

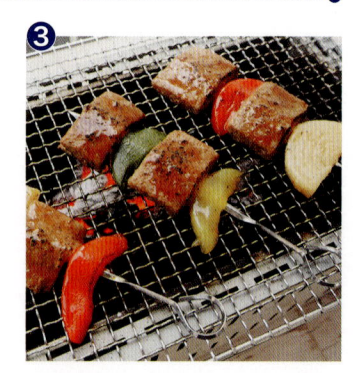

❸出来上がり．

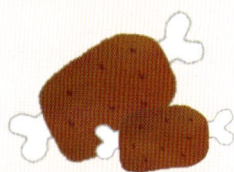

大変身！

簡単
お肉料理 アレンジ

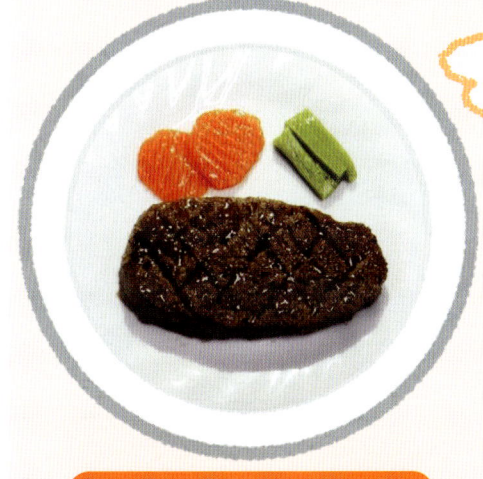

ステーキ

P. 74 のバーベキューをアレンジ！
形とソースを変えるだけ！

【材料】(4 人分)

Ⓐ 牛肉		120 g
Ⓐ 水		120 g
Ⓐ ステーキソース		小さじ 2
Ⓐ ソフティア G		2.0 g
ステーキソース		適量

【作り方】

① Ⓐをバーベキュー【肉】(p. 75)の手順と同様に加熱し，成形する.

② ハケでステーキソースを塗る.

※バーナーで炙り，フォークで焼き目をつけると見栄えよく仕上がります.

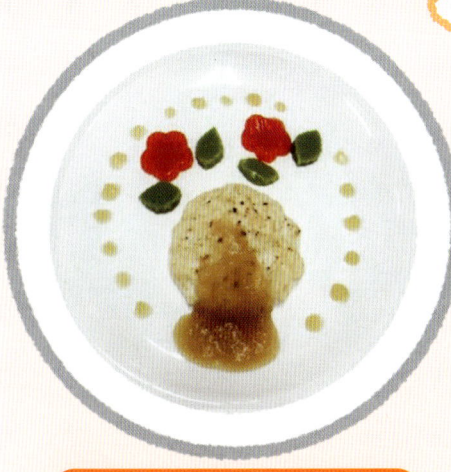

和風ハンバーグ

P. 96 のクリスマスチキンをアレンジ！
形を変えて和風ソースでさっぱりと！

【材料】(4 人分)

クリスマスチキン【チキン❻】(p. 97)		
Ⓐ 大根おろし		80 g
Ⓐ ポン酢		24 g
Ⓐ 水		80 g
ネオハイトロミールⅢ		1.7 g

【作り方】

① クリスマスチキン【チキン❻】(p. 97)を丸め，クッキングシートを敷いたバットに並べてオーブン(スチームモード)で蒸す. (100℃ 10分)

② 耐熱容器にⒶを入れてよく混ぜ，電子レンジで加熱する. (500W 1分)

③ 粗熱がとれたら，かき混ぜながらネオハイトロミールⅢを加えとろみをつける.

④ ③を①の上にかける.

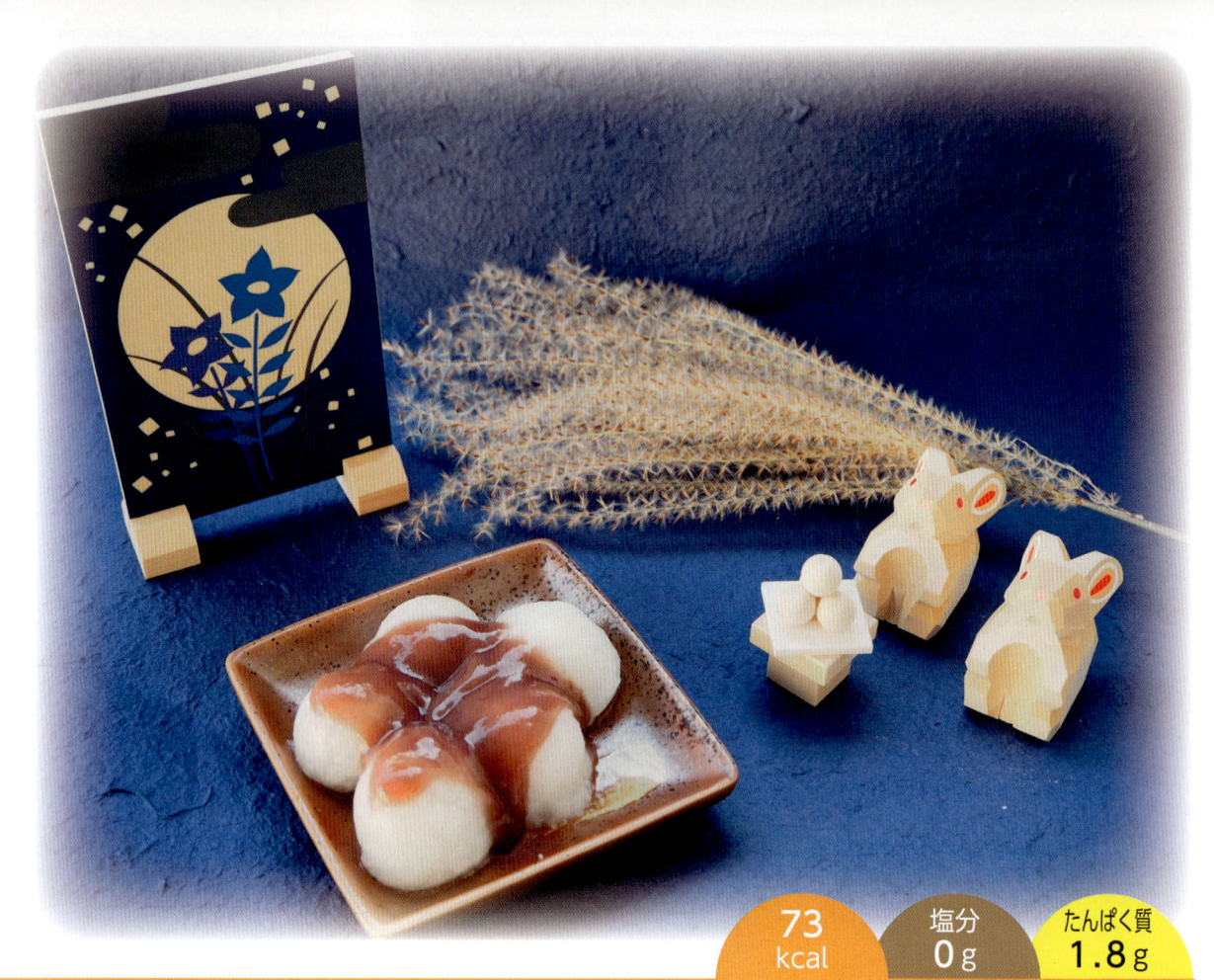

| 73 kcal | 塩分 0 g | たんぱく質 1.8 g |

月見団子

■材　料(4人分)

【団子】

| 全粥 | 300 g |
| スベラカーゼ | 4.5 g |

【こしあんソース】

こしあん	40 g
水	40 g
ネオハイトロミールⅢ	0.8 g

医師からのポイント

お団子は嚥下障害のある方には注意が必要な食材です．お粥で作り，粘性が高くならないように工夫してあります．とろみが薄すぎると，あんだけが早期咽頭流入することがあるので注意してください．

管理栄養士からのポイント

中秋の名月「十五夜」には月見団子．秋の収穫を祈って米の団子を用意するのが月見団子の由来だと言われています．ソースを変えて，みたらし団子や抹茶味などアレンジして楽しみましょう．

【材料写真】

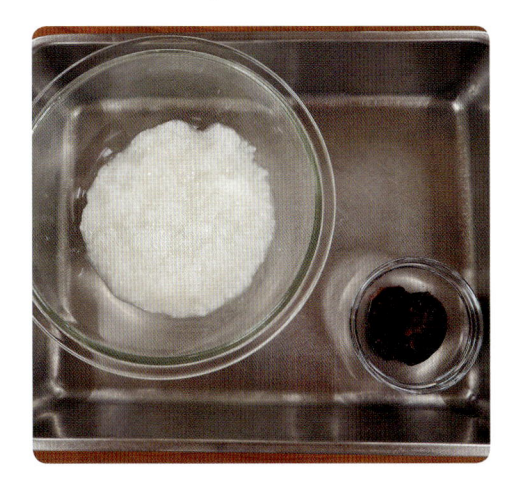

【団子】

❶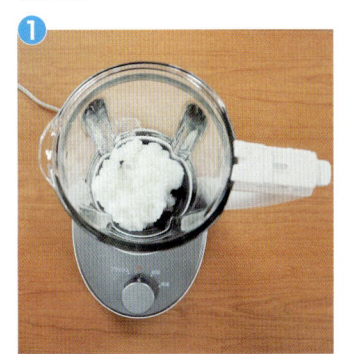

ミキサー容器に全粥を入れる.

❷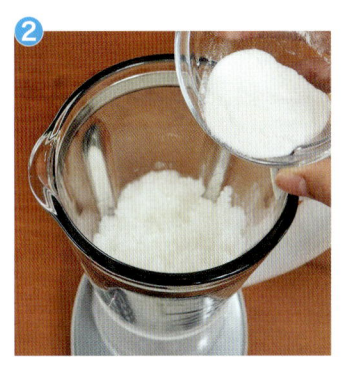

❶にスベラカーゼを加える.

❸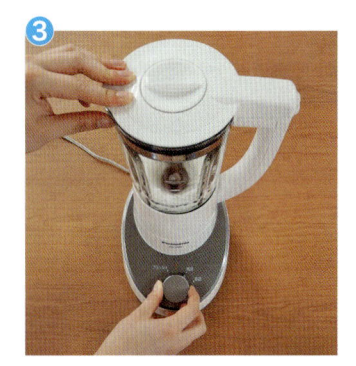

1分以上なめらかになるまで撹拌する.

❹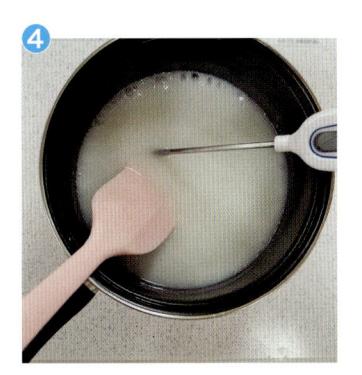

鍋に❸を移し火にかけ, さらさらになるまで焦げないように混ぜる.

❺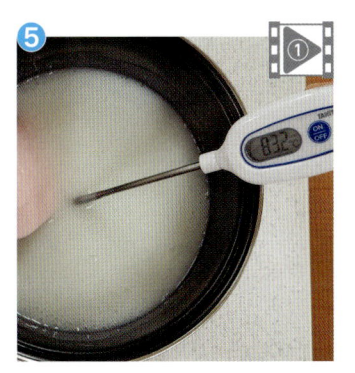

80℃以上に加熱する.

❻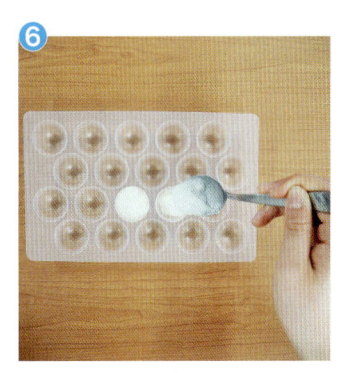

直径約3cmの半球型の容器に流し入れ, 粗熱がとれたら冷蔵庫で冷やす.

秋

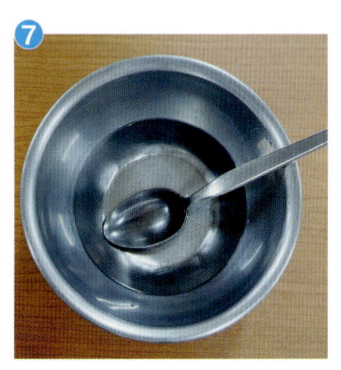

7 水を入れたボウルとスプーンを用意する.
※水をつけると取り出しやすい.

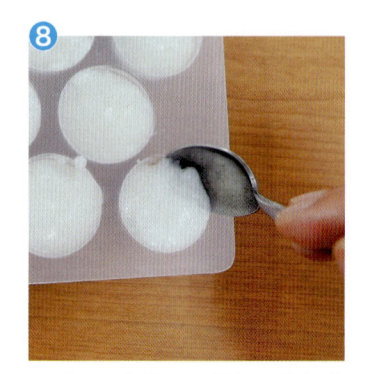

8 スプーンを使って型から取り出す.
※取り出す際くずれやすいので注意.

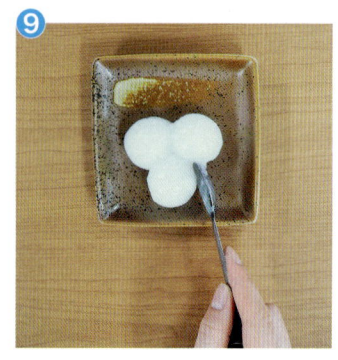

9 器に盛り付ける.

【こしあんソース】

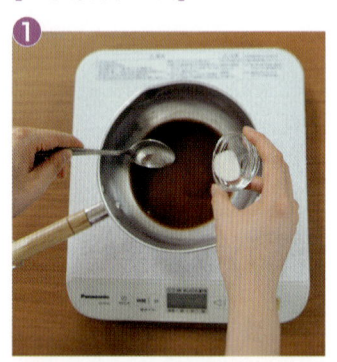

1 鍋にこしあんと分量の水を入れてよく混ぜ,火にかける.粗熱がとれたら,かき混ぜながらネオハイトロミールⅢを加えとろみをつける.

【盛り付け】

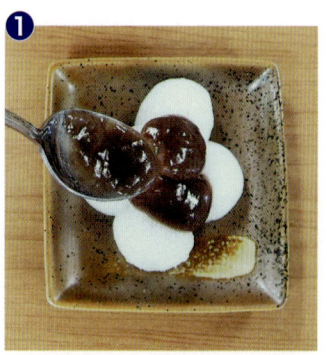

1 【団子】に【こしあんソース】をかけて,出来上がり.

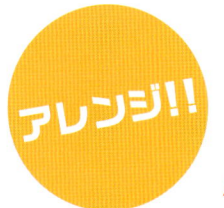

月見団子のソース

きなこソース

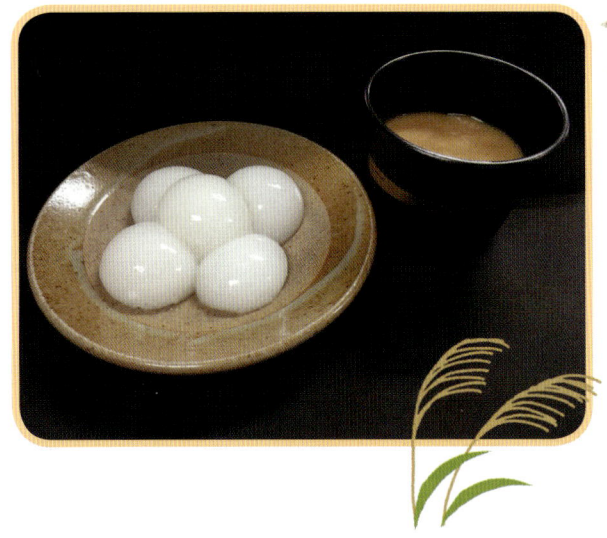

【材料】(4人分)

Ⓐ きな粉	10 g	
Ⓐ 砂糖	15 g	
Ⓐ 水	100 g	
ネオハイトロミールⅢ	1.2 g(0.9%)	

【作り方】

① 耐熱容器にⒶを入れてよく混ぜ，電子レンジで加熱する．(500W 1分)

② 粗熱がとれたら，かき混ぜながらネオハイトロミールⅢを加える．

③ 月見団子【団子】(p. 82)の上にかける．

みたらしソース

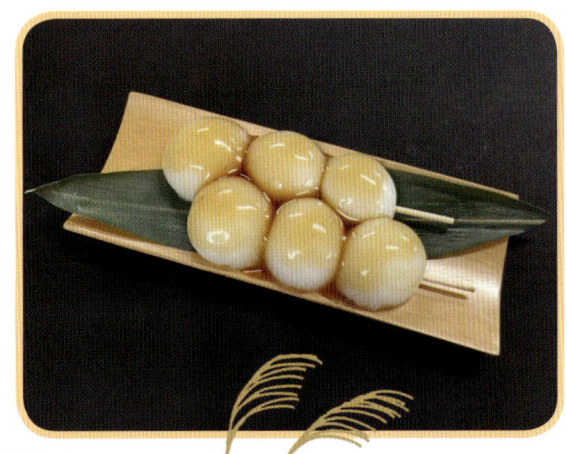

【材料】(4人分)

Ⓐ しょうゆ	30 g	
Ⓐ みりん	30 g	
Ⓐ 砂糖	15 g	
Ⓐ 水	50 g	
ネオハイトロミールⅢ	1.9 g(1.5%)	

【作り方】

① 耐熱容器にⒶを入れてよく混ぜ，電子レンジで加熱する．(500W 1分)

② 粗熱がとれたら，かき混ぜながらネオハイトロミールⅢを加える．

※とろみがつきにくいので5分置いて再度かき混ぜる．

③ 月見団子【団子】(p. 82)の上にかける．

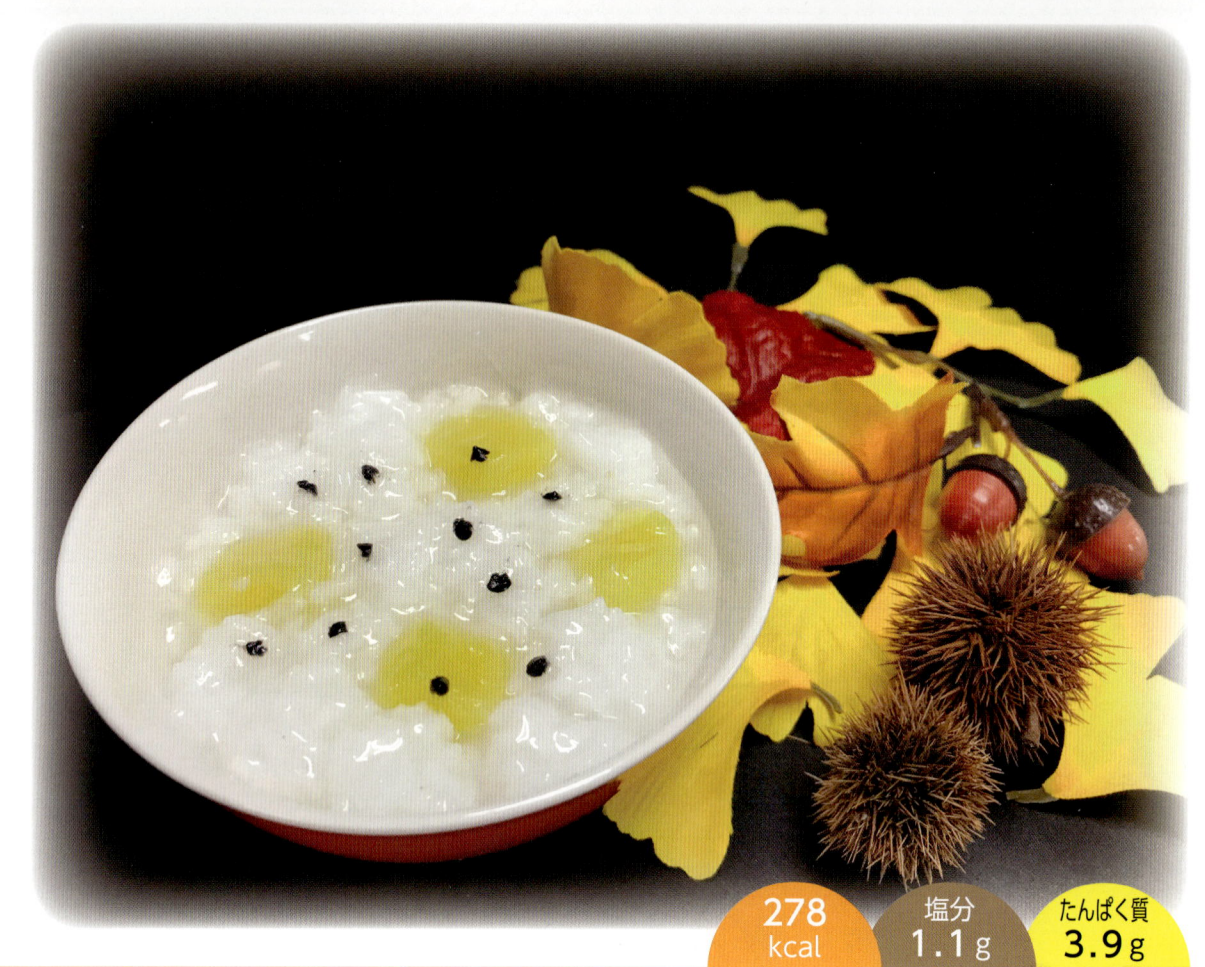

| 278 kcal | 塩分 1.1 g | たんぱく質 3.9 g |

栗ご飯

■材　料(4人分)

【ご飯】

全粥	1,200 g
塩	小さじ 2/3
だしの素	6 g
スベラカーゼ	12.0 g

【栗】

栗の甘露煮	80 g
水	80 g
塩	少々
ソフティア G	1.3 g

【ごま】

練りごま	4 g
水	4 g
ソフティア G	0.1 g

医師からのポイント

秋は新米が美味しい季節なので、あえてお米の粒を残したレシピを紹介しています。主治医の先生に相談のうえ、嚥下状態に応じてミキサー粥ゼリーに変更するなどすれば、幅広い方に栗ご飯を楽しんでいただけます。

管理栄養士からのポイント

ホクホクの栗ご飯、栗と全粥をあわせてゲル化剤で物性を統一し安全に食べていただける嚥下食に仕上げました。練りごまを加えて風味を出すとより一層美味しくいただけます。

【材料写真】

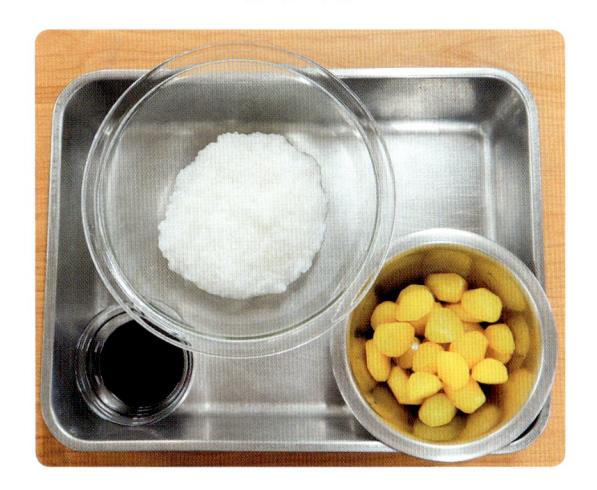

秋

【ご飯】

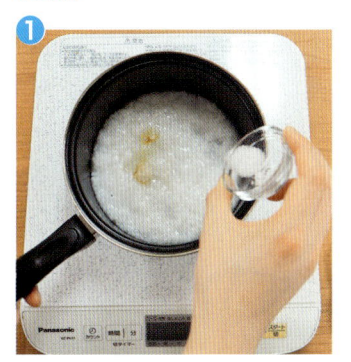

① 鍋に全粥を入れ，だしの素と塩を入れる.

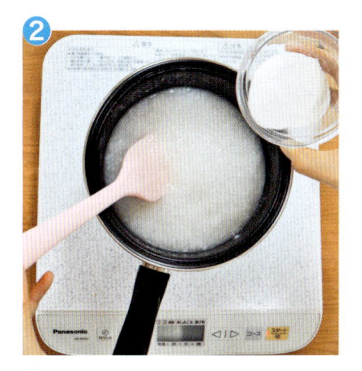

② ①にスベラカーゼを加える.

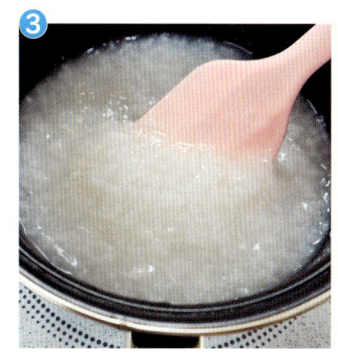

③ 米粒を潰さないように混ぜる.
※ダマにならないように注意する.

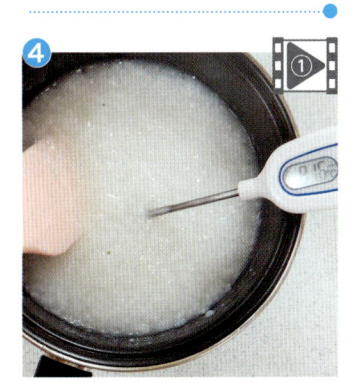

④ 80℃以上に加熱する.

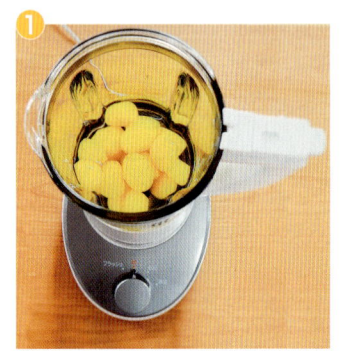
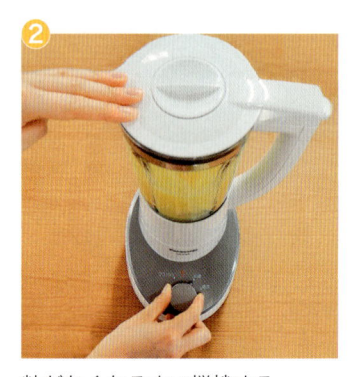
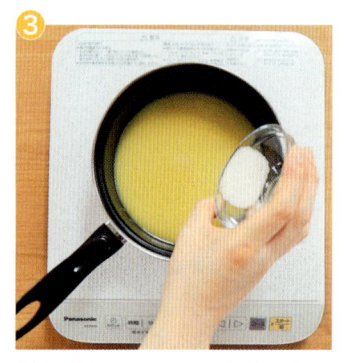

ミキサー容器に栗の甘露煮と分量の水，塩を入れる．

粒がなくなるまで撹拌する．

鍋に❷とソフティアGを入れてよく混ぜる．鍋を火にかけ，混ぜながら85℃以上に加熱する．

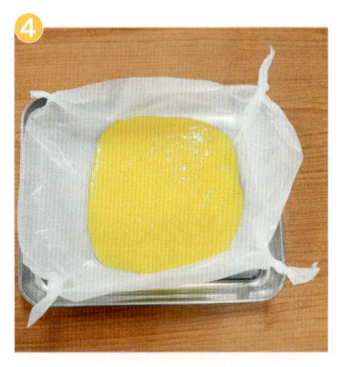
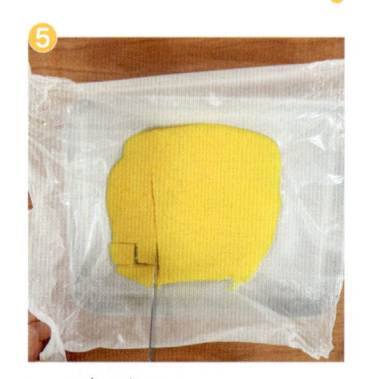

クッキングシートを敷いたバットに1cm厚に流し入れ，粗熱がとれたら冷蔵庫で冷やす．

1cm角に切る．

【ごま】

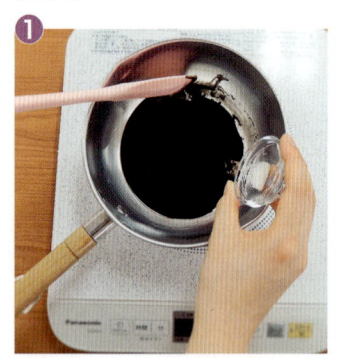
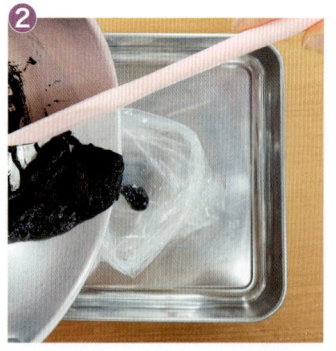

鍋に練りごまと分量の水，ソフティアGを入れてよく混ぜる．鍋を火にかけ，混ぜながら85℃以上に加熱する．

❶をポリ袋に入れる．ポリ袋の角を切り，絞り口をつくる．

【盛り付け】

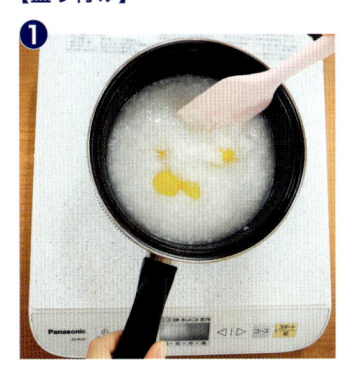

❶【ご飯】に【栗】を加え軽く混ぜる.

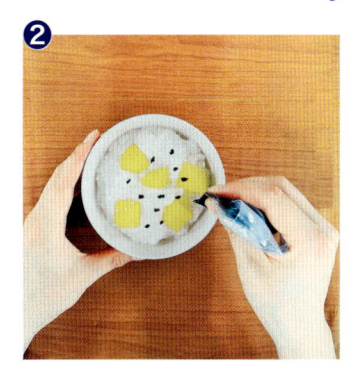

❷器に盛り付け【ごま】を絞って出来上がり.

秋

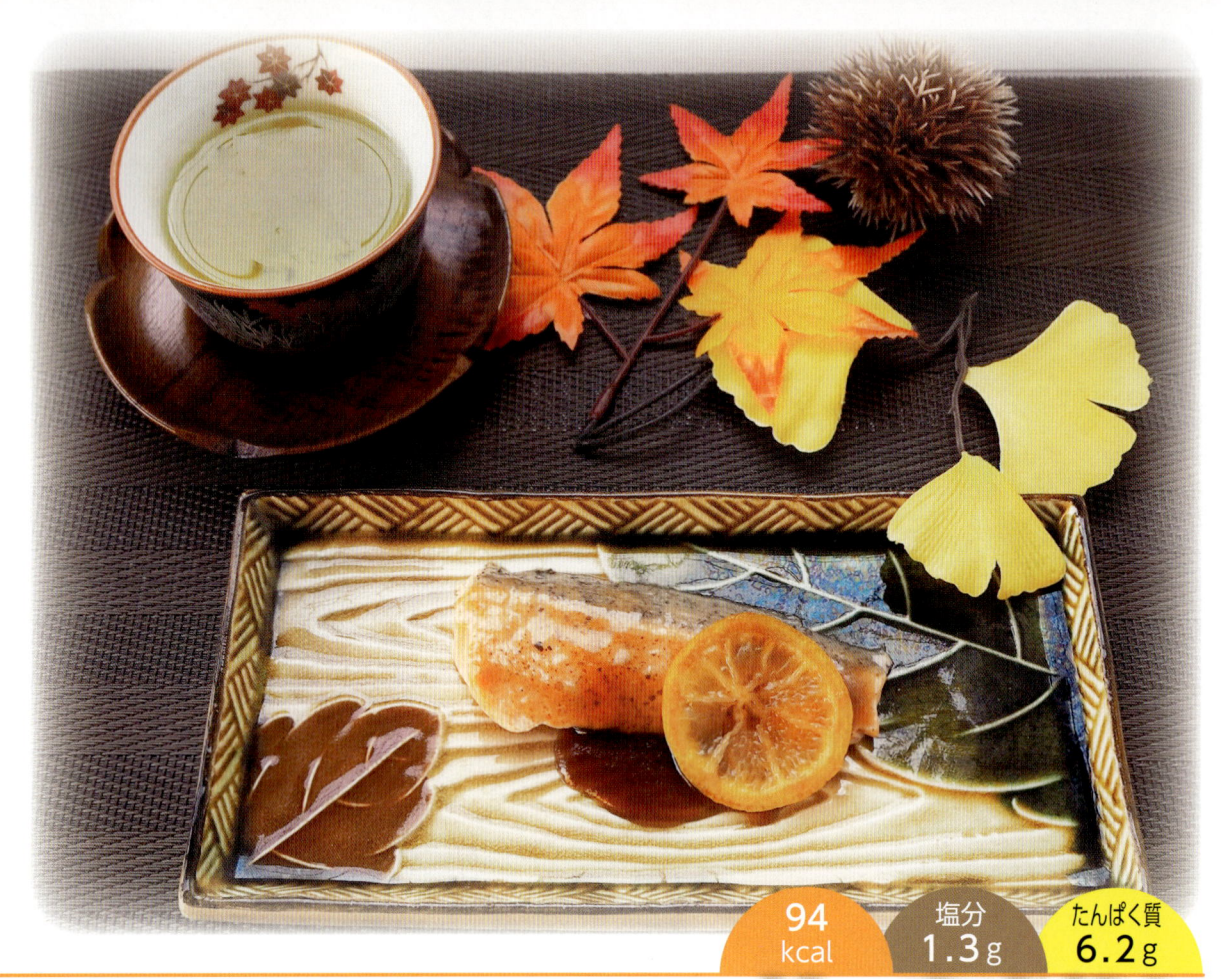

94 kcal	塩分 1.3 g	たんぱく質 6.2 g	

鮭の幽庵焼き

■材　料(4 人分)

【身】

鮭の切り身	120 g（皮は含まない）
Ⓐ しょうゆ	大さじ 1 と 2/3
Ⓐ みりん	大さじ 1 と 2/3
Ⓐ 清酒	大さじ 2
Ⓐ 柚子（輪切り）	4 枚
だし汁	120 g
ソフティア G	2.0 g

【皮】

鮭の皮	40 g
だし汁	120 g
ソフティア G	1.3 g

【タレ】

【身】のⒶ	80 g
ネオハイトロミールⅢ	0.8 g

医師からのポイント

もともと物性の異なる皮と切り身ですが，できるだけ安全に食べてもらえるように物性を近づける工夫がしてあります．より食塊形成しやすくなるよう，とろみ調整食品を使用したタレと絡めて食べるようにしましょう．

管理栄養士からのポイント

EPA・DHA たっぷりの鮭を香り豊かに焼き上げましょう．鮭の皮はしっかりミキシングし，粒を残さないように気を付けましょう．また鮭の切り身をイメージして斜めにカットすると見栄えがよくなります．

【材料写真】

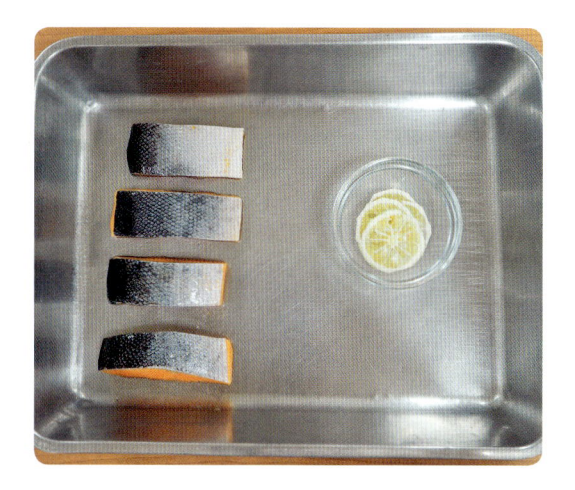

【身】

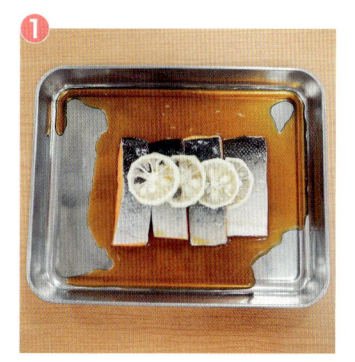

鮭の切り身を❶に10分漬け取り出す.
※柚子と残ったタレは使用するので取っておく.

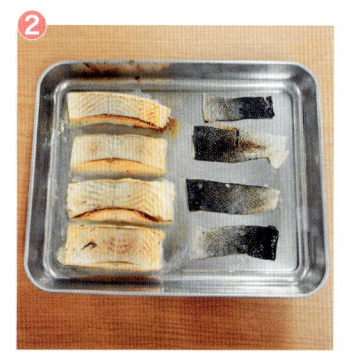

150℃のオーブンで15分焼き,身と皮に分ける.

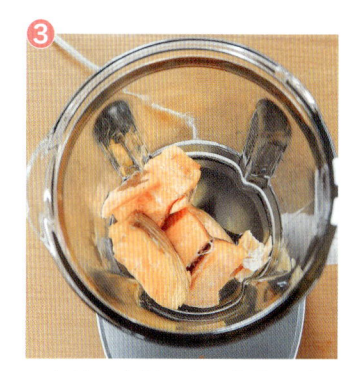

ミキサー容器に身と分量のだし汁を入れる.

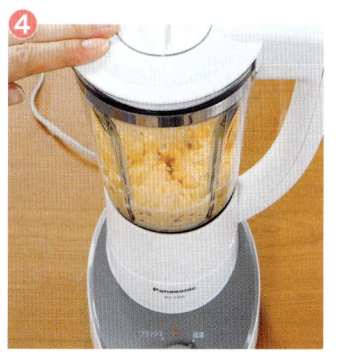

粒がなくなるまで撹拌する.

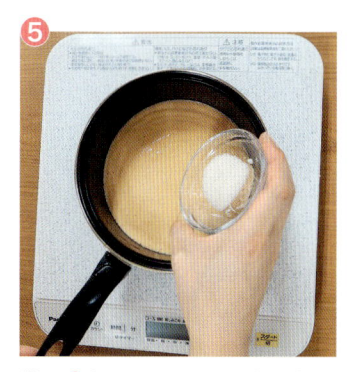

鍋に❹とソフティアGを入れてよく混ぜる.鍋を火にかけ,混ぜながら85℃以上に加熱する.

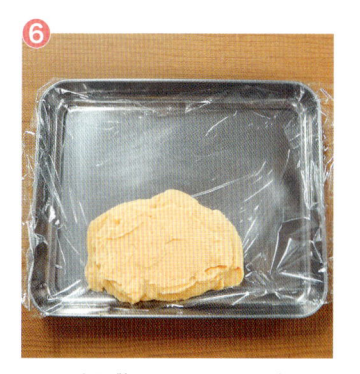

ラップを敷いたバットに流し入れる.

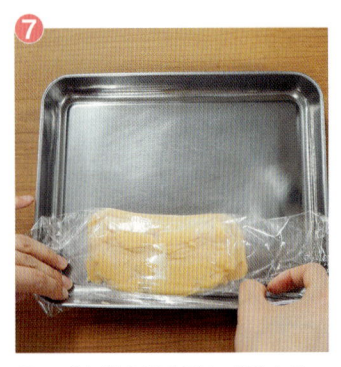

ラップを巻き長方形に成形する.

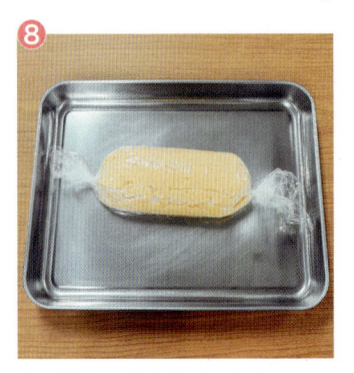

形を整え，冷蔵庫で冷やす.

【皮】

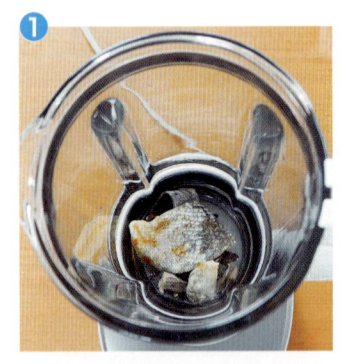

① ミキサー容器に皮と分量のだし汁を入れる.

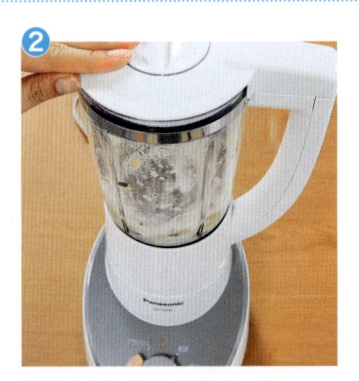

② 粒がなくなるまで撹拌する.

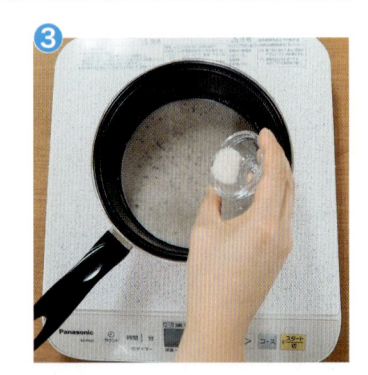

③ 鍋に ② とソフティア G を入れてよく混ぜる．鍋を火にかけ，混ぜながら 85℃以上に加熱する.

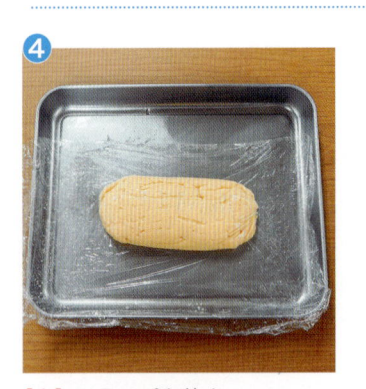

④ 【身】のラップを外す.

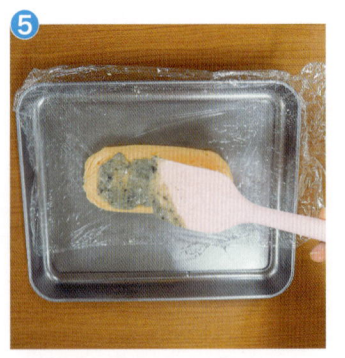

⑤ ③ を【身】の上にのせ広げる.

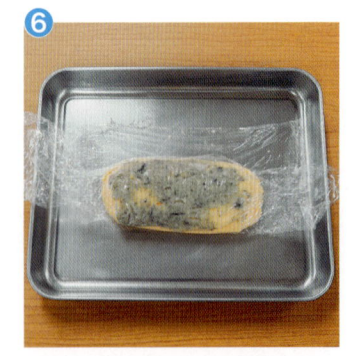

⑥ 再びラップを巻き，冷蔵庫で冷やす.

7

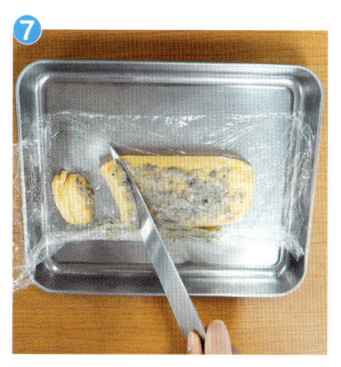

ラップを外し，斜めに削ぎ切りにして切り身に見立てる．

8 ④

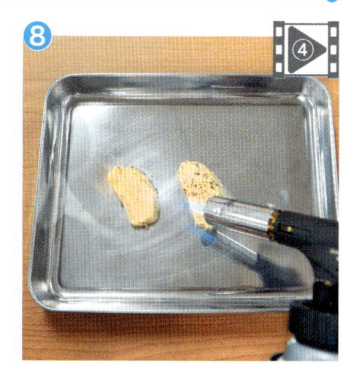

表面をバーナーで炙り，焦げ目をつける．

【タレ】

1

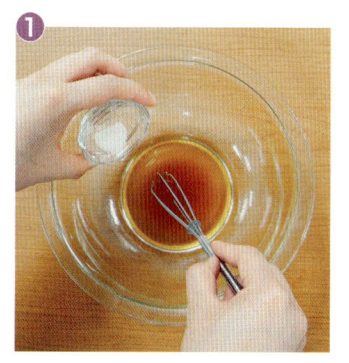

【身**1**】で取っておいたタレを耐熱容器に入れ，電子レンジで1分加熱し粗熱をとる．かき混ぜながらネオハイトロミールⅢを加えとろみをつける．

2

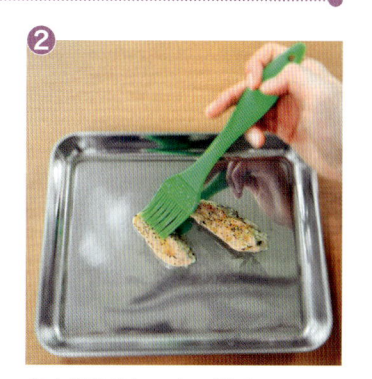

1を切り身にハケで塗る．

【盛り付け】

1

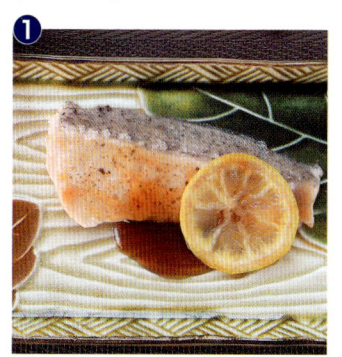

器に盛り付けて出来上がり．
※お好みで柚子を添えてもよい．

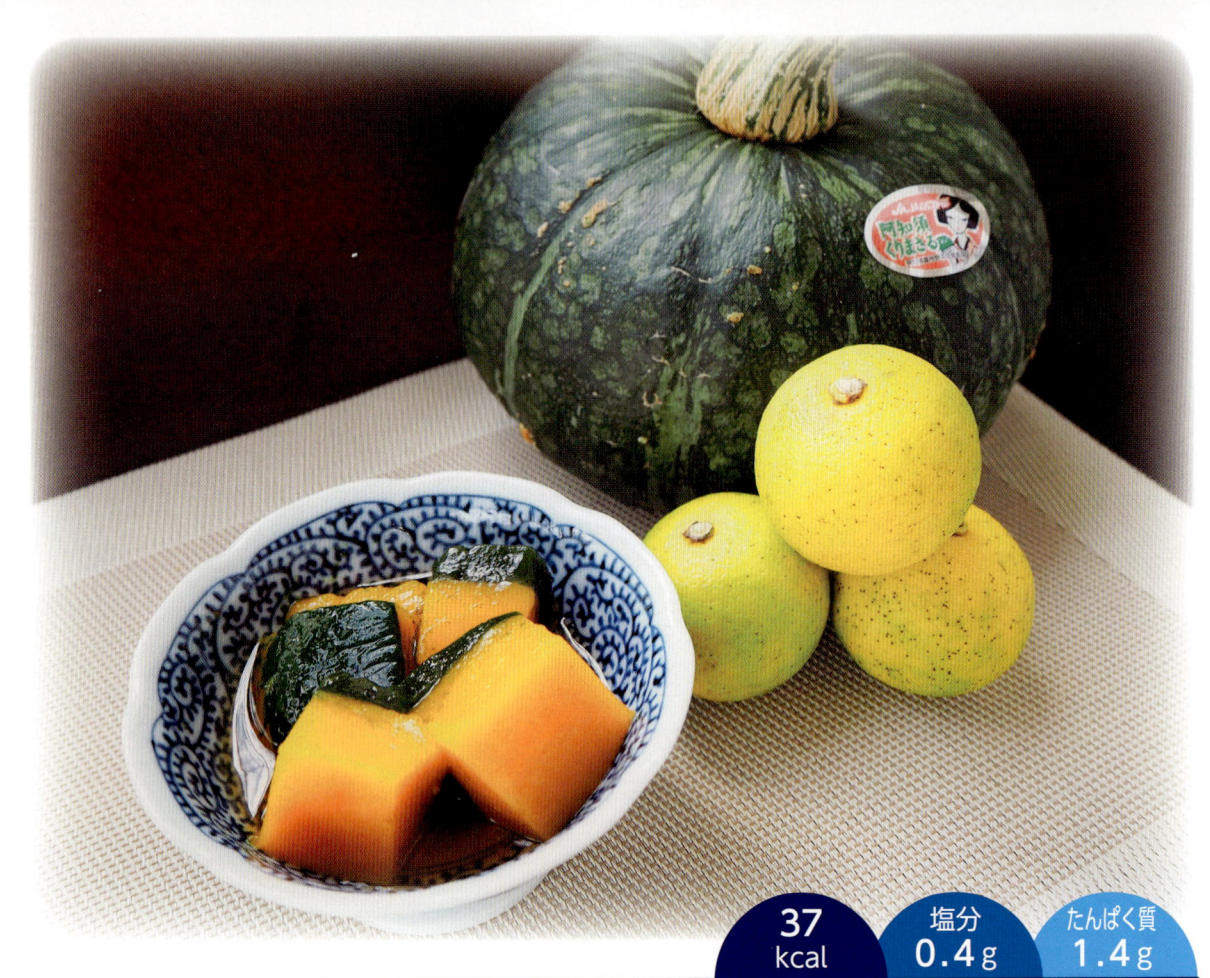

| | 37 kcal | 塩分 0.4 g | たんぱく質 1.4 g |

かぼちゃの煮物

■材 料(4 人分)

【ほうれん草(皮)】

ほうれん草	100 g
Ⓐ だしの素	0.4 g
Ⓐ 砂糖	小さじ 1/2
Ⓐ しょうゆ	小さじ 2/3
Ⓐ 水	200 g
だし汁	52 g
ソフティア G	1.2 g

【かぼちゃ(実)】

かぼちゃ(皮なし)	100 g
Ⓑ だしの素	小さじ 1/3
Ⓑ 砂糖	小さじ 1 と 1/3
Ⓑ しょうゆ	小さじ 1 と 1/3
Ⓑ 水	100 g
だし汁	100 g
ソフティア G	1.6 g

【煮汁】

【かぼちゃ(実)】の煮汁	80 g
ネオハイトロミール Ⅲ	0.8 g

医師からのポイント

先行期を重視し, 視覚的に食欲が増すように, かぼちゃのペーストではなく皮付きのかぼちゃのように見た目をよくする工夫が施してあります.

管理栄養士からのポイント

かぼちゃをミキシングするだけでなく, ひと手間かけてホクホクのかぼちゃを演出しましょう. かぼちゃの皮はほうれん草で代用すると色よく軟らかく仕上がります. 煮汁にとろみ調整食品を加えたあんをかけ, 安全に食べましょう.

【材料写真】

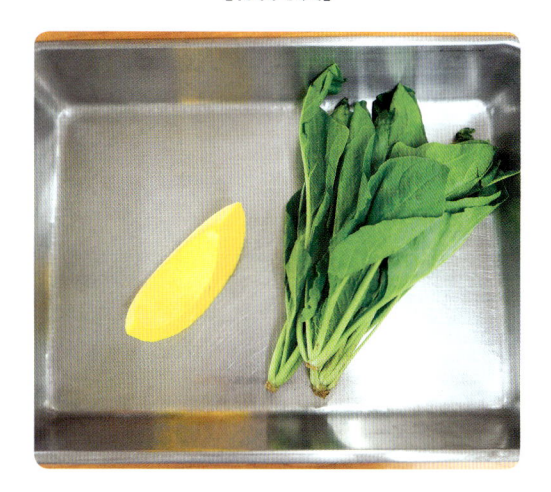

【ほうれん草（皮）】

❶

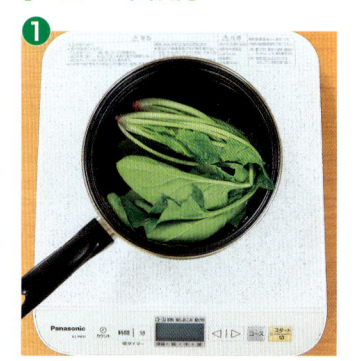

ほうれん草を塩茹でする．

❷

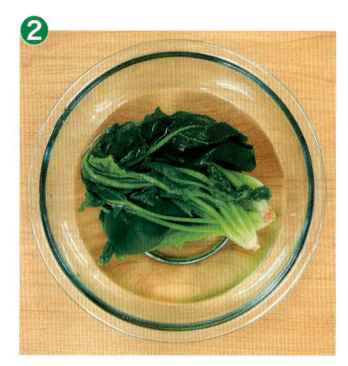

水にさらし，ミキサーにかかりやすい大きさに切る．

❸

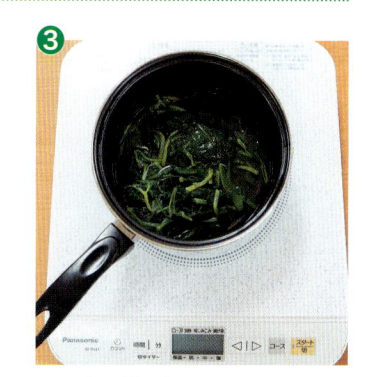

鍋に移し❹を加え，中火で煮る．

❹

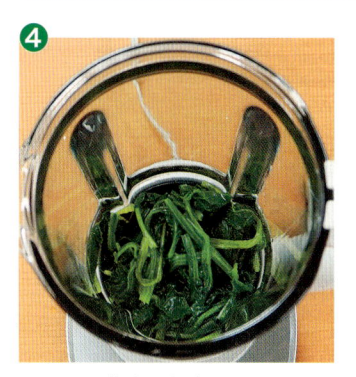

ほうれん草を取り出し，ミキサー容器に入れる．分量のだし汁を加える．

❺

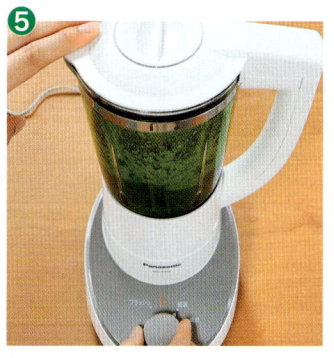

粒がなくなるまで撹拌する．

❻

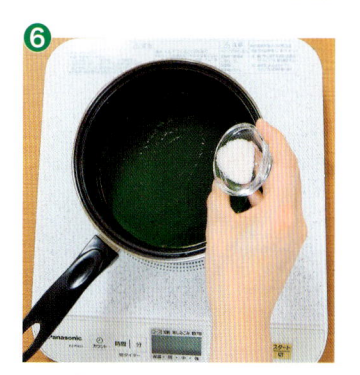

鍋に❺とソフティアＧを入れてよく混ぜる．鍋を火にかけ，混ぜながら85℃以上に加熱する．

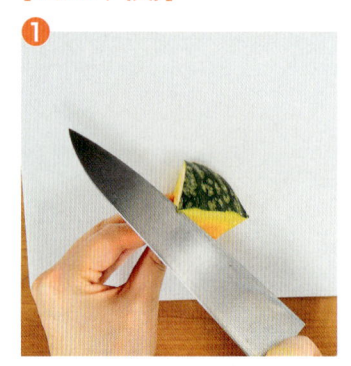

⑦ サランラップを敷いた小ボウルに**⑥**を流し入れ，粗熱がとれたら冷蔵庫で冷やす．

❶ かぼちゃの皮を剥き，3cmの角切りにする．

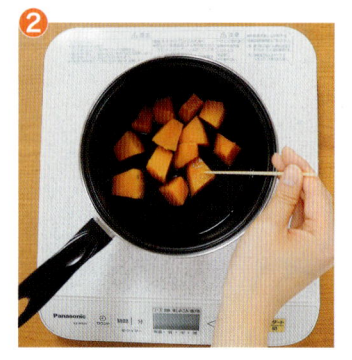

❷ 鍋に**❶**と**Ｂ**を入れ，軟らかくなるまで中火で煮る．

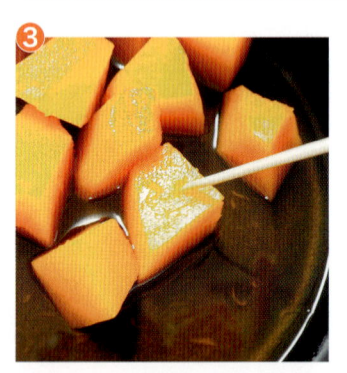

❸ 竹串がスッと通ることを確認する．

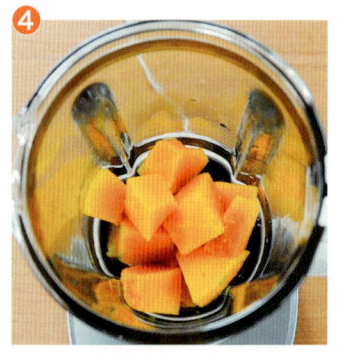

❹ かぼちゃを取り出し，ミキサー容器に入れる．分量のだし汁を加える．※煮汁は使用するので取っておく．

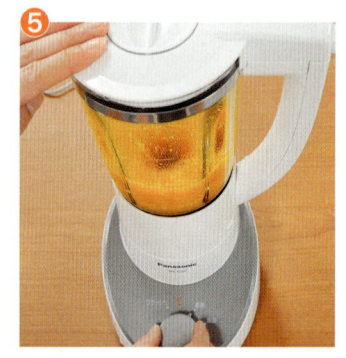

❺ 粒がなくなるまで撹拌する．

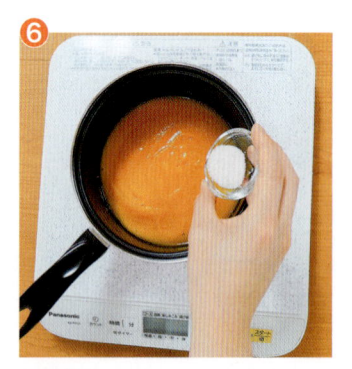

❻ 鍋に**❺**とソフティアＧを入れてよく混ぜる．鍋を火にかけ，混ぜながら85℃以上に加熱する．

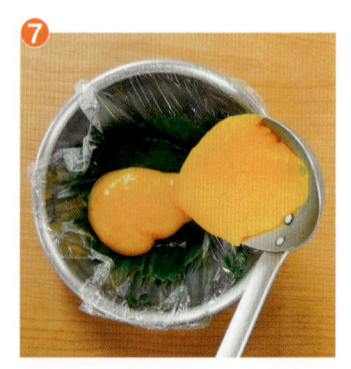

❼ 【ほうれん草(皮)】の上にゆっくり流し入れ，粗熱がとれたら冷蔵庫で冷やす．

❶

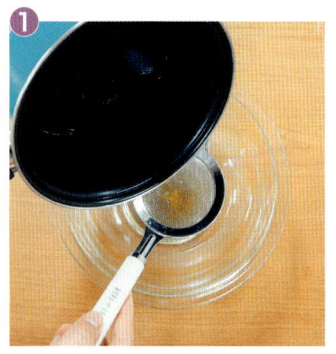

【かぼちゃ（実）❹】で取っておいた煮汁（80 g）を茶こしで濾す．

❷

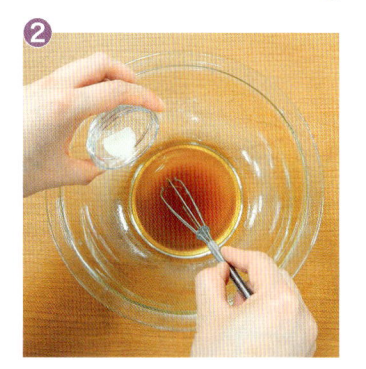

煮汁をかき混ぜながらネオハイトロミールⅢを加えとろみをつける．

【盛り付け】 •• ●

❶

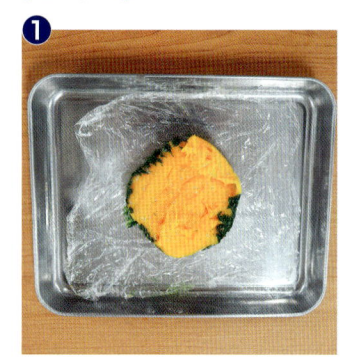

冷やしておいたかぼちゃのラップを外す．

❷

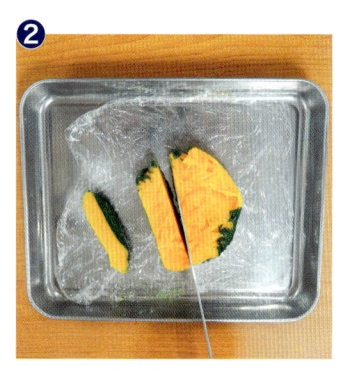

3〜5 cm 角に切る．

❸

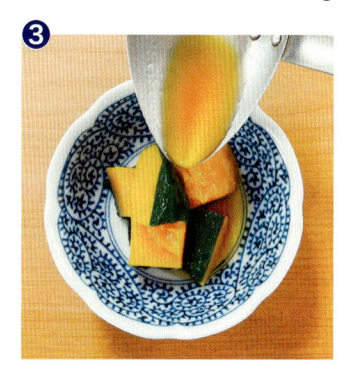

器に盛り付け，【煮汁】をかけて出来上がり．

冬

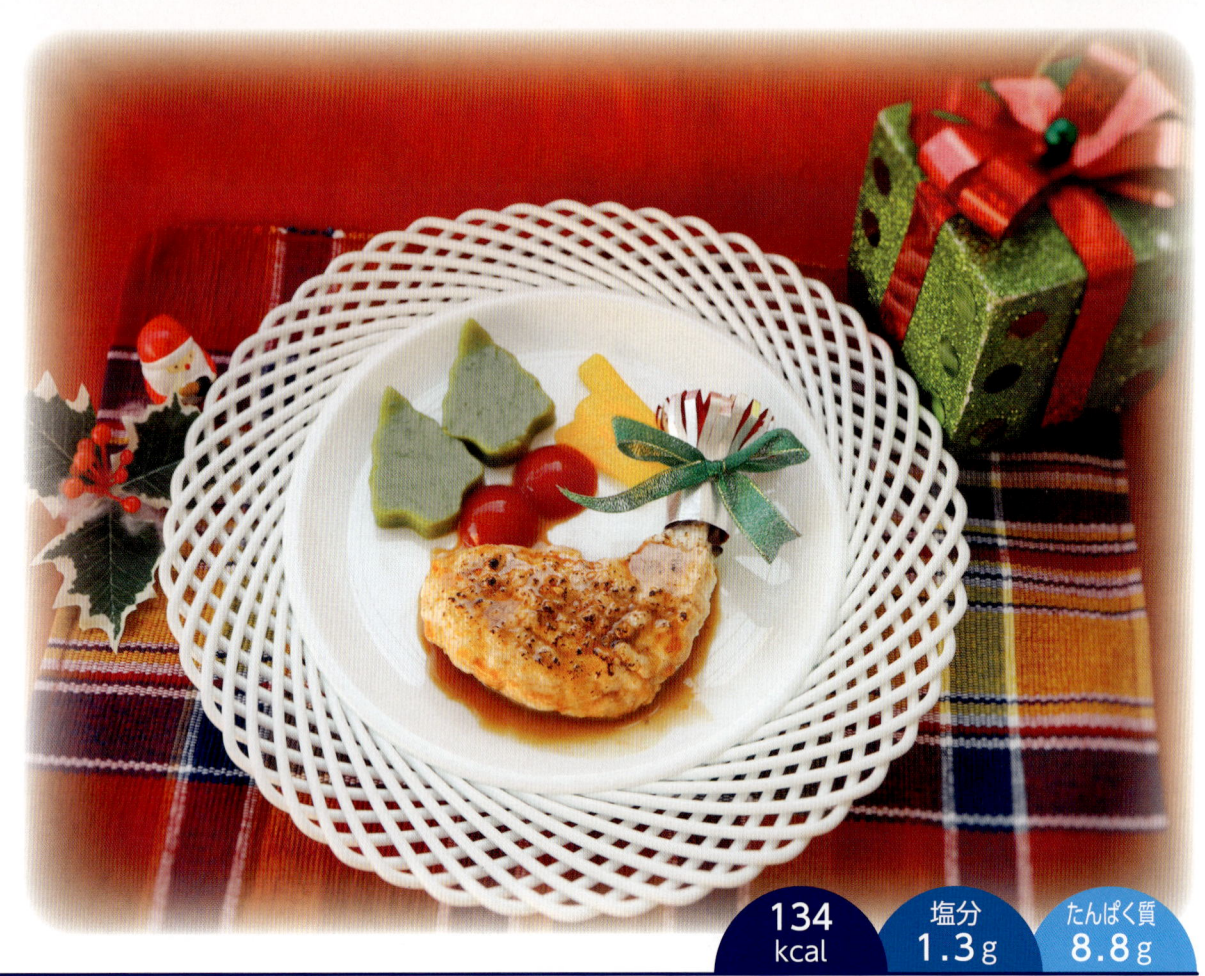

| | | 134 kcal | 塩分 1.3 g | たんぱく質 8.8 g |

クリスマスチキン

■材　料(4 人分)

【チキン】

鶏ミンチ	80 g
玉ねぎ	60 g
サラダ油	大さじ 1
絹ごし豆腐	80 g
長芋	60 g
卵白	60 g
塩	少々
こしょう	適宜

【ソース】

バター	小さじ 1 (4 g)
Ⓐ 砂糖	小さじ 1
Ⓐ しょうゆ	大さじ 1
Ⓐ みりん	大さじ 1

【ブロッコリー】

ブロッコリー	80 g
コンソメスープ	40 g
ソフティア G	1.0 g

【パプリカ(黄)】

パプリカ(黄)	80 g
コンソメスープ	40 g
ソフティア G	1.0 g

【トマト】

トマトジュース	40 g
コンソメスープ	40 g
ソフティア G	0.7 g

医師からのポイント

鶏肉にはゲル化剤を使用しないので, 咽頭通過をよくするためにソースをしっかりかけるか, ソースにとろみ調整食品を加えてコーティングして食べてもらいましょう.

管理栄養士からのポイント

クリスマスにはチキン！豪華な鶏肉の足一本とカラフル野菜で飾ってみました. 卵白を別に泡立てて加えることでふっくら仕上げることができます. トマトはトマトジュースでも手軽に作ることができます.

【材料写真】

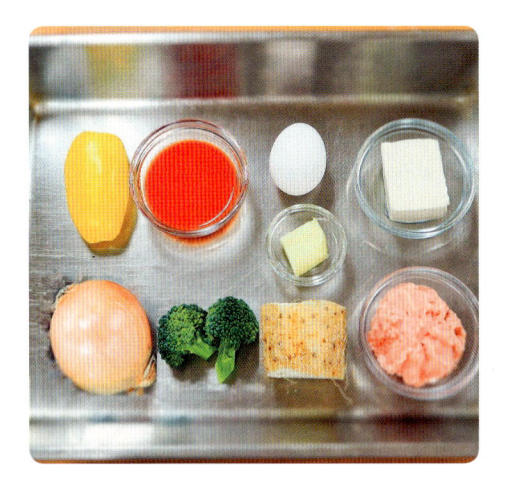

【チキン】

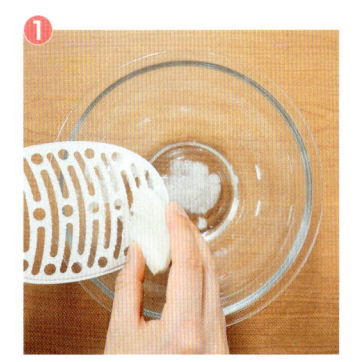

❶ 玉ねぎをすりおろす.

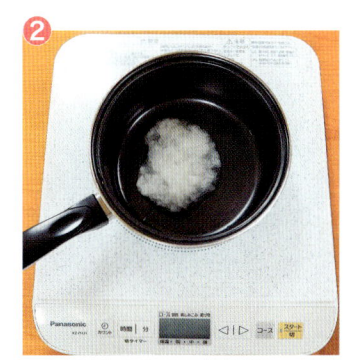

❷ 鍋でサラダ油を熱し，玉ねぎが透きとおるまで炒めて粗熱をとる.

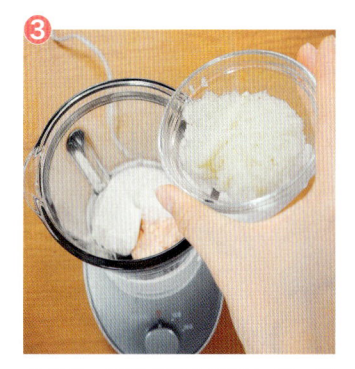

❸ ミキサー容器に❷と鶏ミンチ，絹ごし豆腐，すりおろした長芋，塩，こしょうを入れる.

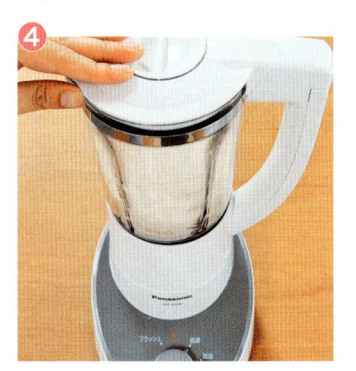

❹ 粒がなくなり，ふわふわになるまで撹拌する.

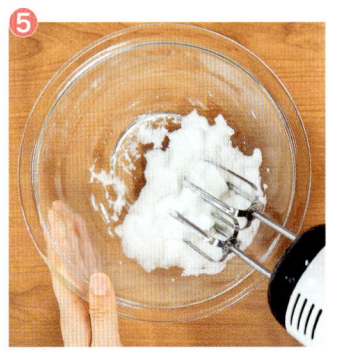

❺ ボウルに卵白を入れ，しっかりと泡を立てる.

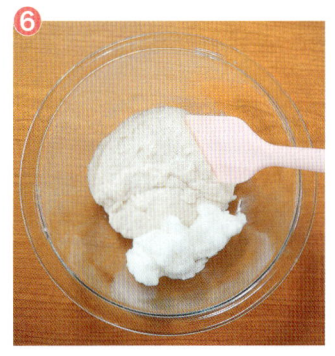

❻ ❹と❺をゴムベラでさっくりと混ぜ合わせる.

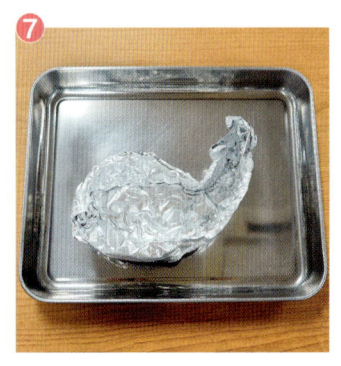

7 アルミホイルでクリスマスチキンの型を作る.

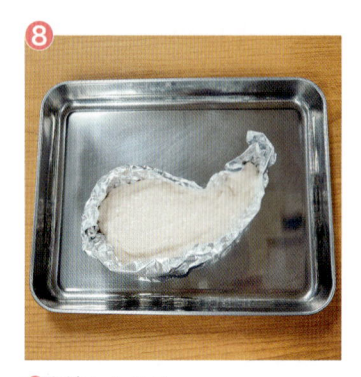

8 6を流し入れる.

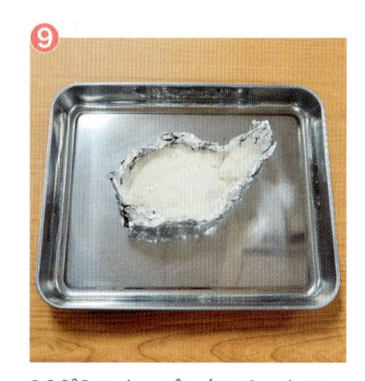

9 100℃のオーブン(スチームモード*)で10分蒸す.
*スチームモードがない場合,蒸し器(10分)で代用.

10 チキンを蒸している間にチャップ花を作る. 15×10 cm の紙を用意する.
※耐水・耐油性の紙がおすすめ.

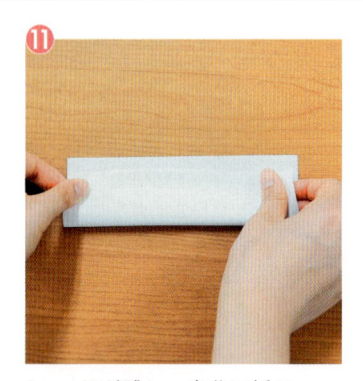

11 1 cm ほど残し,半分に折る.

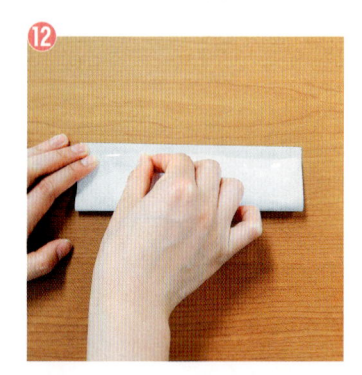

12 セロハンテープで止める.

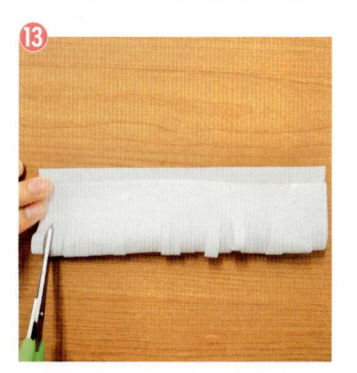

13 輪の部分を 1 cm 幅に切る.

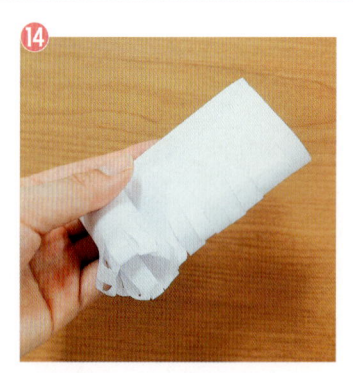

14 筒状になるように巻く.

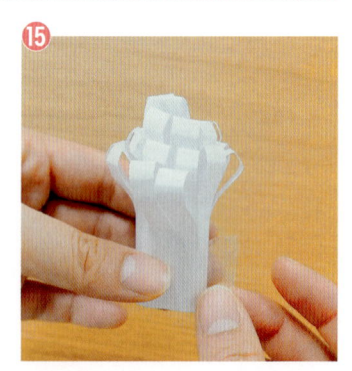

15 巻き終わりをセロハンテープで固定する.

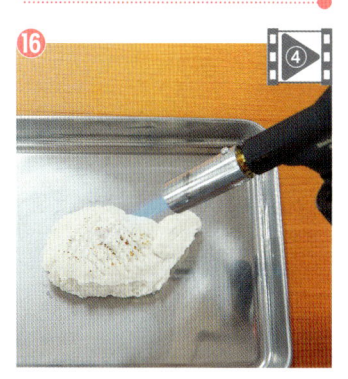

⑯ ④

蒸し上がったチキンを型から取
り出し，表面をバーナーで炙り，
焦げ目をつける．

【ソース】

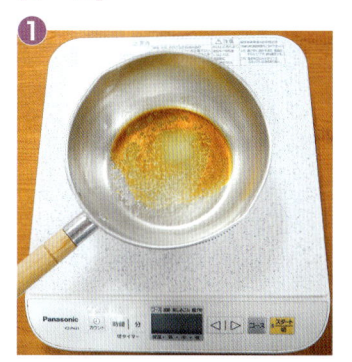

❶

熱した鍋でバターを溶かし，Ⓐを
加え煮詰める．とろみ・照りが出
たら火を止める．

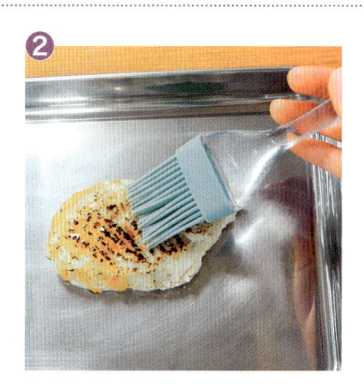

❷

【チキン】の上にハケで塗る．

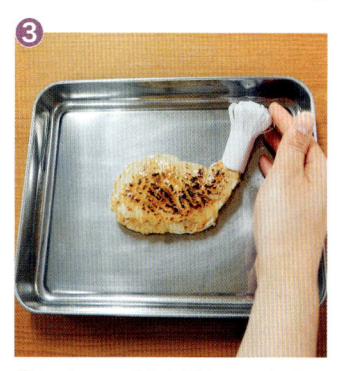

❸

❷にチャップ花を添える．お好み
でリボンを付ける．

【ブロッコリー】

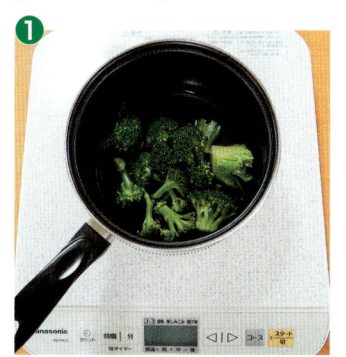

❶

ブロッコリーを火の通りやすい
大きさに切り，鍋に入れる．コン
ソメスープ（分量外）で茹でる．

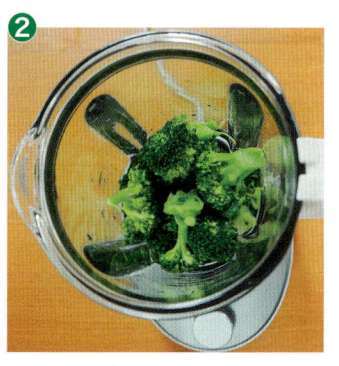

❷

ブロッコリーを取り出し，ミキ
サー容器に入れる．分量のコンソ
メスープを加える．

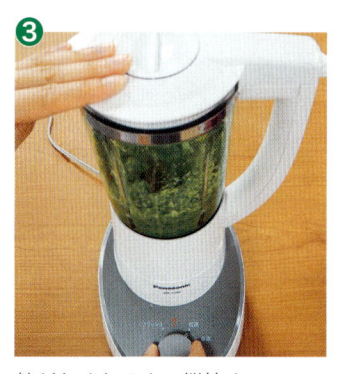

❸

粒がなくなるまで撹拌する．

冬

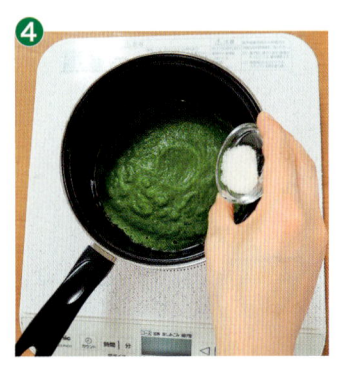

④ 鍋に❸とソフティアGを入れてよく混ぜる．鍋を火にかけ，混ぜながら85℃以上に加熱する．

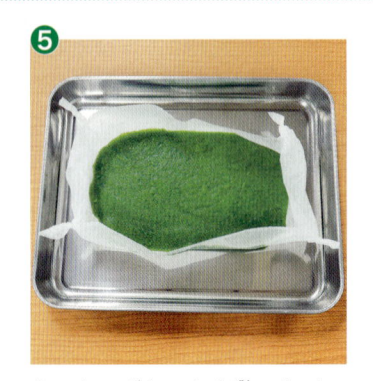

⑤ クッキングシートを敷いたバットに0.5cm厚に流し入れ，粗熱がとれたら冷蔵庫で冷やす．

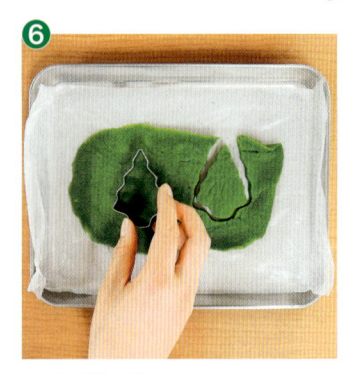

⑥ ツリー型で抜く．

【パプリカ(黄)】

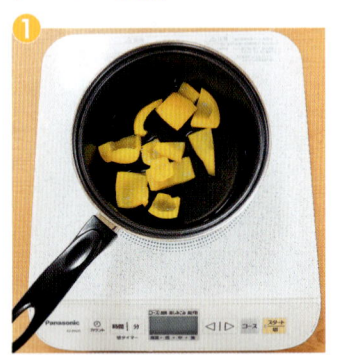

① パプリカ(黄)を火の通りやすい大きさに切り，鍋に入れる．コンソメスープ(分量外)で茹でる．

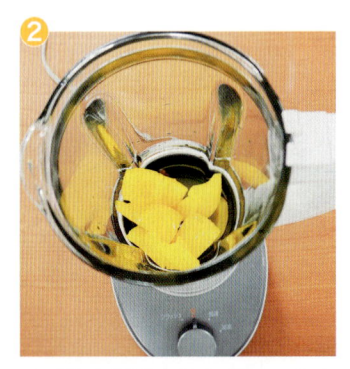

② パプリカ(黄)を取り出し，ミキサー容器に入れる．分量のコンソメスープを加える．

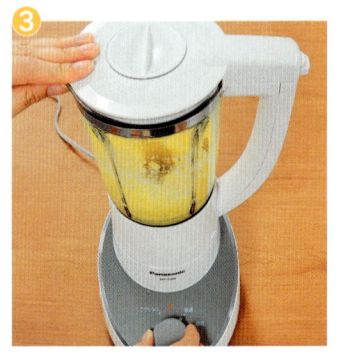

③ 粒がなくなるまで撹拌する．
※粒が残りやすいので茶こしで濾すとよい．

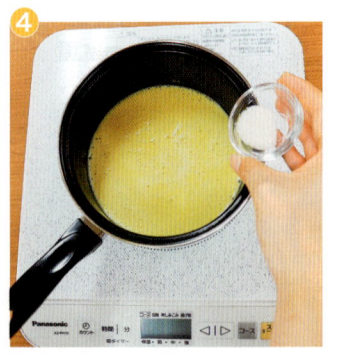

④ 鍋に❸とソフティアGを入れてよく混ぜる．鍋を火にかけ，混ぜながら85℃以上に加熱する．

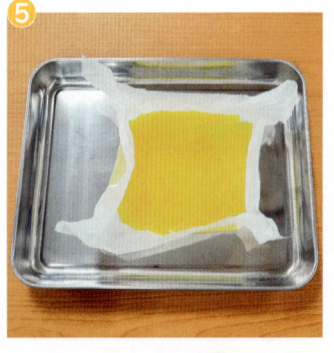

⑤ クッキングシートを敷いたバットに0.5cm厚に流し入れ，粗熱がとれたら冷蔵庫で冷やす．

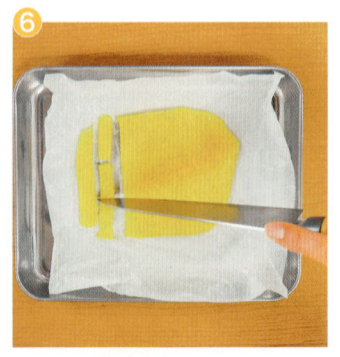

⑥ 3×1cmの長方形に切る．

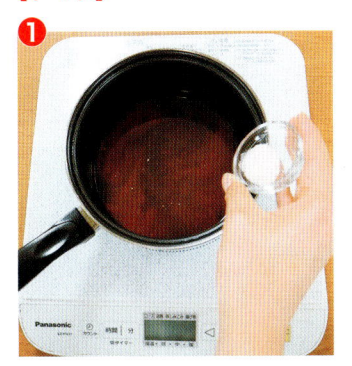

❶ 鍋にトマトジュースと分量のコンソメスープ, ソフティアGを入れてよく混ぜる. 鍋を火にかけ, 混ぜながら85℃以上に加熱する.

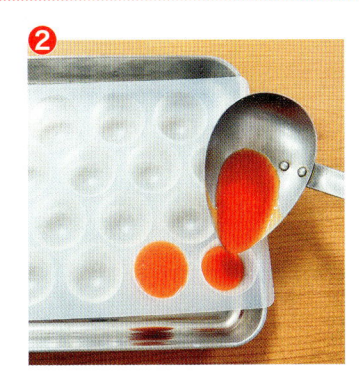

❷ 直径3cmの半球型の容器に流し入れ, 粗熱がとれたら冷蔵庫で冷やす.

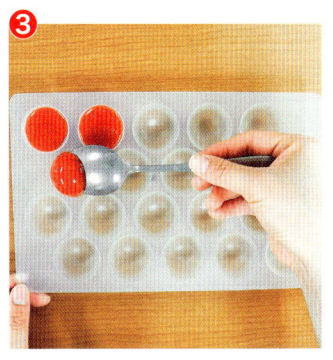

❸ スプーンで容器から出す.

【盛り付け】

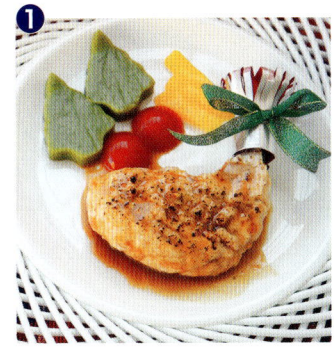

❶ 器に盛り付けて出来上がり.

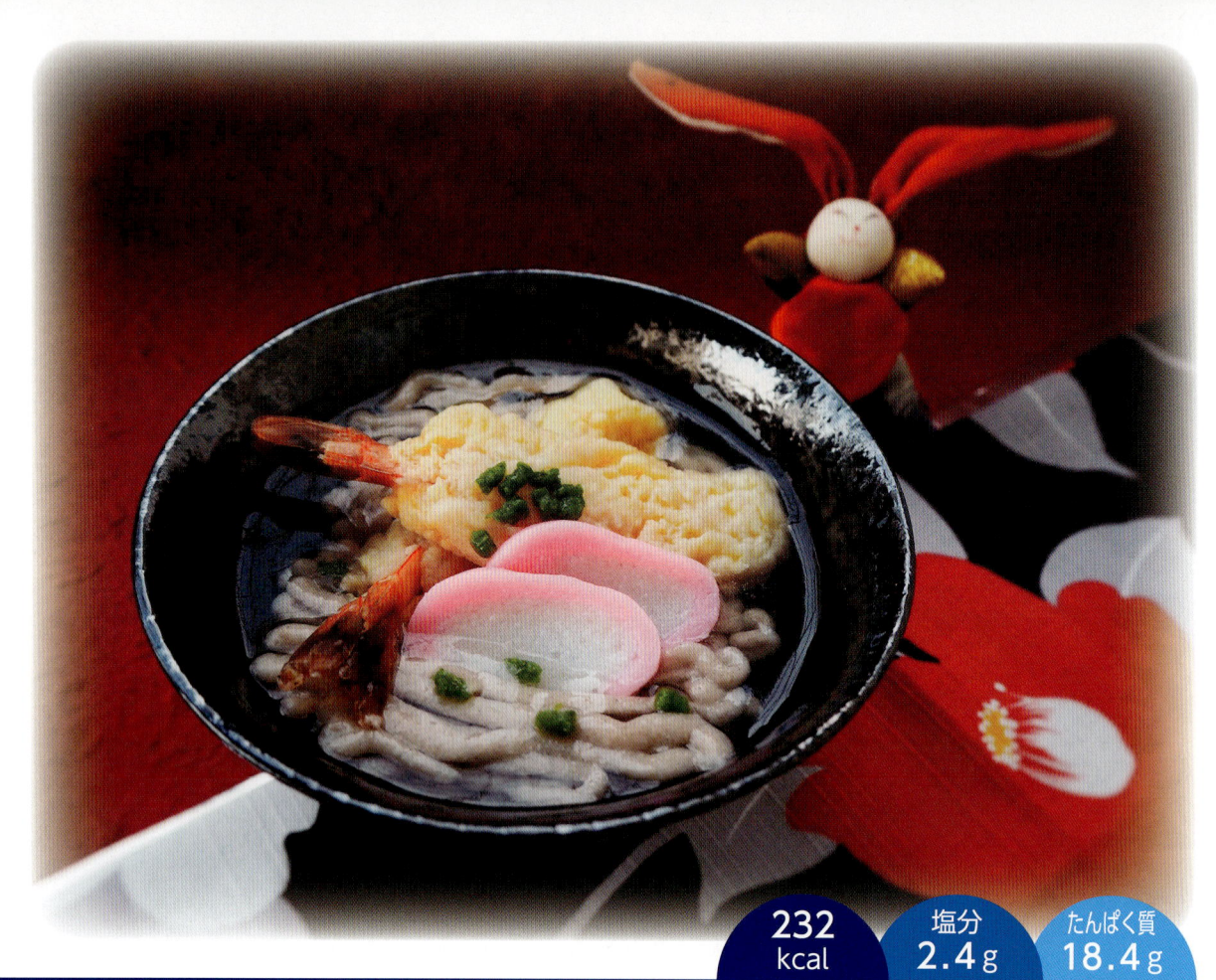

232 kcal	塩分 **2.4**g	たんぱく質 **18.4**g	

年越しそば

■材　料(4人分)

【そばつゆ】	
そばつゆ	60 g
水	400 g
ネオハイトロミールⅢ	4.2 g

【そば】	
そば(ゆで)	200 g
水	200 g
スベラカーゼ	8.0 g

【海老】	
海老ミンチ	200 g
卵白	20 g
長芋	50 g
薄力粉	適量
Ⓐ 卵	50 g
Ⓐ 薄力粉	50 g
Ⓐ 水	100 g

【かまぼこ】	
朱巻	40 g
水(1)	40 g
ソフティアG(1)	0.7 g
白板	40 g
水(2)	40 g
ソフティアG(2)	0.7 g

【ねぎ】	
小ねぎ	8 g
水	16 g
ソフティアG	0.2 g

医師からのポイント

海老にはゲル化剤を使用していないので, とろみをつけたつゆをしっかりつけて食べてください.

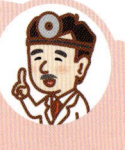

管理栄養士からのポイント

つゆに浮かぶそばを美しく演出しましょう. 麺とつゆを交互に注ぎ立体感を出します. そばの絞り口を太くしすぎないことが, 麺を綺麗に絞るコツです.

【材料写真】

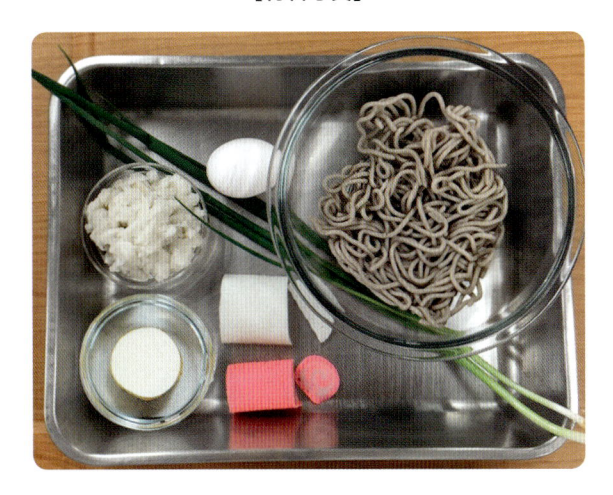

【そばつゆ】

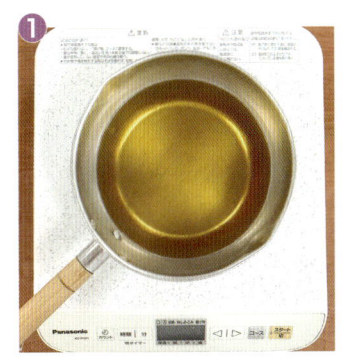

❶ 鍋にそばつゆと水を入れ沸騰させる．火を止め粗熱をとる．
※湯気が出なくなるまで冷ます．

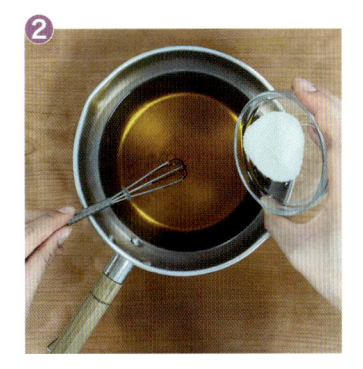

❷ ❶をかき混ぜながらネオハイトロミールⅢを加え，とろみをつける．
※5〜10分後再度かき混ぜる．

【そば】

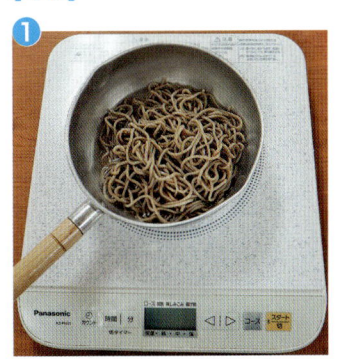

❶ そばを茹でて水気を切っておく．

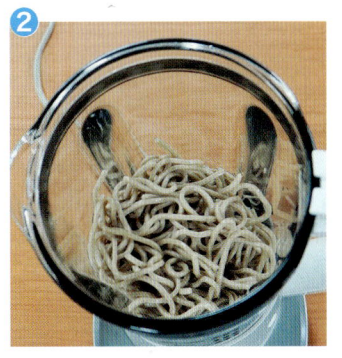

❷ ミキサー容器に❶と分量の水を入れる．

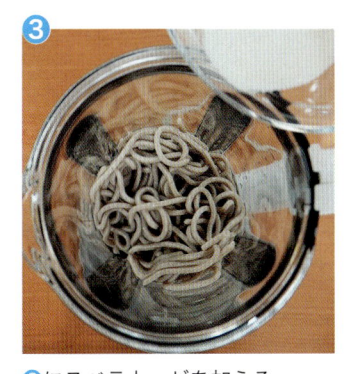

❸ ❷にスベラカーゼを加える．

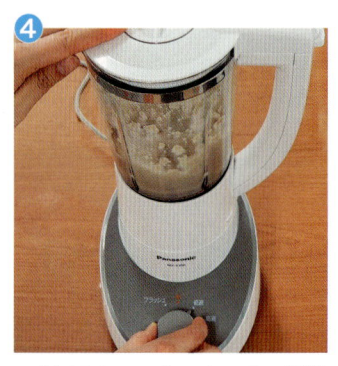

1分以上なめらかになるまで撹拌する.

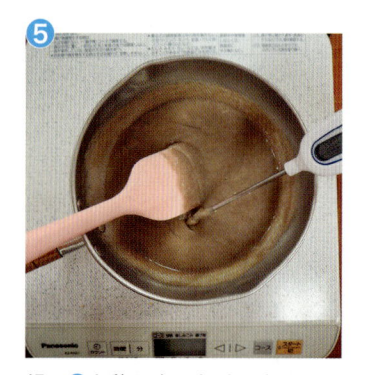

鍋に**4**を移し火にかけ, さらさらになるまで焦げないように混ぜる.

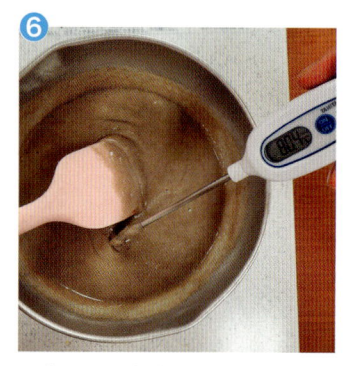

80℃以上に加熱する.

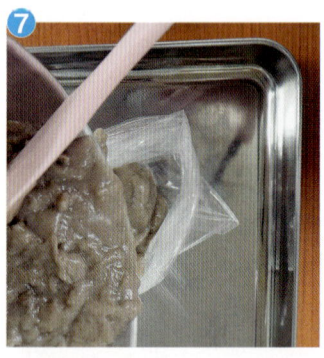

粗熱がとれたら, ポリ袋に入れる. ポリ袋の角を切り, 絞り口を作る.

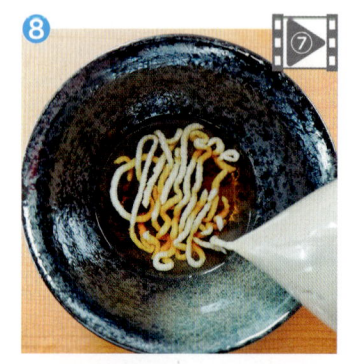

【そばつゆ】を器の1/3まで入れ, その上に**7**を絞る.【そばつゆ】を少しずつ注ぎ足しながら**7**を絞る.
※熱いためヤケドに注意する. タオルを巻いて絞るとよい.

【海老】

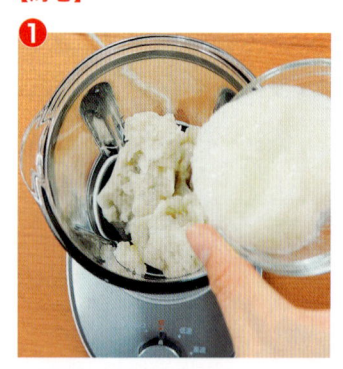

ミキサー容器に海老ミンチ・卵白・すりおろした長芋を入れる.

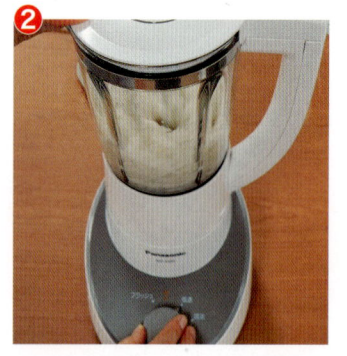

粒がなくなりふわふわになるまで撹拌する.

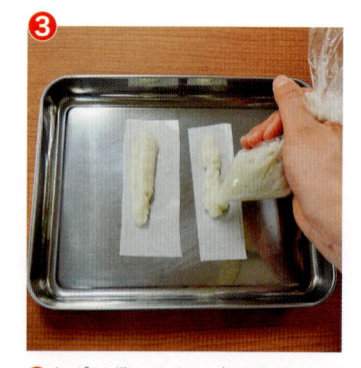

2をポリ袋に入れ, 角を切り, 絞り口を作る. クッキングシートの上に海老の形に絞り出す.
※7cmくらいの棒状に絞る.

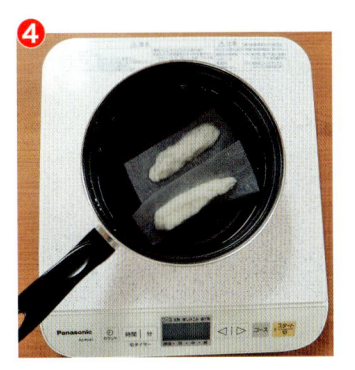

④

クッキングシートごと沸騰した湯に入れ2分茹でる.

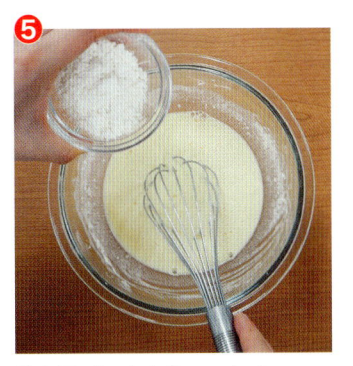

⑤

Ⓐを混ぜ，衣を作っておく.

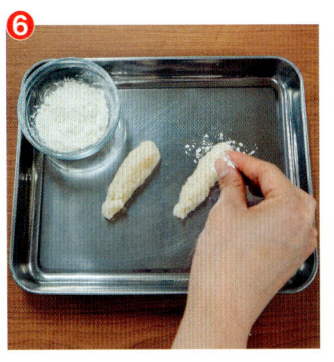

⑥

④の海老の水気を切り，薄力粉を薄くまぶす.

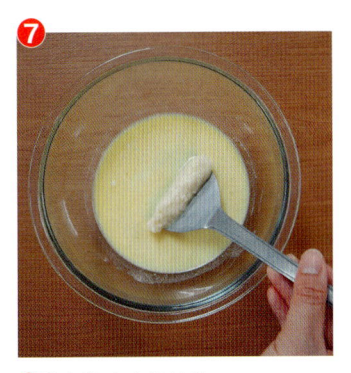

⑦

⑤の衣をくぐらせる.

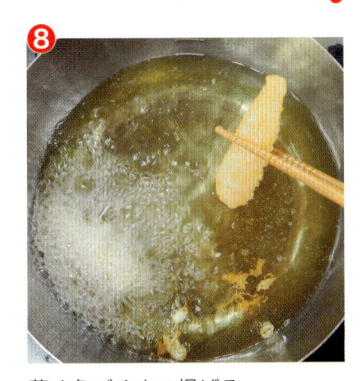

⑧

薄く色づくまで揚げる.

【かまぼこ】

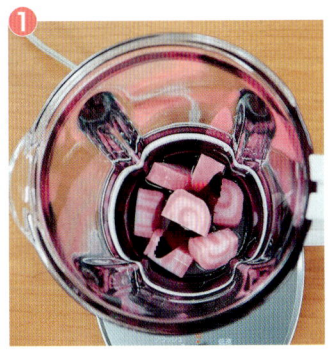

❶

ミキサー容器に朱巻と分量の水(1)を入れる.

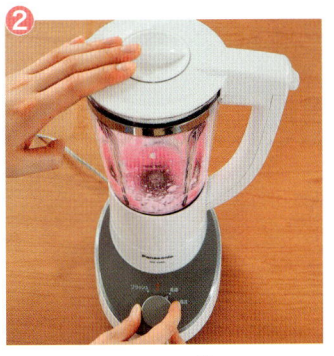

❷

粒がなくなるまで撹拌する.

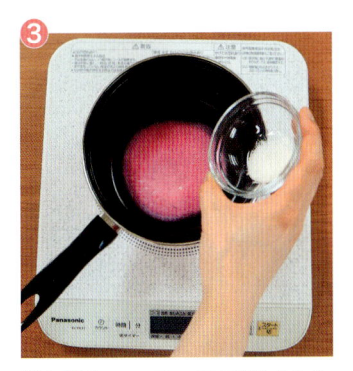

❸

鍋に❷とソフティアG(1)を入れてよく混ぜる．鍋を火にかけ，混ぜながら85℃以上に加熱する.

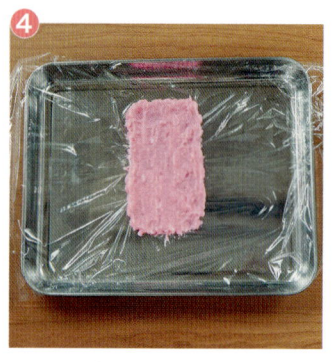

④

ラップを敷いたバットに 0.3 cm
厚に流し入れる.

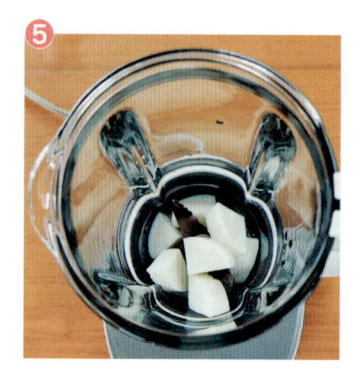

⑤

ミキサー容器に白板と分量の水(2)
を入れる.

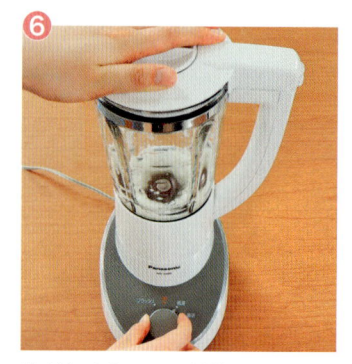

⑥

粒がなくなるまで撹拌する.

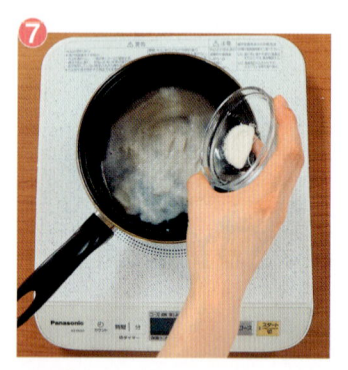

⑦

鍋に⑥とソフティア G(2)を入れ
てよく混ぜる. 鍋を火にかけ, 混
ぜながら 85℃以上に加熱する.

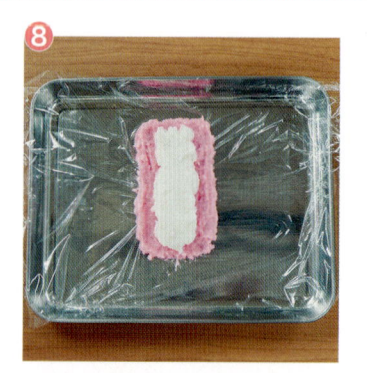

⑧

④の上に⑦を流し入れる.

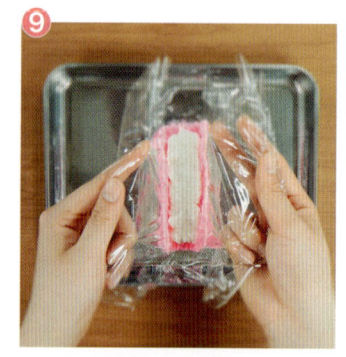

⑨

粗熱がとれたら朱巻で白板を包
むように巻く.

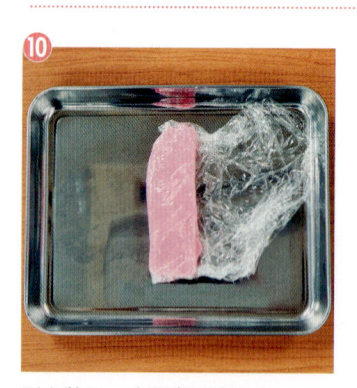

⑩

形を整え, 冷蔵庫で冷やす.

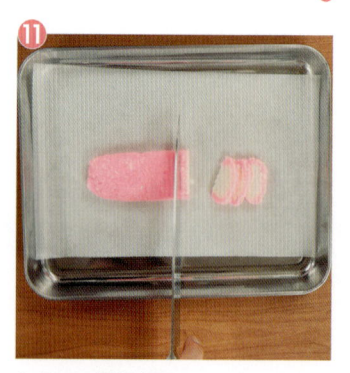

⑪

0.5 cm 厚に切る.

【ねぎ】

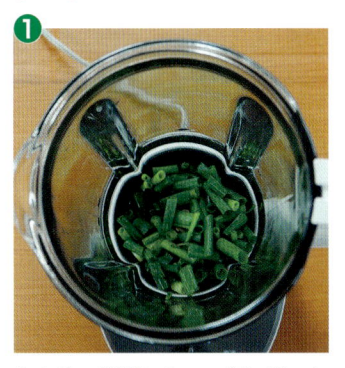

❶ ミキサー容器に 1 cm 幅に切った小ねぎと分量の水を入れる.

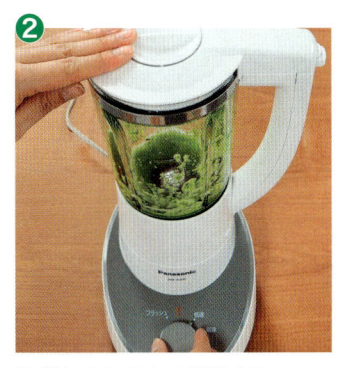

❷ 粒がなくなるまで撹拌する.

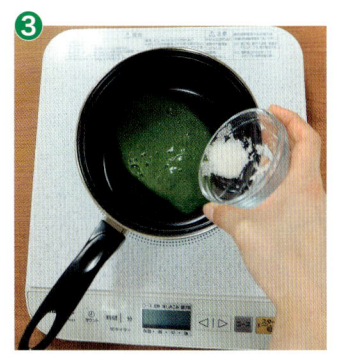

❸ 鍋に**❷**とソフティア G を入れてよく混ぜる. 鍋を火にかけ, 混ぜながら 85℃以上に加熱する.

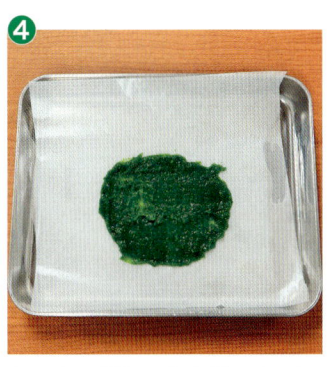

❹ クッキングシートを敷いたバットに薄く流し入れる. 粗熱がとれたら冷蔵庫で冷やす.

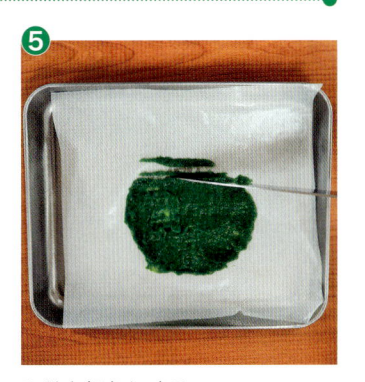

❺ みじん切りにする.

【盛り付け】

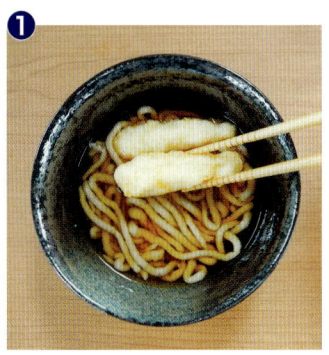

❶ 【そば】の上に【海老】をそっとのせる.

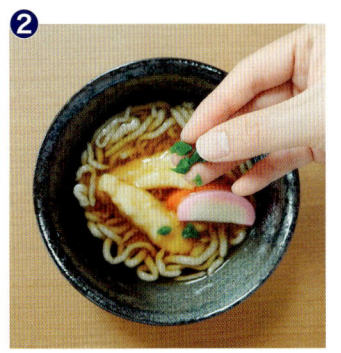

❷ 【かまぼこ】を添える. 【ねぎ】は全体に散らして出来上がり.

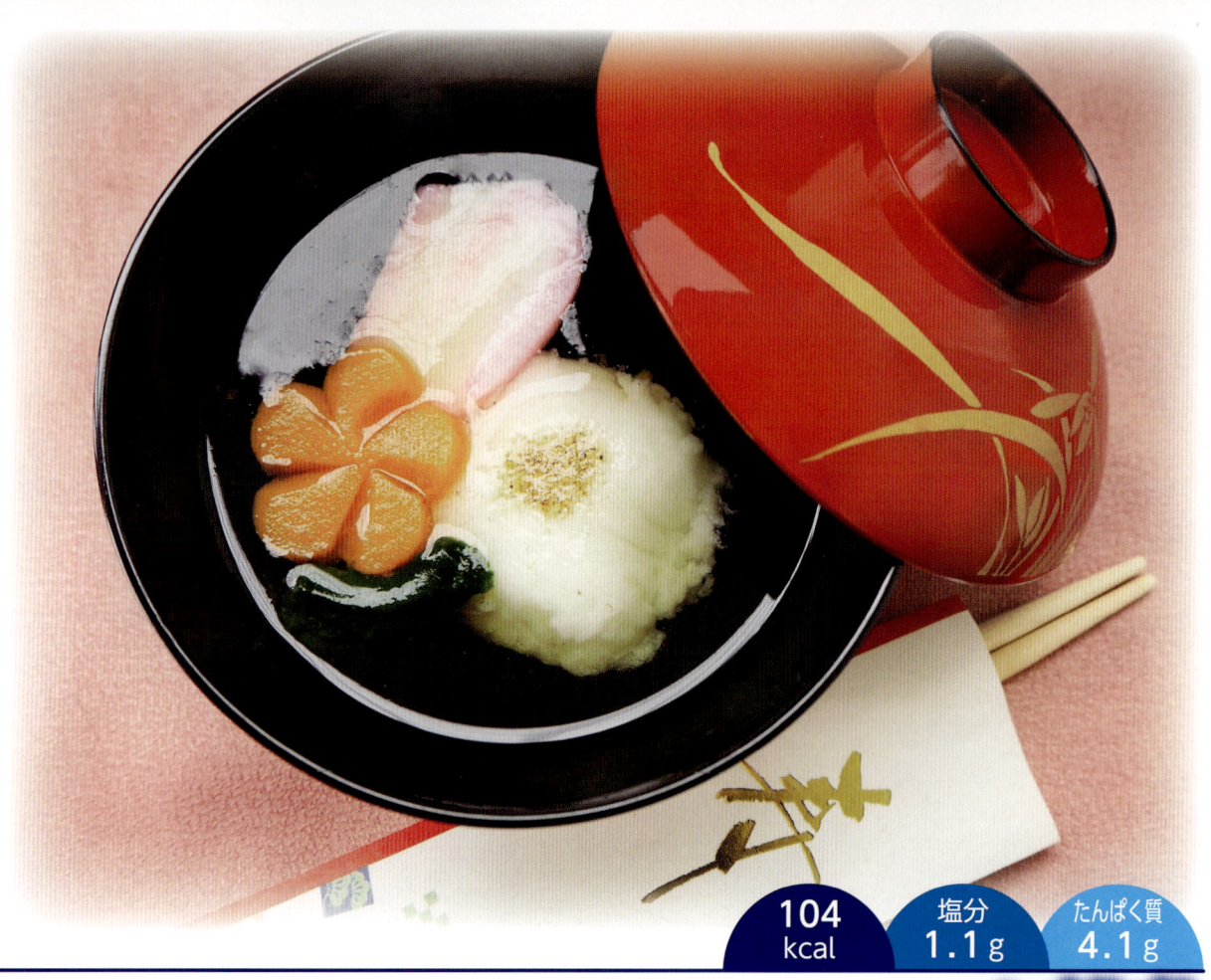

104 kcal	**塩分** **1.1** g	**たんぱく質** **4.1** g

お雑煮

■材　料(4人分)

【もち】

もち米	60 g
水	400 g
上新粉	24 g
スベラカーゼ	7.2 g

【人参】

人参	80 g
だし汁	40 g
ソフティア G	1.0 g

【ほうれん草】

ほうれん草	80 g
だし汁	40 g
ソフティア G	1.0 g

【かまぼこ】

朱巻	40 g
水(1)	40 g
ソフティア G(1)	0.7 g
白板	40 g
水(2)	40 g
ソフティア G(2)	0.7 g

【だし汁】

Ⓐ 水	480 g
Ⓐ だしの素	小さじ1
Ⓐ 塩	ひとつまみ
Ⓐ しょうゆ	小さじ1と1/3
Ⓐ 酒	大さじ1と1/3
ネオハイトロミールⅢ	4.8 g

医師からのポイント

普通のお餅は窒息の危険があるので,嚥下障害の方では口にできない食材です. スベラカーゼを使用し付着性を最小限にしてありますが, 食事の可否は主治医の先生に相談してください.

管理栄養士からのポイント

お正月にはお雑煮が食べたい. 沢山のご要望があり嚥下食にしてみました. もち米はスベラカーゼを使用することで粘り気を抑えられます. だし汁を地域の味にアレンジするのも喜ばれるでしょう.

【材料写真】

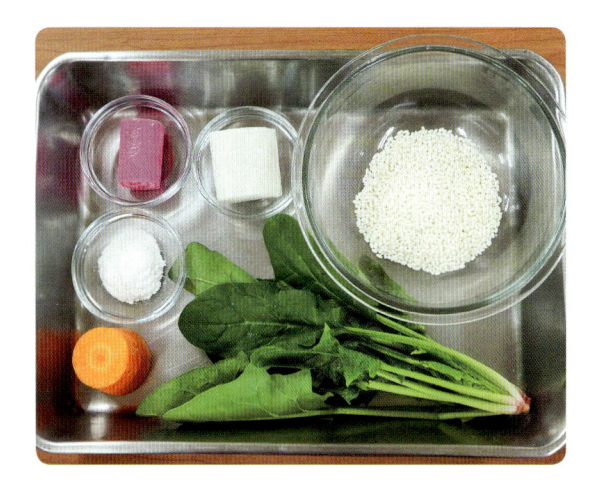

【もち】

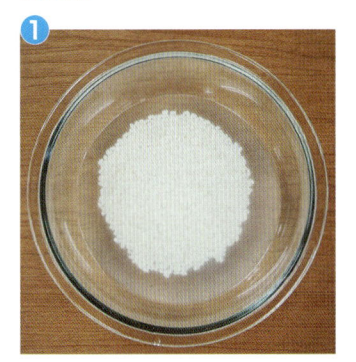

❶ ボウルに洗米したもち米と分量の水を入れ，30 分〜1 時間浸漬する．

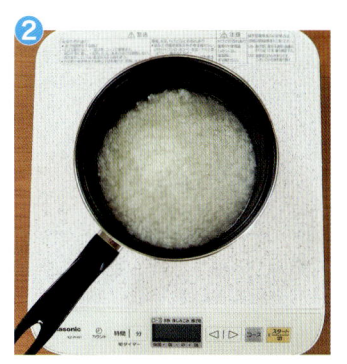

❷ 鍋に❶を移し，中火で約 20 分お粥のようになるまで炊く．

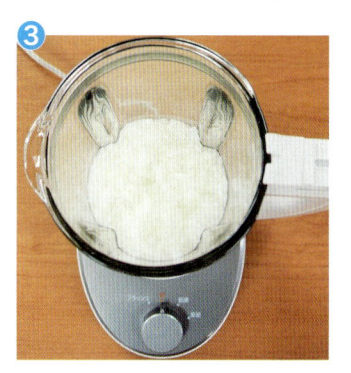

❸ ミキサー容器に❷を 360 g 入れる．
※必ず計量する．

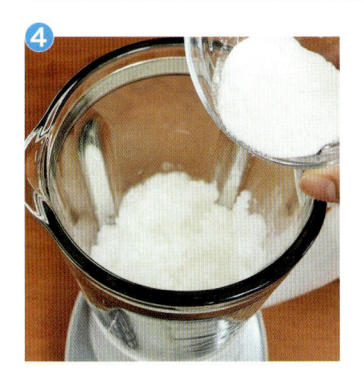

❹ スベラカーゼを加える．

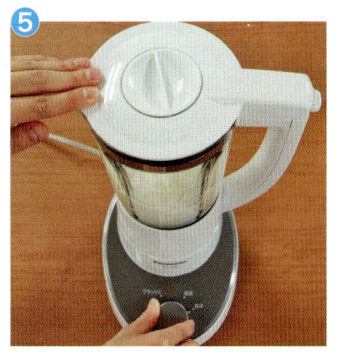

❺ 1 分以上なめらかになるまで撹拌する．

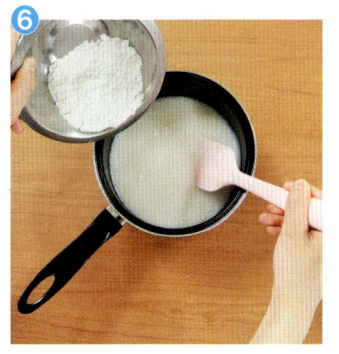

❻ 鍋に❺を移し上新粉を加える．
※こぼれないように気を付ける．

冬

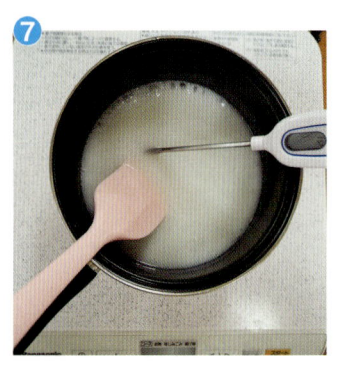

7 鍋を火にかけ，さらさらになるまで焦げないように混ぜる．

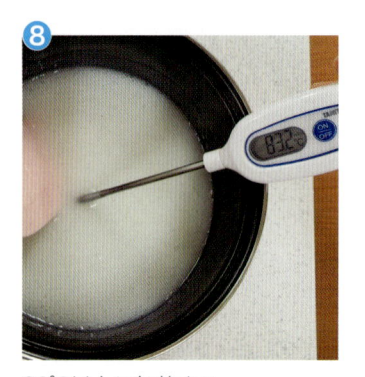

8 80℃以上に加熱する．

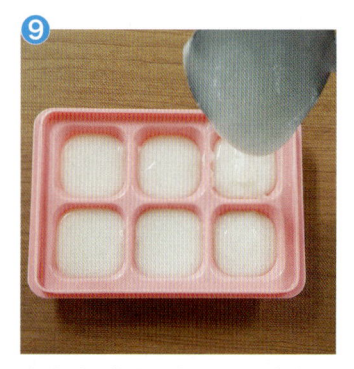

9 半球型の容器に流し入れ，粗熱がとれたら冷蔵庫で冷やす．

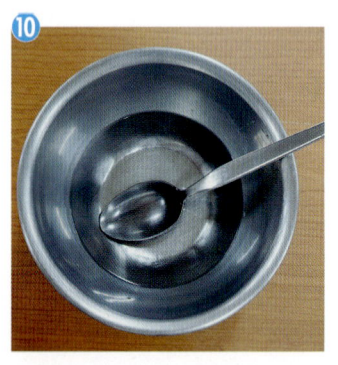

10 水を入れたボウルとスプーンを用意する．
※水をつけると取り出しやすい．

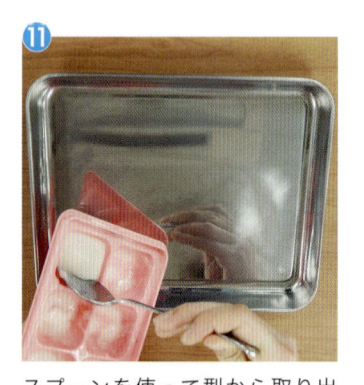

11 スプーンを使って型から取り出す．
※取り出す際くずれやすいので注意．

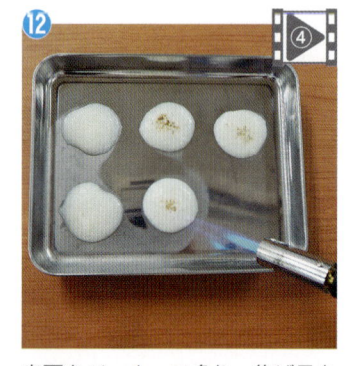

12 表面をバーナーで炙り，焦げ目をつける．

【人参】

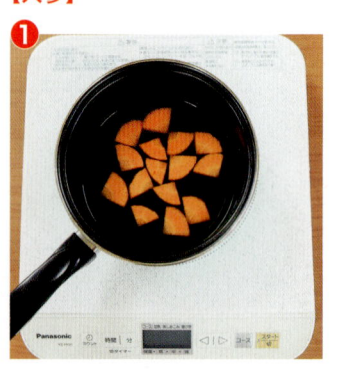

1 人参を火の通りやすい大きさに切る．人参とだし汁（分量外）を鍋に入れ軟らかくなるまで煮る．

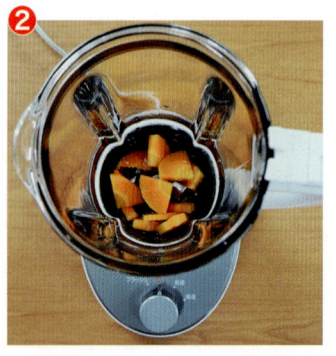

2 人参を取り出し，ミキサー容器に入れる．分量のだし汁を加える．

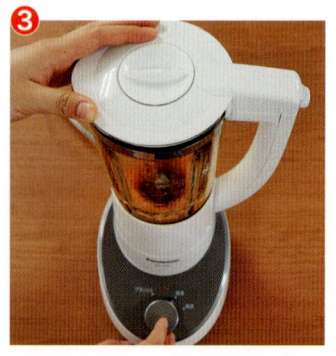

3 粒がなくなるまで撹拌する．

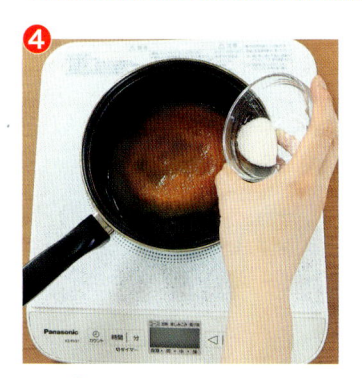
④

鍋に❸とソフティアGを入れてよく混ぜる．鍋を火にかけ，混ぜながら85℃以上に加熱する．

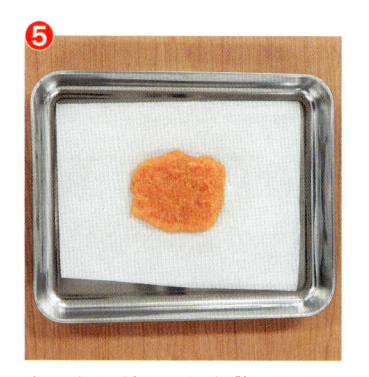
⑤

クッキングシートを敷いたバットに0.5cm厚に流し入れ，粗熱がとれたら冷蔵庫で冷やす．

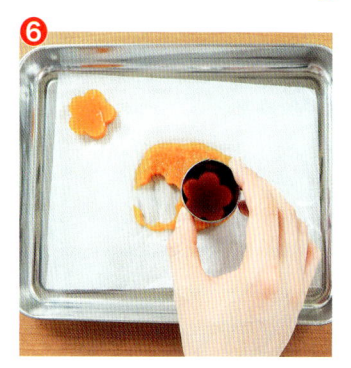
⑥

花型で抜く．

【ほうれん草】

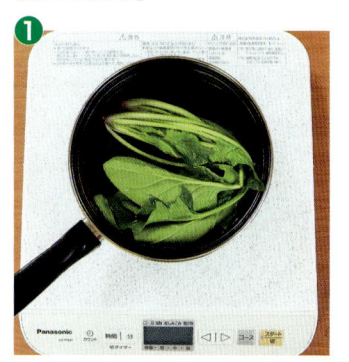
①

ほうれん草を塩茹でする．

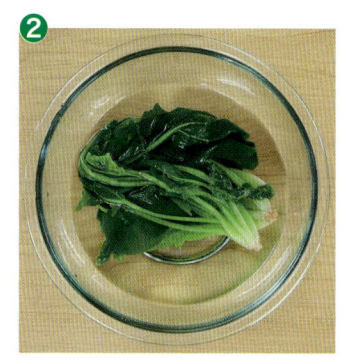
②

水にさらし，ミキサーにかかりやすい大きさに切る．

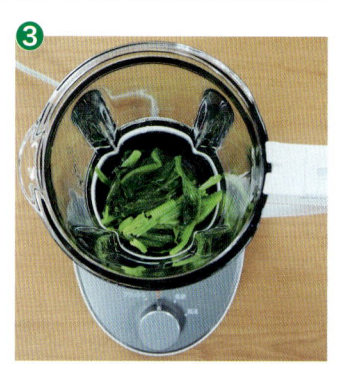
③

ミキサー容器に❷と分量のだし汁を入れる．

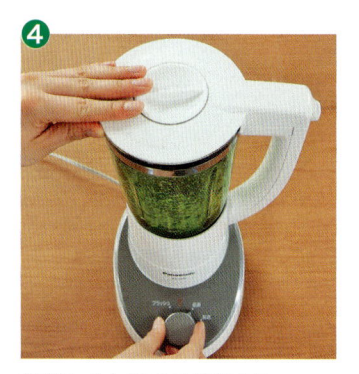
④

粒がなくなるまで撹拌する．

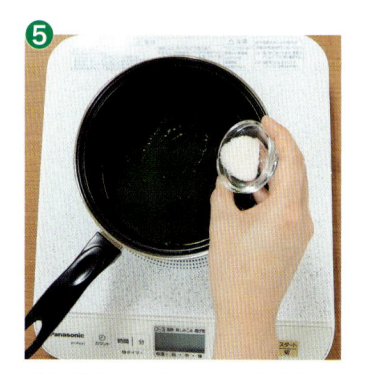
⑤

鍋に❹とソフティアGを入れてよく混ぜる．鍋を火にかけ，混ぜながら85℃以上に加熱する．

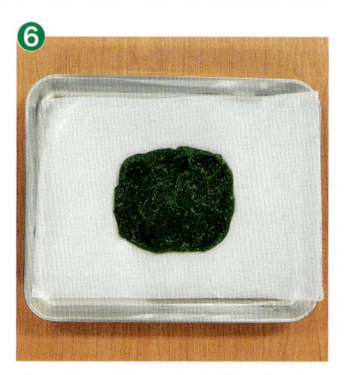
⑥

クッキングシートを敷いたバットに0.5cm厚に流し入れ，粗熱がとれたら冷蔵庫で冷やす．

冬

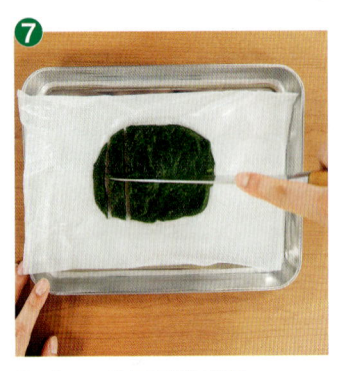

3×1 cm の長方形に切る.

【かまぼこ】

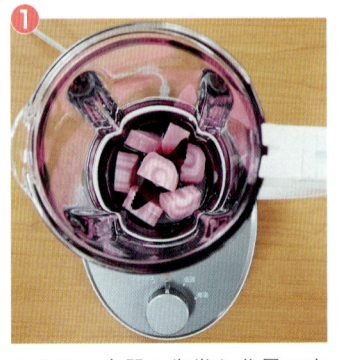

ミキサー容器に朱巻と分量の水 (1)を入れる.

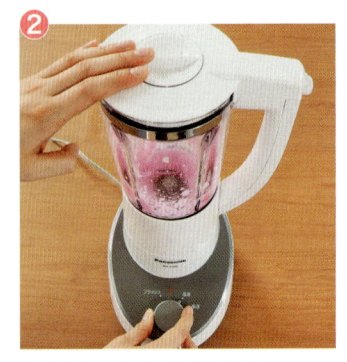

粒がなくなるまで撹拌する.

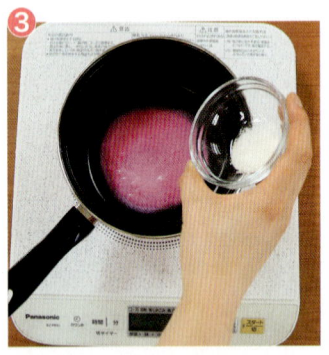

鍋に❷とソフティア G(1)を入れてよく混ぜる. 鍋を火にかけ, 混ぜながら 85℃以上に加熱する.

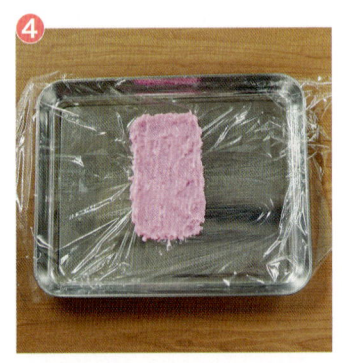

ラップを敷いたバットに 0.3 cm 厚に流し入れる.

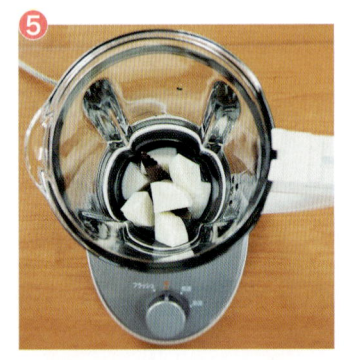

ミキサー容器に白板と分量の水 (2)を入れる.

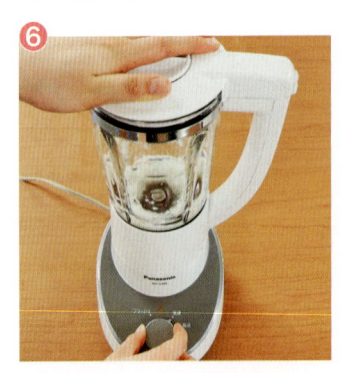

粒がなくなるまで撹拌する.

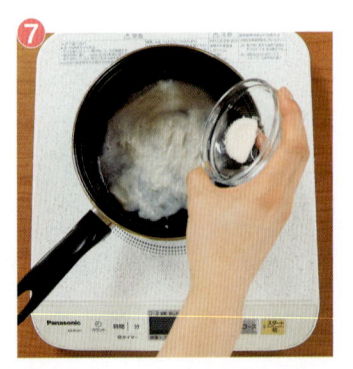

鍋に❻とソフティア G(2)を入れてよく混ぜる. 鍋を火にかけ, 混ぜながら 85℃以上に加熱する.

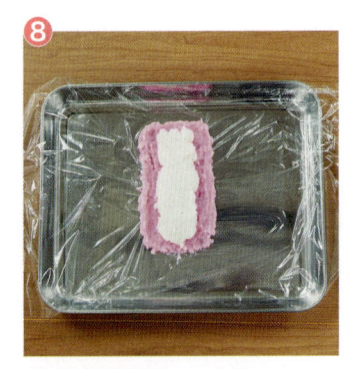

❹の上に❼を流し入れる.

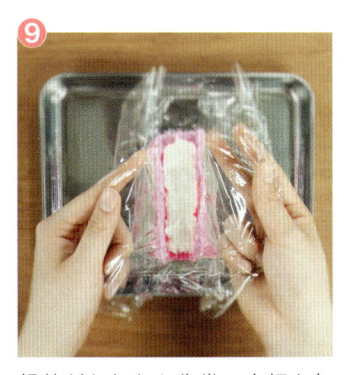

⑨ 粗熱がとれたら朱巻で白板を包むように巻く.

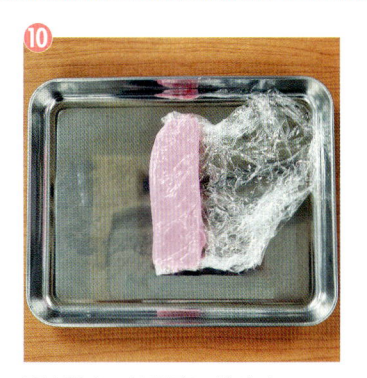

⑩ 形を整え，冷蔵庫で冷やす.

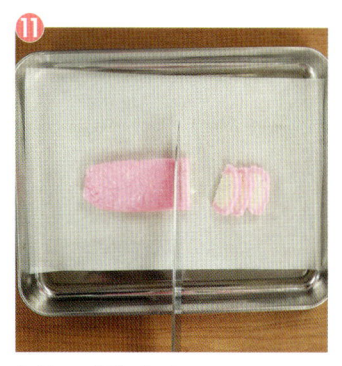

⑪ 0.5 cm 厚に切る.

【だし汁】

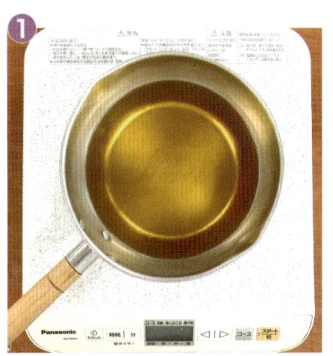

❶ 鍋に**Ⓐ**を入れ沸騰させる．火を止め粗熱をとる.
※湯気が出なくなるまで冷ます.

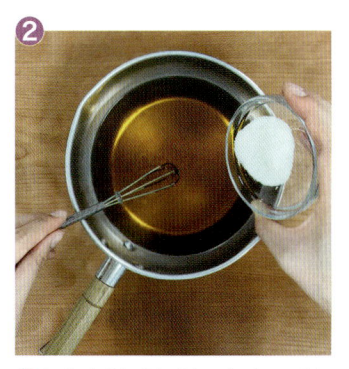

❷ ❶をかき混ぜながらネオハイトロミールⅢを加え，とろみをつける.
※5〜10分後再度かき混ぜる.

【盛り付け】

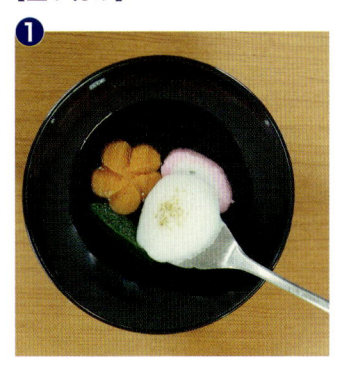

❶ 椀に【だし汁】を1/3注ぎ，【もち】【人参】【ほうれん草】【かまぼこ】を盛り付ける.

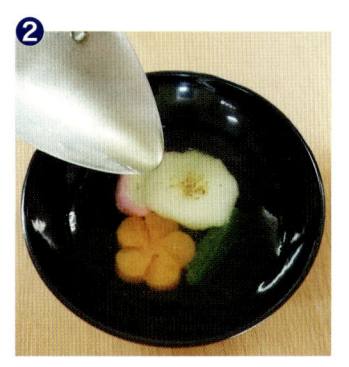

❷ ❶の上に残りの【だし汁】を注ぎ入れて出来上がり.

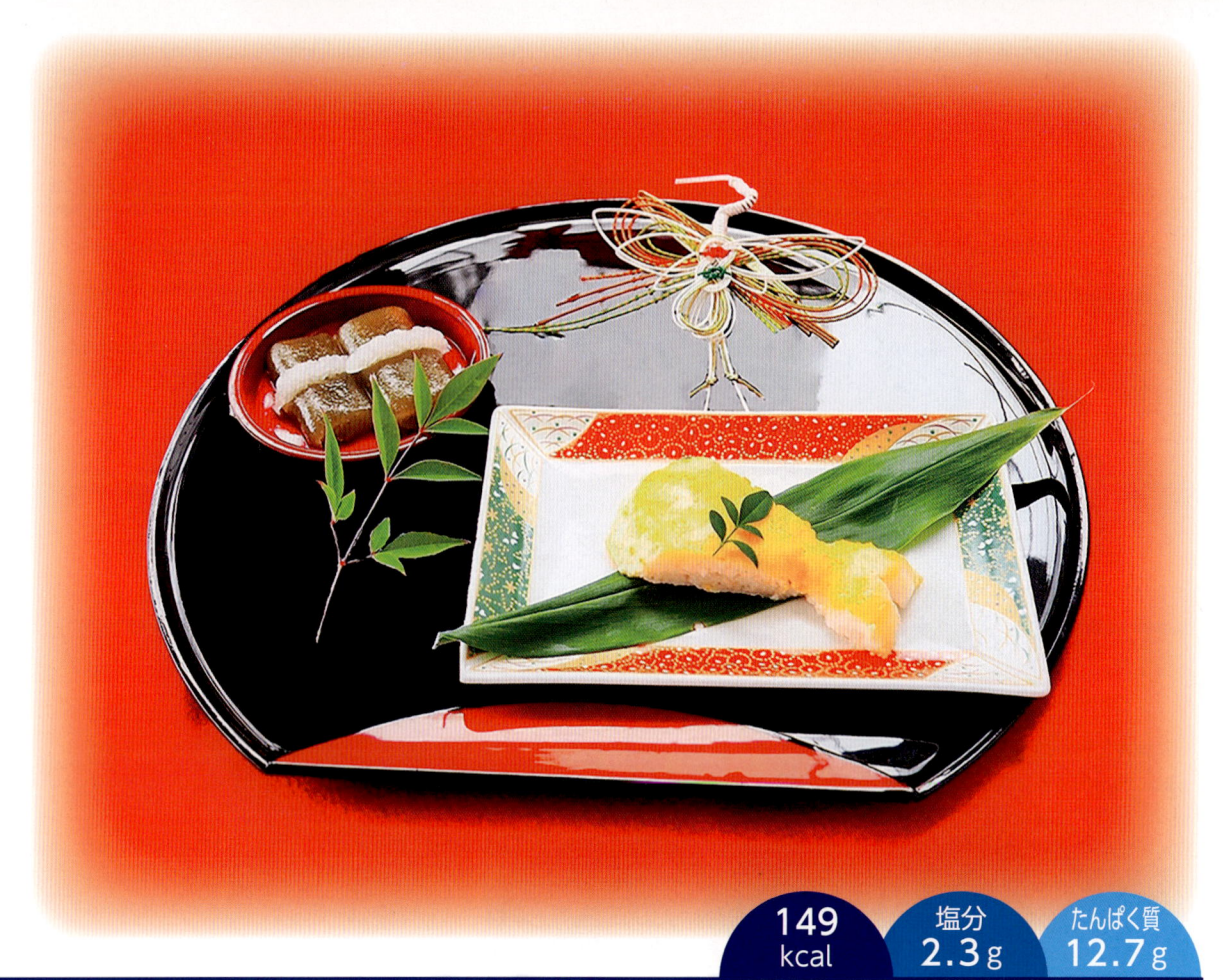

| 149 kcal | 塩分 2.3 g | たんぱく質 12.7 g |

昆布巻き・海老の黄金焼き

■材　料(4 人分)

【昆布】

昆布(乾)	40 g
水	200 g
砂糖	大さじ 1 と 2/3
しょうゆ	大さじ 1 と 1/3
煮汁	50 g
ソフティア G	1.2 g

【大根】

大根	80 g
だし汁	40 g
ソフティア G	1.0 g

【海老】

Ⓐ 海老ミンチ	200 g
Ⓐ 卵白	20 g
Ⓐ 長芋	40 g
Ⓐ サラダ油	大さじ 1 と 1/3
Ⓐ 塩	少々
Ⓐ 水	80 g

【合わせウニ】

Ⓑ ウニ	16 g
Ⓑ 卵黄	12 g
Ⓑ みりん	小さじ 2/3

医師からのポイント

食塊形成が難しい昆布はできるだけ軟らかく煮てゲル化剤で成形することで食べやすくする工夫がされています.

管理栄養士からのポイント

おせち料理の代表料理, 昆布巻きと海老の黄金焼きをお膳に並べて華やかに新しい年を迎えましょう. 昆布はじっくり煮込んで味を染み込ませ, 海老には長芋と卵白を加えて軟らかく仕上げています.

【材料写真】

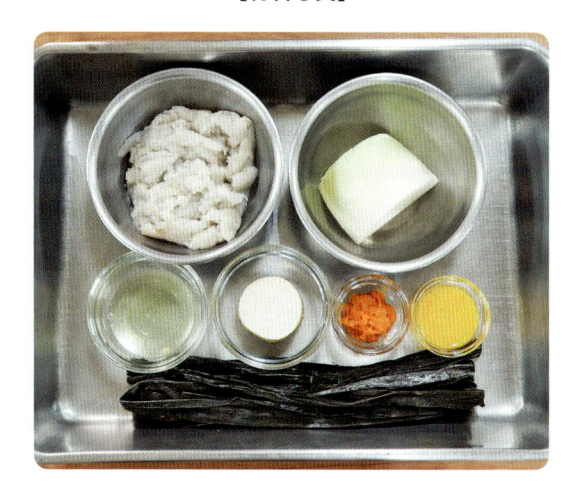

冬

【昆布】

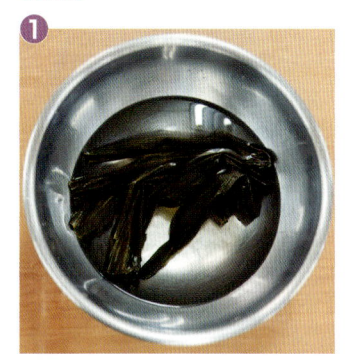

① 昆布(乾)を水に15分浸けておく.

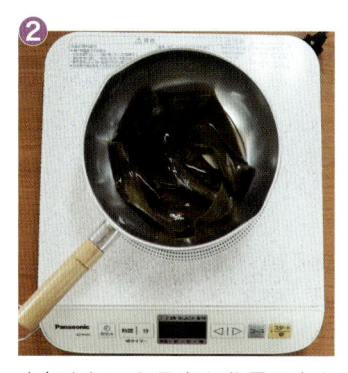

② 水気を切った昆布と分量の水を鍋に入れ, 中火で煮る.

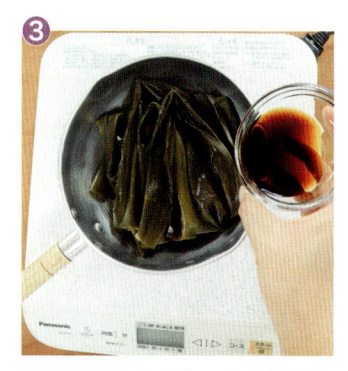

③ 昆布が軟らかくなったら砂糖としょうゆを加え, さらに弱火で1分煮る.

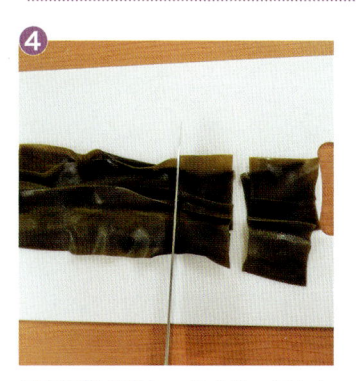

④ 昆布を取り出し, ミキサーにかかりやすい大きさに切る.
※煮汁は使用するので取っておく.

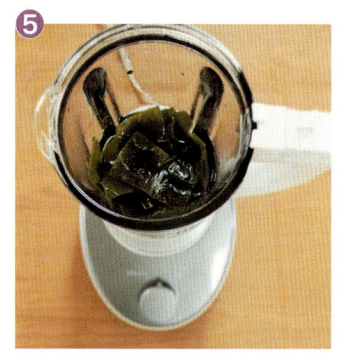

⑤ ミキサー容器に④を入れる. ④で取っておいた煮汁を分量分加える.

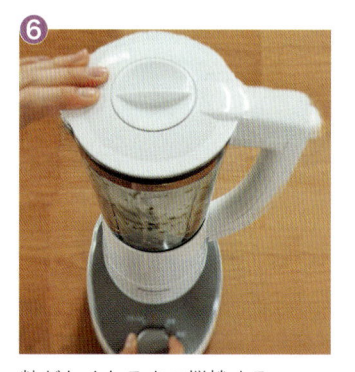

⑥ 粒がなくなるまで撹拌する.

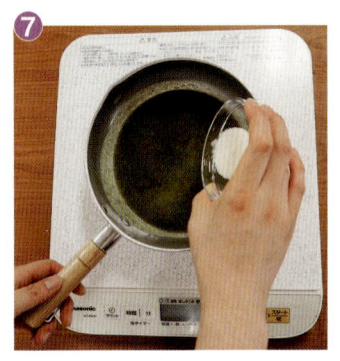

鍋に**⑥**とソフティアGを入れてよく混ぜる. 鍋を火にかけ, 混ぜながら85℃以上に加熱する.

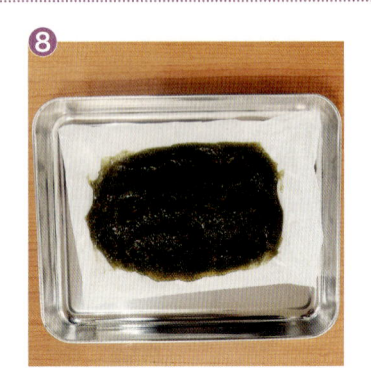

クッキングシートを敷いたバットに0.2〜0.3cm厚に流し入れ, 粗熱がとれたら冷蔵庫で冷やす.

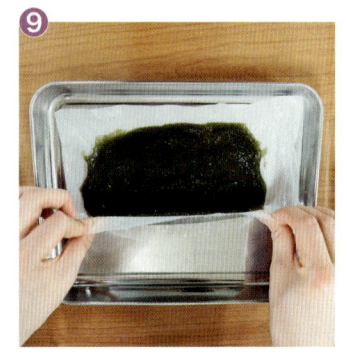

手前から奥に向かって持ち上げる.

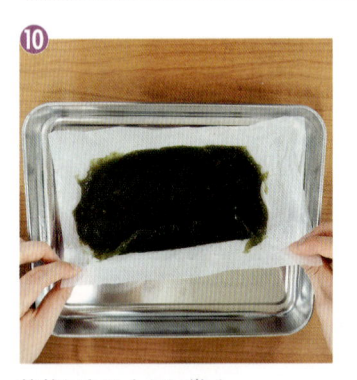

筒状になるように巻く.

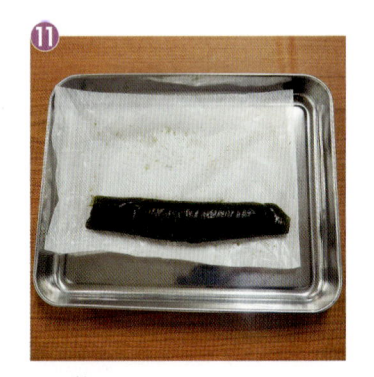

形を整える.

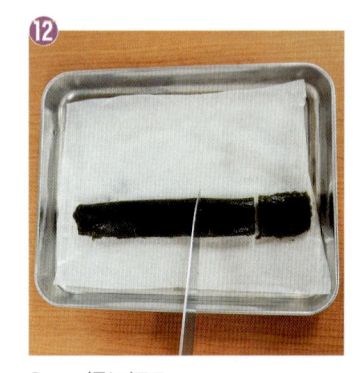

3cm幅に切る.

【大根】

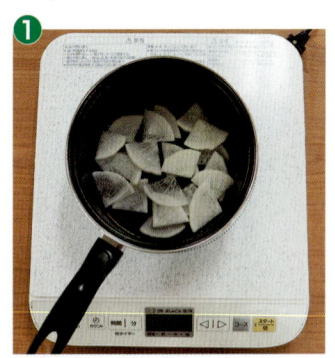

大根を火の通りやすい大きさに切り, だし汁(分量外)で軟らかくなるまで煮る.

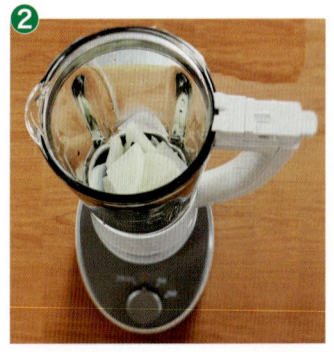

大根を取り出し, ミキサー容器に入れる. 分量のだし汁を加える.

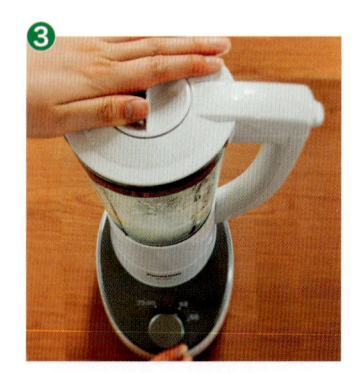

粒がなくなるまで撹拌する.

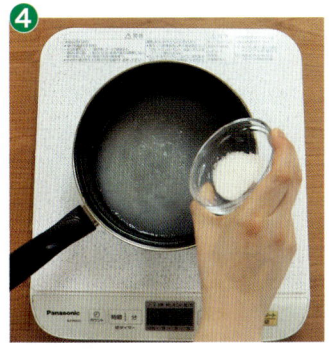

④ 鍋に❸とソフティアGを入れてよく混ぜる. 鍋を火にかけ, 混ぜながら85℃以上に加熱する.

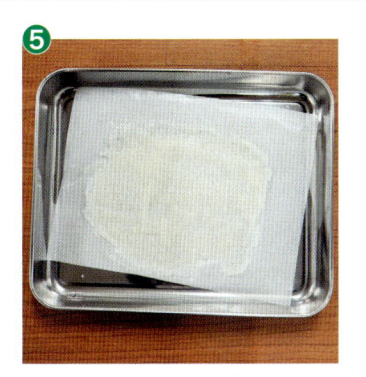

⑤ クッキングシートを敷いたバットに0.2cm厚に薄く流し入れ, 粗熱がとれたら冷蔵庫で冷やす.

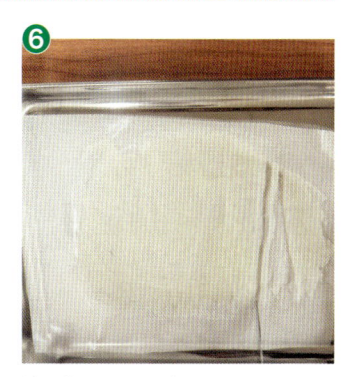

⑥ 飾り紐のように細く切る.

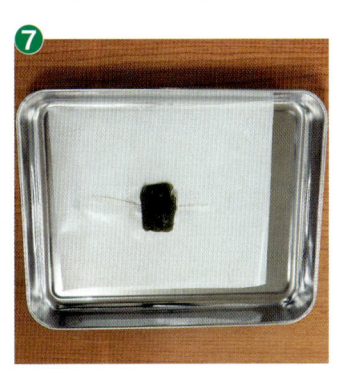

⑦ 飾り紐の中央に【昆布】を置く.

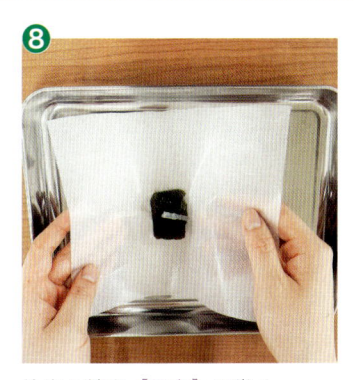

⑧ 片方の端を【昆布】に巻く.

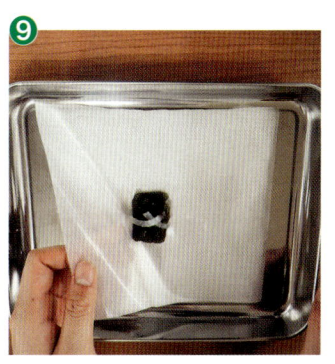

⑨ もう片方の端を【昆布】の上で結び目ができるように巻く.

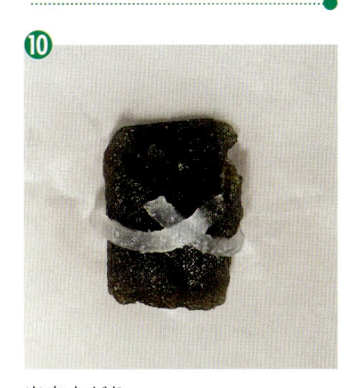

⑩ 出来上がり.

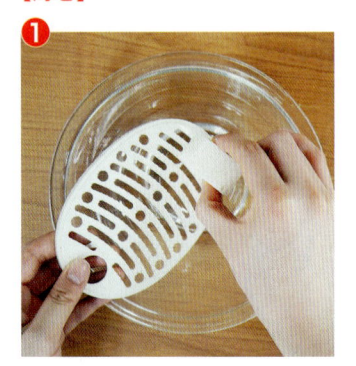
❶ 長芋は皮を剥き，すりおろす.

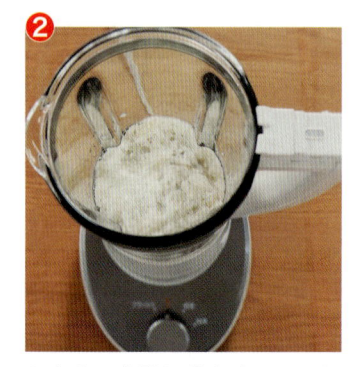
❷ ミキサー容器に🅰をすべて入れる.

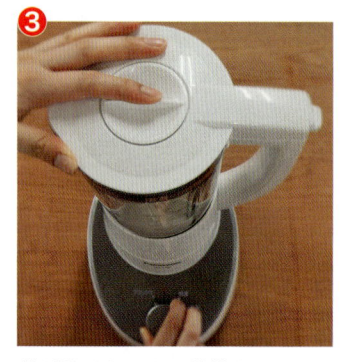
❸ 粒がなくなるまで撹拌する.
※ふわふわになるまで.

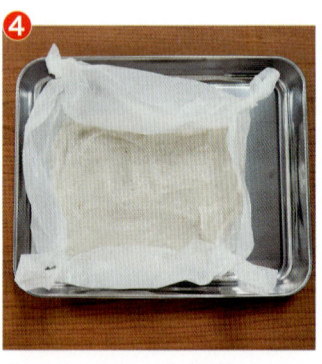
❹ クッキングシートを敷いたバットに流し入れる.

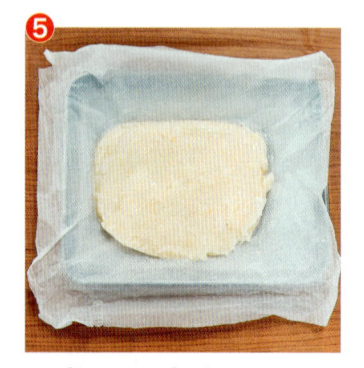
❺ 100℃のオーブン(スチームモード*)で5分蒸す.
*スチームモードがない場合は蒸し器(5分)で代用.

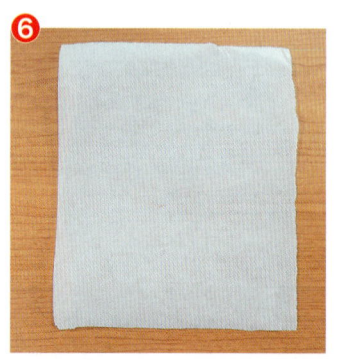
❻ 10×15 cm のクッキングシートを用意する.

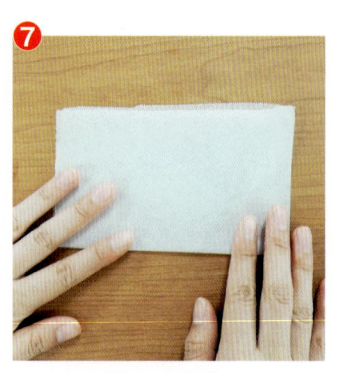
❼ クッキングシートを半分に折る.

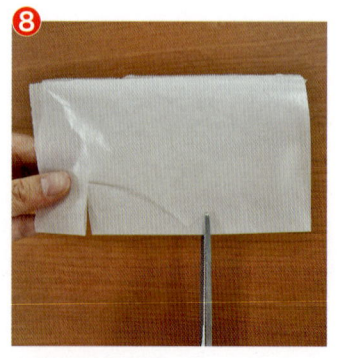
❽ 海老の形に切る.

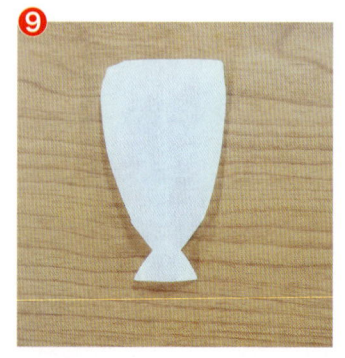
❾ 広げる.

⑩

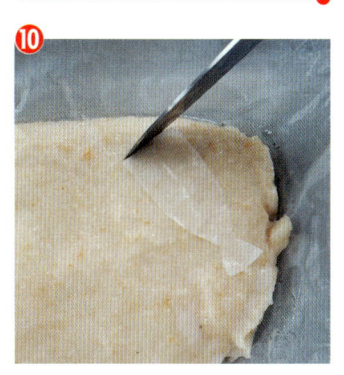

型紙❾を❺の上に置き，型にそっ
て包丁で切る．

【合わせウニ】

❶

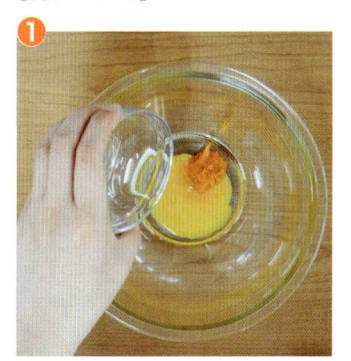

❸を混ぜる．

❷

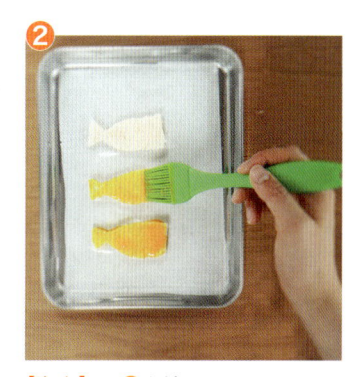

【海老】に❶を塗る．

❸

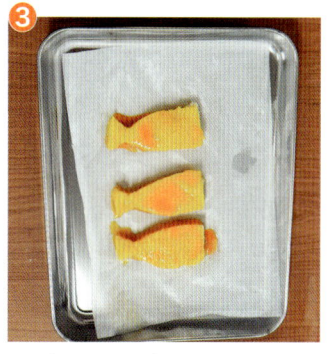

100℃のオーブン（スチームモー
ド*）で3分蒸す．
*スチームモードがない場合は蒸
し器（3分）で代用．

【盛り付け】

❶

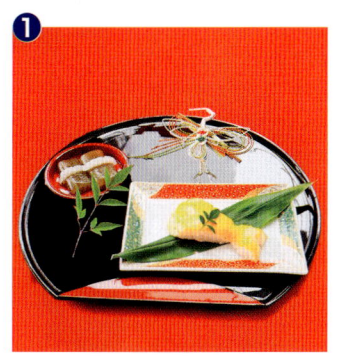

器に盛り付けて出来上がり．

冬

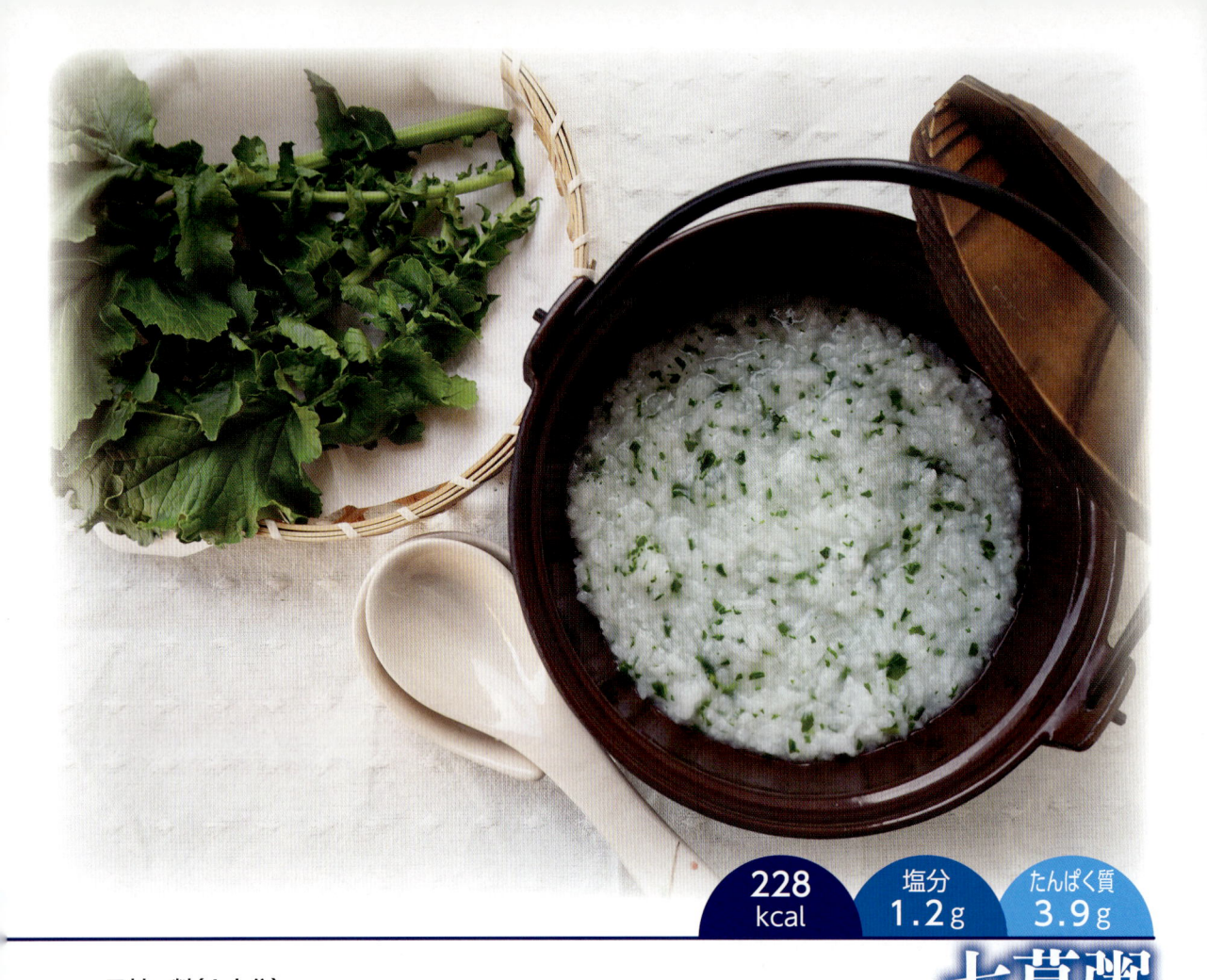

228 kcal	**塩分** **1.2** g	**たんぱく質** **3.9** g

七草粥

■材　料(4人分)

【七草粥】

全粥	1,200 g
七草	60 g
Ⓐ だしの素	小さじ 2/3
Ⓐ 塩	小さじ 2/3
Ⓐ しょうゆ	小さじ 1
スベラカーゼ	12.6 g

医師からのポイント

新年のイベントとして楽しみにしている患者さんも多いと思われる七草粥のレシピです．それぞれの嚥下状態に応じて粥の粒を残すかミキサーにかけてすり潰すなどの対応をしてください．

管理栄養士からのポイント

1月7日人日の節句に七草を食べて無病息災を願います．白粥に七草を加えてお正月に疲れた胃を休める効果もあります．七草だけでなく，時には卵粥や梅粥にアレンジしても美味しくいただけます．

【材料写真】

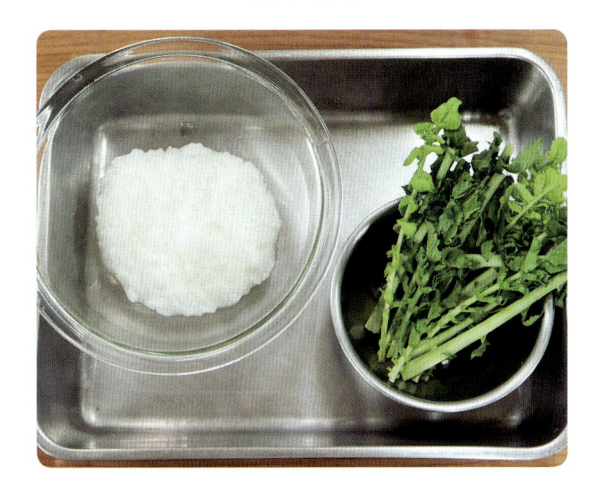

【七草粥】

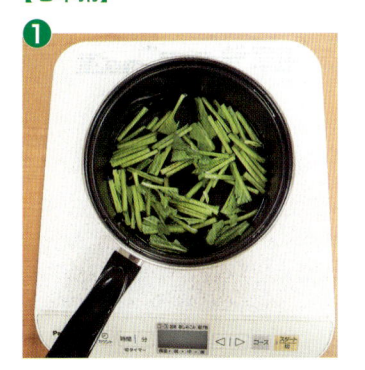

❶ 七草をミキサーにかかりやすい大きさに切り，さっと塩茹でして水にさらす．

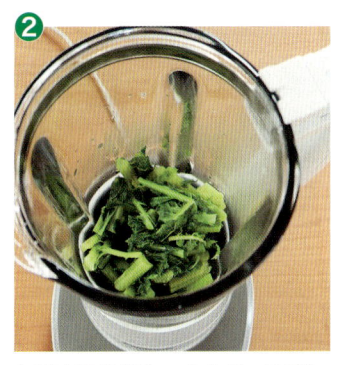

❷ 七草を取り出し，ミキサー容器に入れる．少量の水（分量外）を加える．

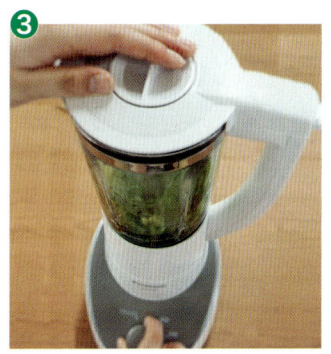

❸ 細かくなるまで撹拌する．※みじん切り状になるまで．

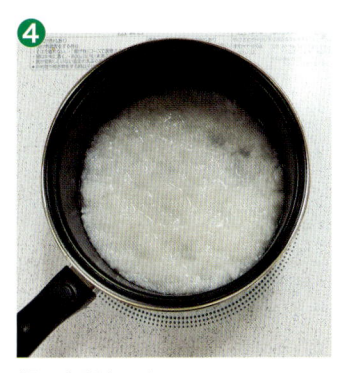

❹ 鍋に全粥を入れる．

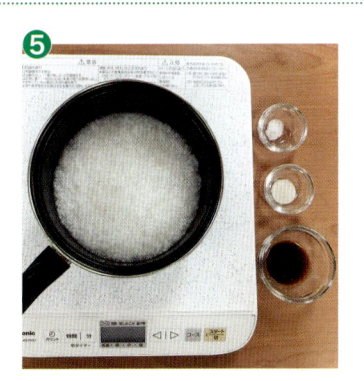

❺ Ⓐを加える．

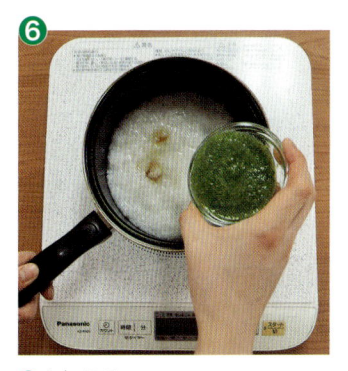

❻ ❸を加える．

冬

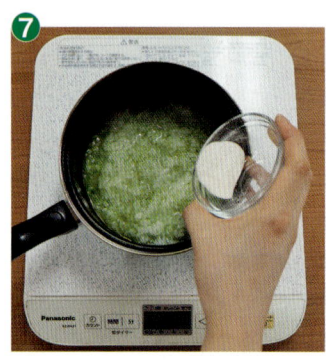

❼ スベラカーゼを加え, 米粒を潰さないように気を付けながら混ぜる.
※スベラカーゼがダマにならないようにまんべんなく振り入れる.

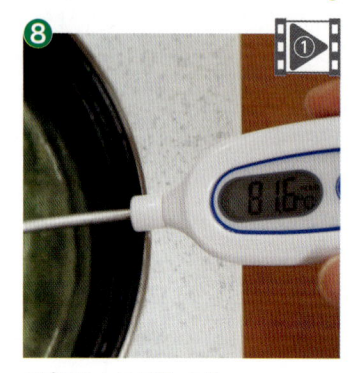

❽ 80℃以上に加熱する.

【盛り付け】

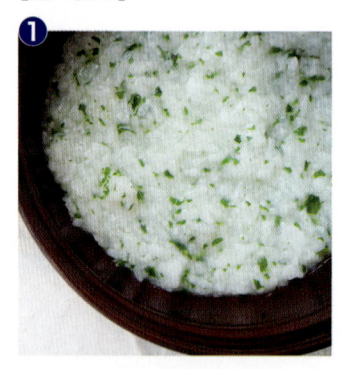

❶ 器に盛り付けて出来上がり.

ご飯のアレンジ

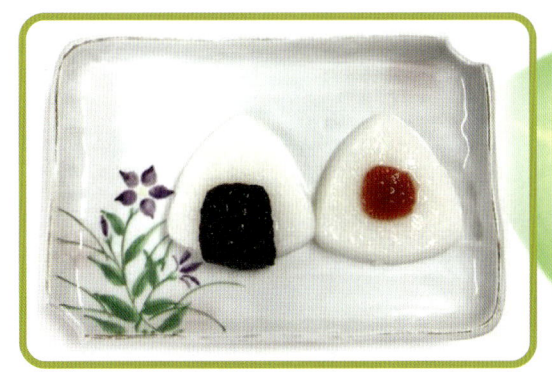

おにぎり

【材料】(2 個分)

全粥	200 g
スベラカーゼ	3 g
ねり梅	適量
のり佃煮	適量

【作り方】

① うな丼【ご飯】(p.67)の要領でご飯を作る.

② おにぎり型に入れて固める.

③ ねり梅・のり佃煮を盛り付ける.

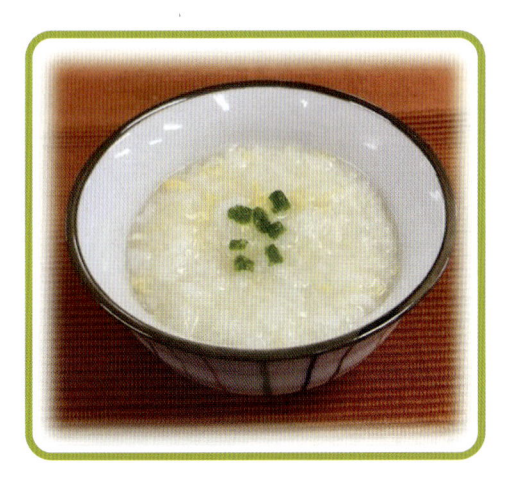

たまご粥

【材料】(1 人分)

全粥	300 g
卵	1/2 個
塩	少々
スベラカーゼ	3 g

【作り方】

① 卵粥を作る.

② 混ぜながらスベラカーゼを加える.

※写真は年越しそば(p. 107)の要領で小ねぎを添えています.

お弁当

・ミキサー粥ゼリー
　(上記おにぎりレシピ参照)

・和風ハンバーグ

・ピーマンの炒め物

・かぼちゃの煮物

・魚の西京焼き

・サラダ

・水羊羹

※すべて嚥下食です.

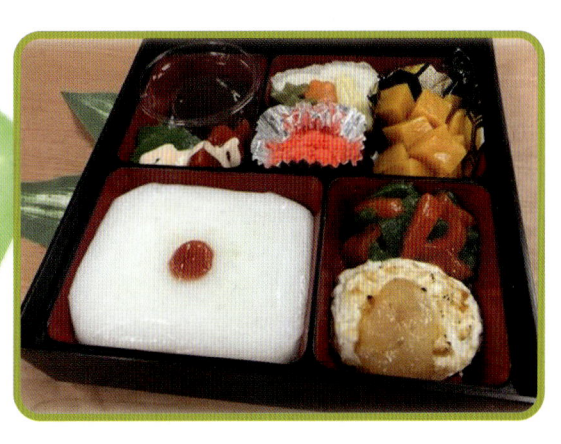

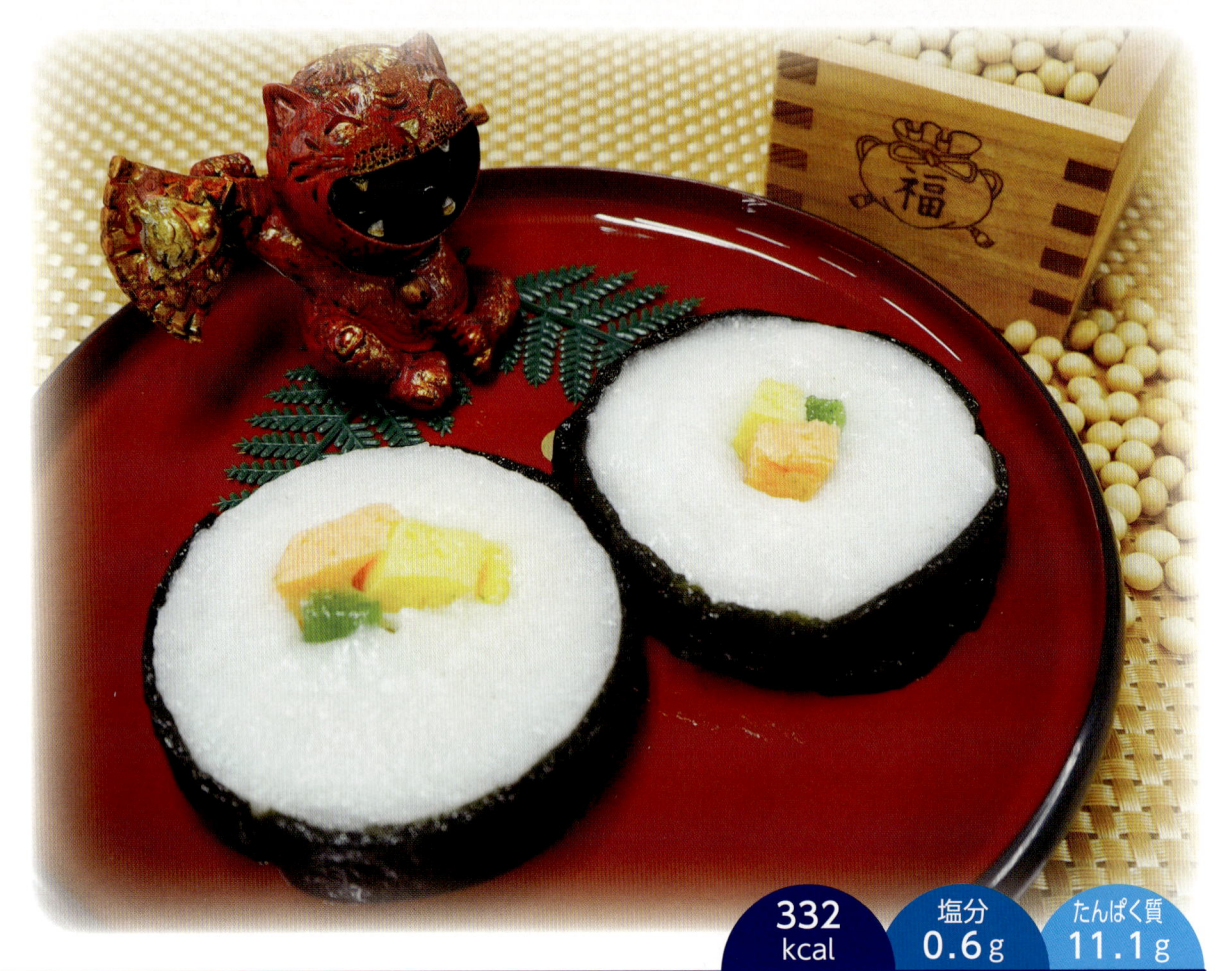

| | 332 kcal | 塩分 0.6 g | たんぱく質 11.1 g |

巻き寿司

■材　料(4 人分)

【サーモン】

鮭の切り身(皮なし)	80 g
だし汁	80 g
ソフティア G	1.3 g

【きゅうり】

きゅうり	80 g
水	40 g
ソフティア G	1.0 g

【玉子】

卵	80 g
だし汁	80 g
ソフティア G	1.3 g

【海苔】

焼き海苔	12 g
水	480 g
ソフティア G	4.0 g

【酢飯　2 個分】

全粥	1,200 g
Ⓐ 酢	大さじ 1 と 2/3
Ⓐ 砂糖	大さじ 1 と 1/3
Ⓐ 塩	小さじ 1/3
スベラカーゼ	24.8 g

医師からのポイント

シャリに酢を使用すると崩れやすく，通常のお寿司は食塊形成しにくいため，嚥下食としては適しません．このレシピではスベラカーゼの分量を増やして，安全性を高めるように工夫してあります．

管理栄養士からのポイント

恵方巻で邪気払い．節分に巻き寿司を作ってみませんか？　酢飯に海苔の香り，そして多種の具材を使って美しく仕上げましょう．海苔はミキサーにかかりにくいので，しっかり水に浸したうえでミキシングしましょう．

【材料写真】

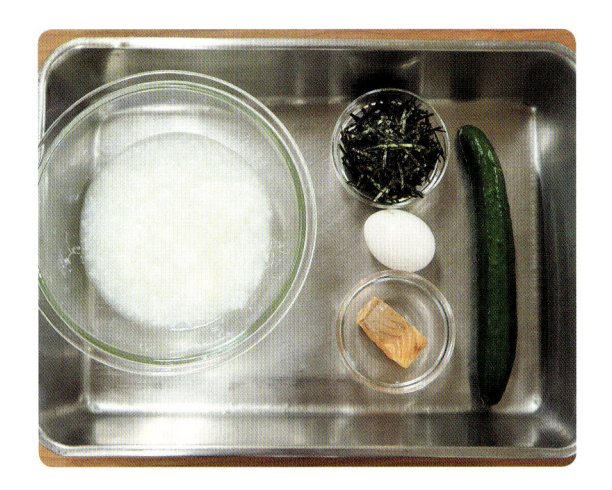

【サーモン】

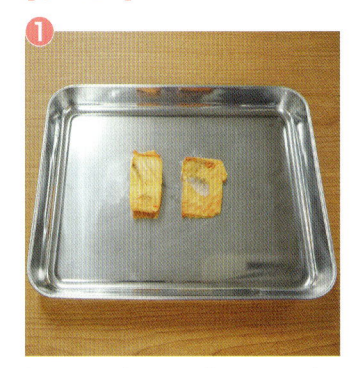

❶ 鮭の切り身を170℃のオーブンで10分焼く.

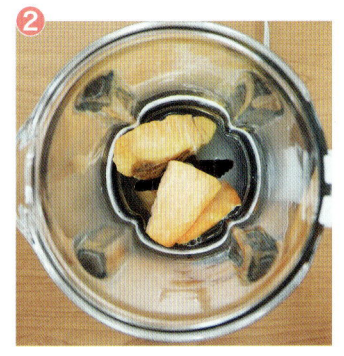

❷ ミキサー容器に❶と分量のだし汁を入れる.

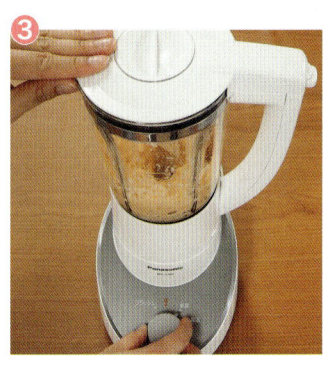

❸ 粒がなくなるまで撹拌する.

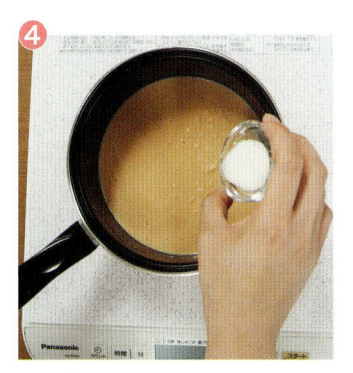

❹ 鍋に❸とソフティアGを入れてよく混ぜる. 鍋を火にかけ, 混ぜながら85℃以上に加熱する.

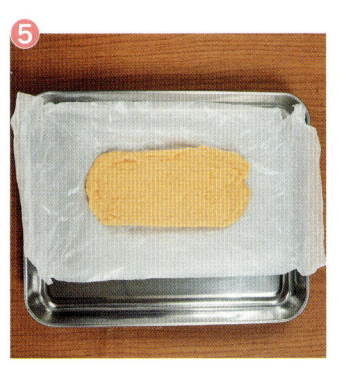

❺ クッキングシートを敷いたバットに1cm厚に流し入れ, 粗熱がとれたら冷蔵庫で冷やす.

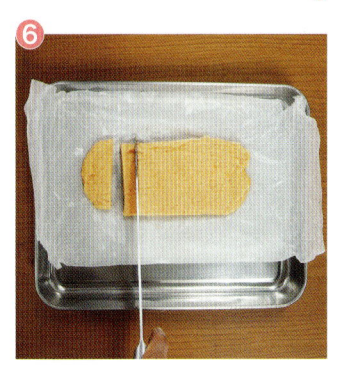

❻ 3×0.8cmの長方形に切る.

冬

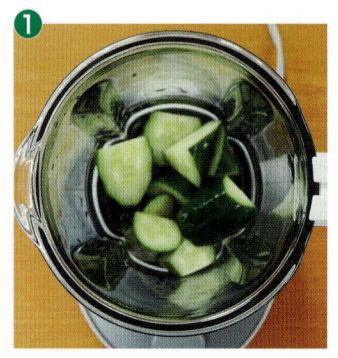

❶ きゅうりをミキサーにかかりやすい大きさに切る．ミキサー容器にきゅうりと分量の水を入れる．

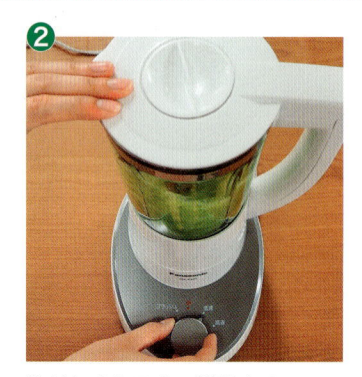

❷ 粒がなくなるまで撹拌する．

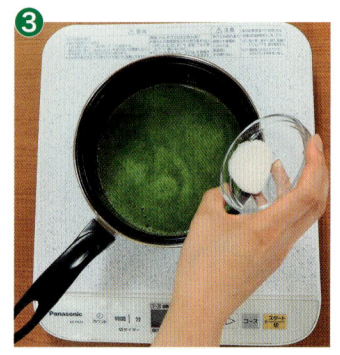

❸ 鍋に❷とソフティアGを入れてよく混ぜる．鍋を火にかけ，混ぜながら85℃以上に加熱する．

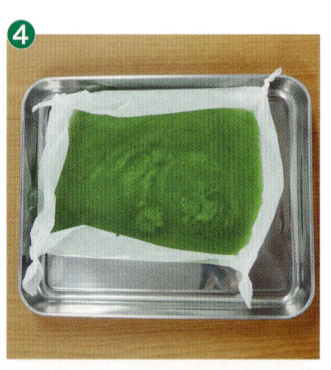

❹ クッキングシートを敷いたバットに1cm厚に流し入れ，粗熱がとれたら冷蔵庫で冷やす．

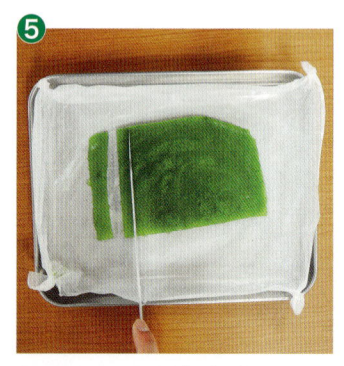

❺ 3×0.8cmの長方形に切る．

【玉子】

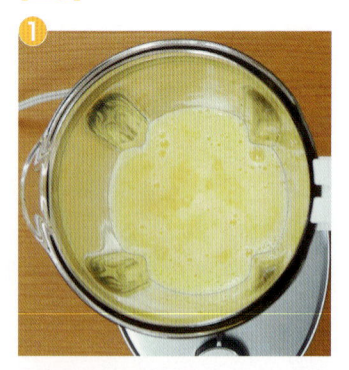

❶ 卵をミキサー容器に入れる．分量のだし汁を加える．

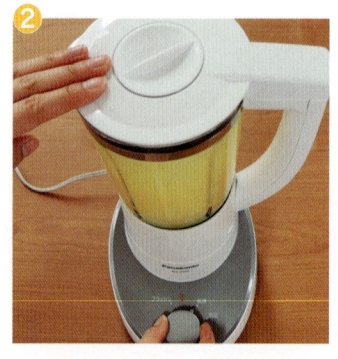

❷ ふわふわになるまで撹拌する．

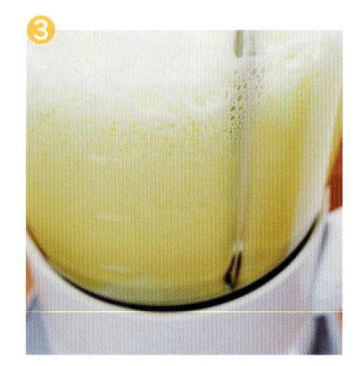

❸ しっかり泡立っていることを確認する．
※ふっくら仕上がる．

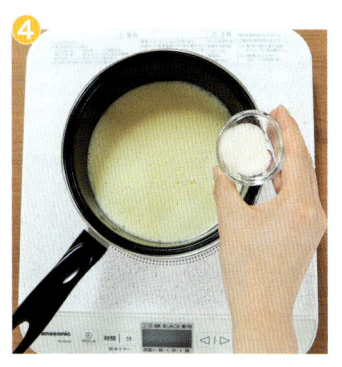

④ 鍋に❸とソフティアGを入れてよく混ぜる．鍋を火にかけ，混ぜながら85℃以上に加熱する．

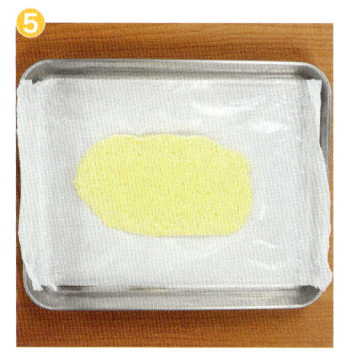

⑤ クッキングシートを敷いたバットに1cm厚に流し入れ，粗熱がとれたら冷蔵庫で冷やす．

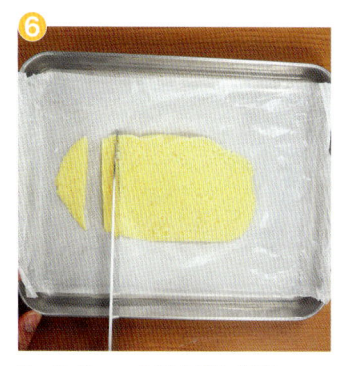

⑥ 3×0.8cmの長方形に切る．

【海苔】

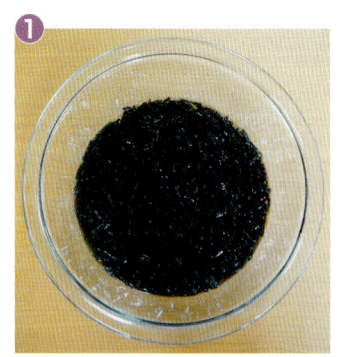

① 焼き海苔は，分量の水に浸けふやかしておく．

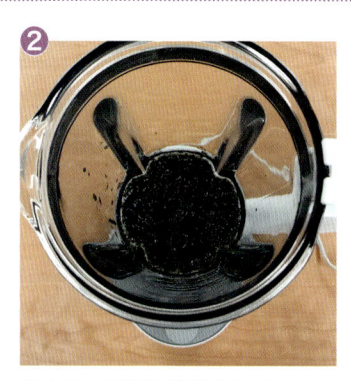

② ミキサー容器に❶を入れる．

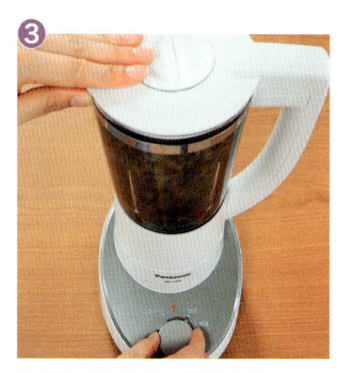

③ 粒がなくなるまで撹拌する．

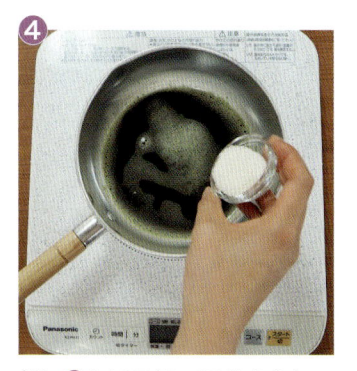

④ 鍋に❸とソフティアGを入れてよく混ぜる．鍋に火をかけ，混ぜながら85℃以上に加熱する．

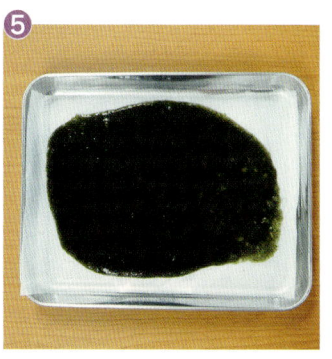

⑤ クッキングシートを敷いたバットに0.3cm厚に流し入れ，粗熱がとれたら冷蔵庫で冷やす．

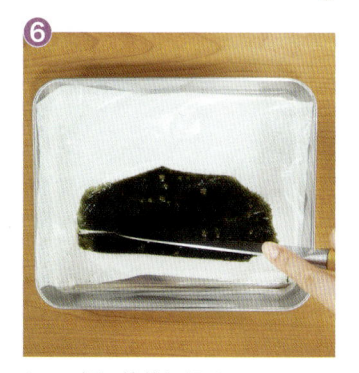

⑥ 1cm幅の棒状に切る．

冬

【酢飯】

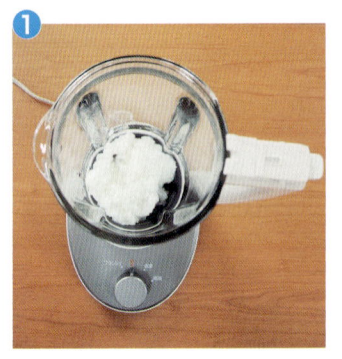

ミキサー容器に全粥を入れる.

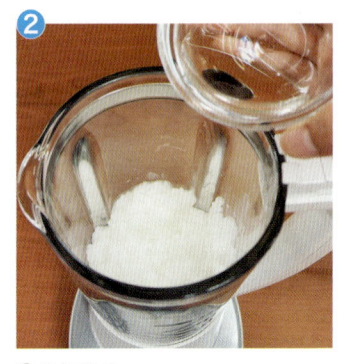

Ⓐを加える.

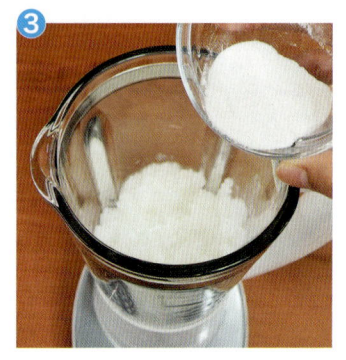

スベラカーゼを加える.

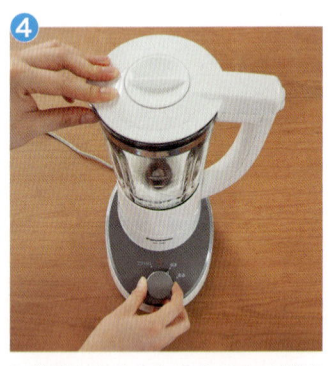

1分以上なめらかになるまで撹拌する.

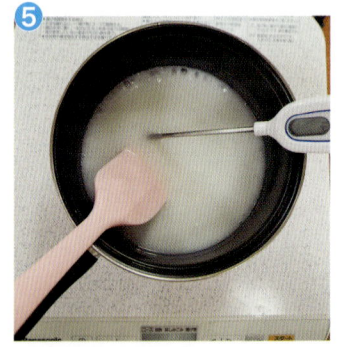

鍋に❹を移し火にかけ，さらさらになるまで焦げないように混ぜる.

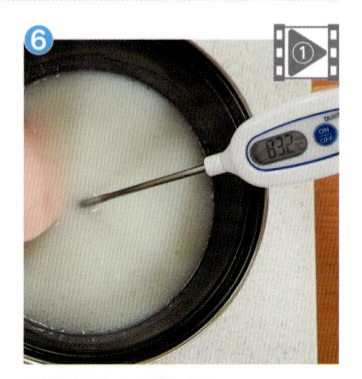

80℃以上に加熱する.

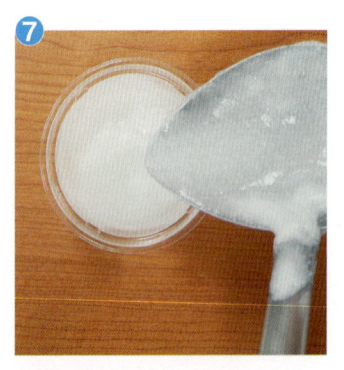

丸型の容器に流し入れる.
※直径6〜7cmのものを使用.

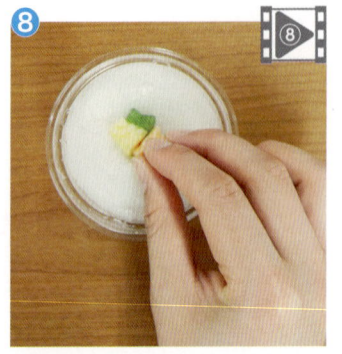

少し固まりはじめたら，具が入れやすいようくぼみを作り，具を入れる.

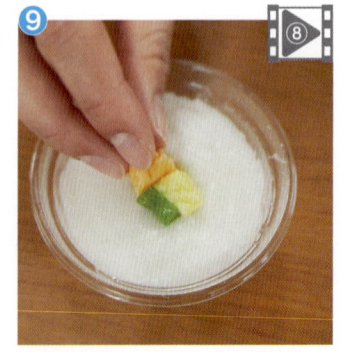

具【サーモン】【きゅうり】【玉子】を押し込む.

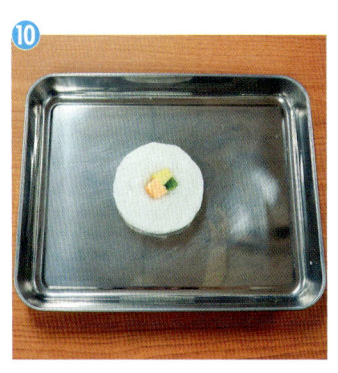

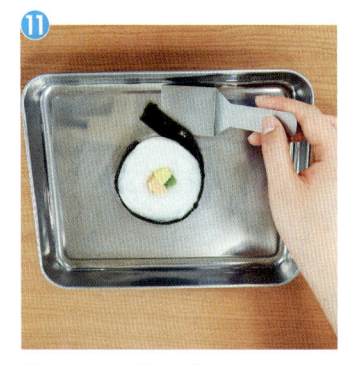

⑩ 粗熱がとれたら冷蔵庫で冷やし，型から取り出す.

⑪ ⑩の周りに【海苔】を巻く.

【盛り付け】

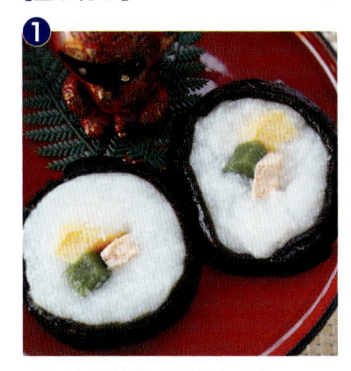

❶ 器に盛り付けて出来上がり.

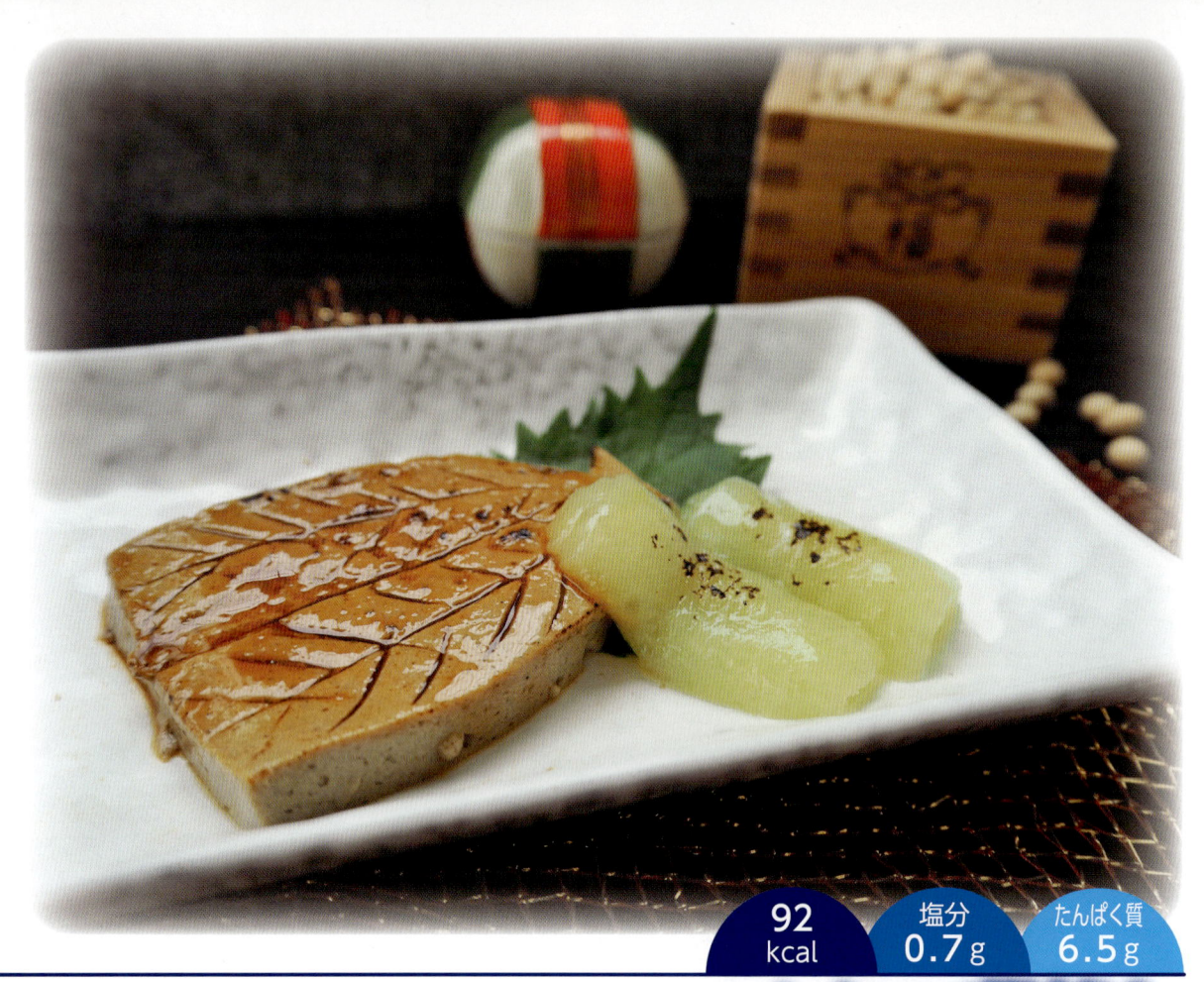

| | 92 kcal | 塩分 0.7 g | たんぱく質 6.5 g |

いわしの蒲焼き

■材　料(4人分)

【いわし】

いわしミンチ	120 g
Ⓐ 砂糖	小さじ 1 と 1/3
Ⓐ しょうゆ	小さじ 1 と 1/3
Ⓐ みりん	小さじ 2/3
Ⓐ 清酒	小さじ 1/2
Ⓐ 生姜汁	2 g
Ⓐ 蒲焼きのタレ(1)	2 g
水	120 g
ソフティア G	2.1 g
蒲焼きのタレ(2)	8 g

【長ねぎ】

長ねぎ	160 g
だし汁	80 g
ソフティア G	2.0 g

医師からのポイント

いわしは小骨が多い魚ですが，ミンチにし，滑らかにすり潰したうえでゲル化剤で固めることにより，安全性を高めています．

管理栄養士からのポイント

いわしは小骨が多いのでミンチを使用していますが，気になれば一度フードカッターにかけてから調理しましょう．市販の蒲焼きのタレを使って照りと旨味をプラスし，濃い味付けが食欲を増進します．

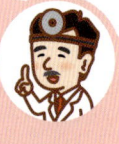

【材料写真】

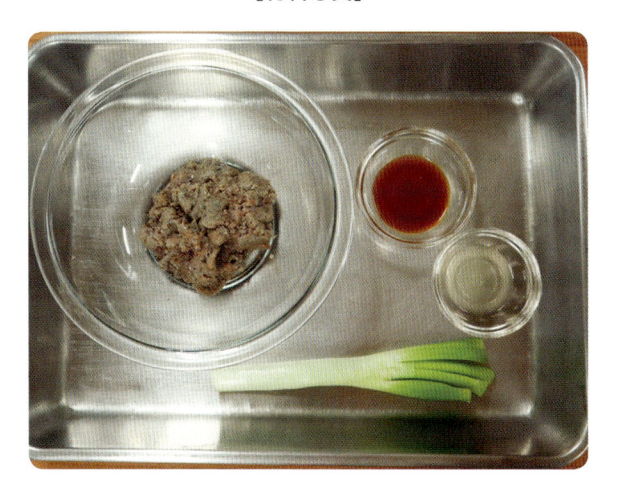

【いわし】

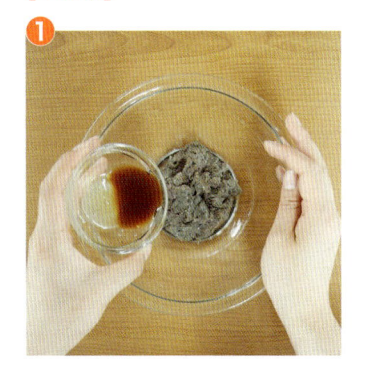

① いわしミンチに🅐を入れ，よく混ぜ合わせる．

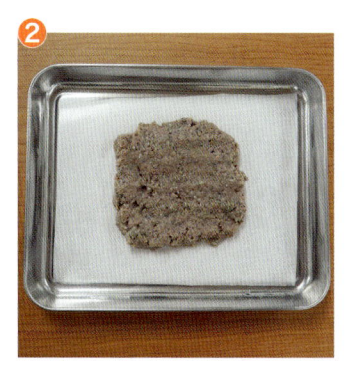

② クッキングシートを敷いたバットに流し入れる．

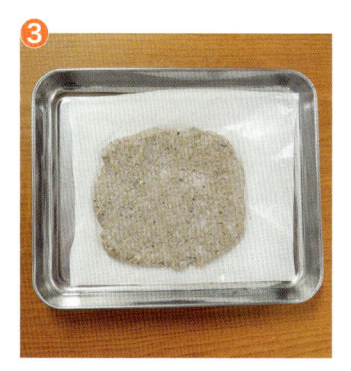

③ 150℃のオーブンで8分焼く．

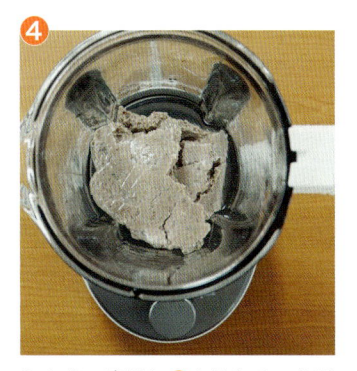

④ ミキサー容器に③を入れる．分量の水を加える．

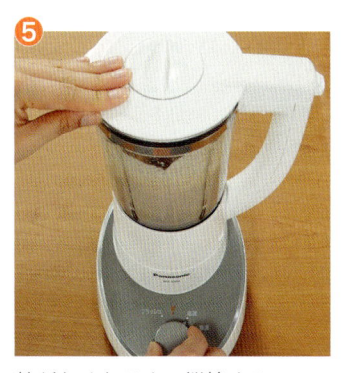

⑤ 粒がなくなるまで撹拌する．

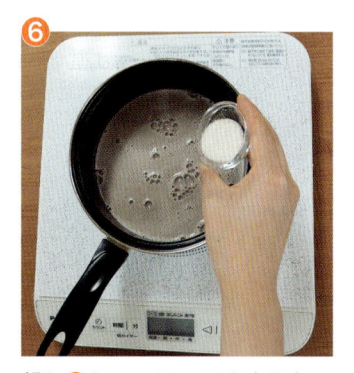

⑥ 鍋に⑤とソフティアGを入れてよく混ぜる．鍋を火にかけ，混ぜながら85℃以上に加熱する．

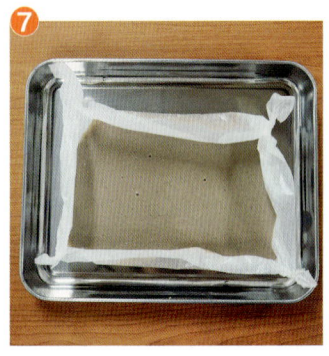

⑦ クッキングシートを敷いたバットに 0.8 cm 厚に流し入れ，粗熱がとれたら冷蔵庫で冷やす．

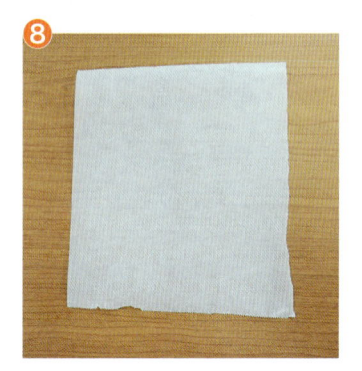

⑧ 10×15 cm のクッキングシートを用意する．

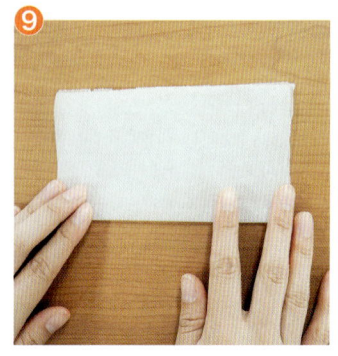

⑨ クッキングシートを半分に折る．

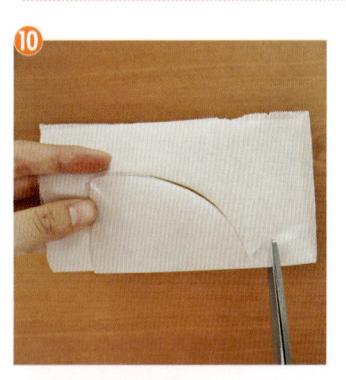

⑩ いわしの形に切る．

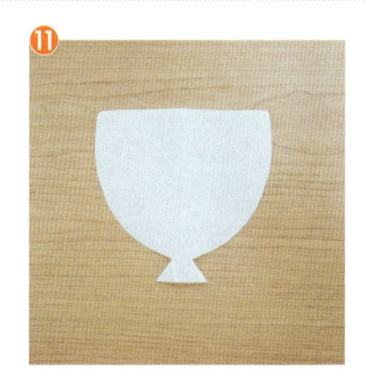

⑪ 広げる．

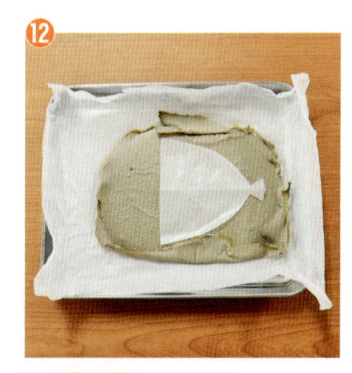

⑫ 型紙⑪を⑦の上に置く．

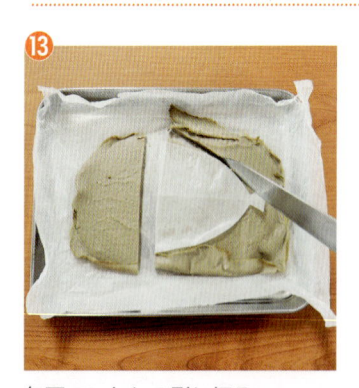

⑬ 包丁でいわしの形に切る．

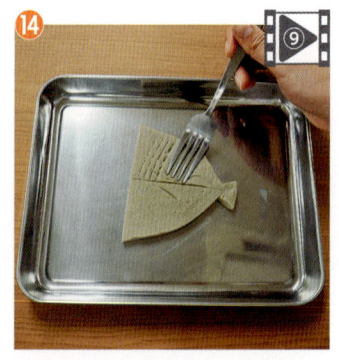

⑭ 箸で真ん中に線を入れ，フォークで骨の線を描く．

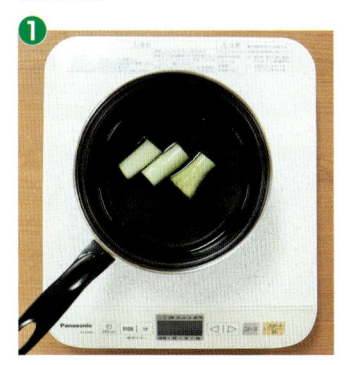

長ねぎを火の通りやすい大きさに切り，だし汁（分量外）で軟らかくなるまで煮る．

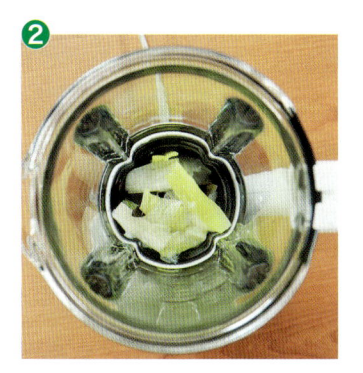

長ねぎを取り出し，ミキサー容器に入れる．分量のだし汁を加える．

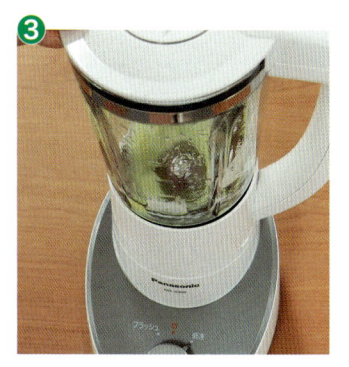

粒がなくなるまで撹拌する．

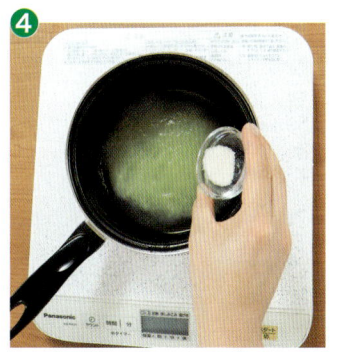

鍋に❸とソフティアGを入れてよく混ぜる．鍋を火にかけ，混ぜながら85℃以上に加熱する．

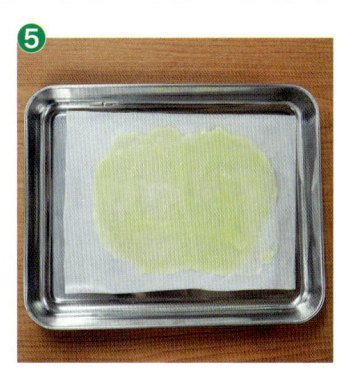

クッキングシートを敷いたバットに0.5cm厚に流し入れ，粗熱がとれたら冷蔵庫で冷やす．

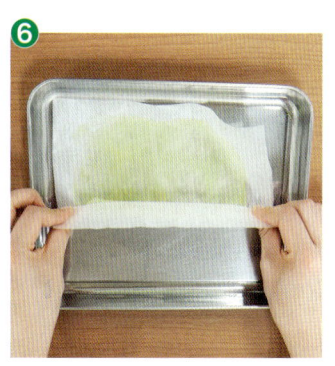

手前から奥に向かって❺を持ち上げる．

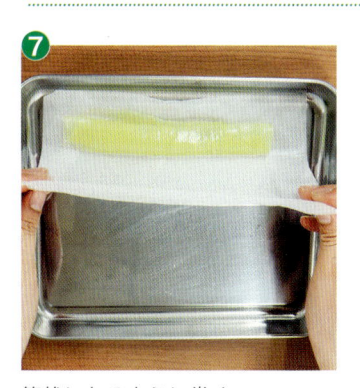

筒状になるように巻く．

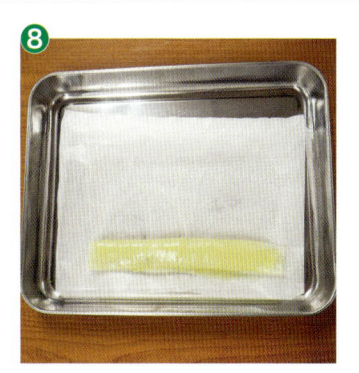

形を整える．

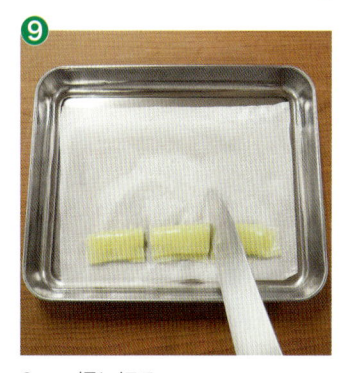

3cm幅に切る．

❶

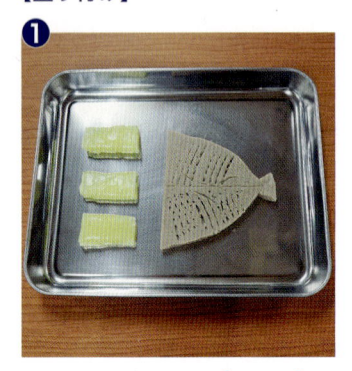

バットに形を作った【いわし】と【長ねぎ】を並べる.

❷ ④

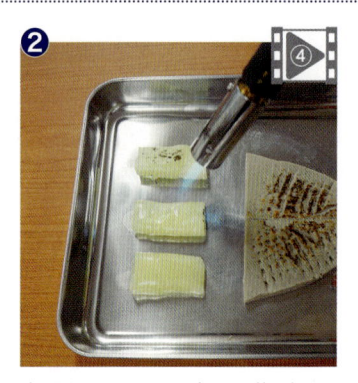

表面をバーナーで炙り，焦げ目をつける.

❸

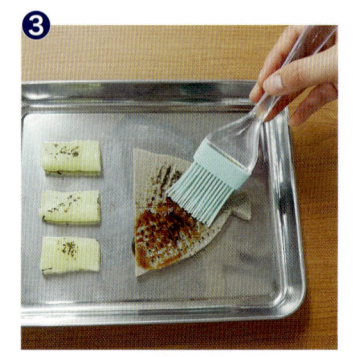

【いわし】に蒲焼きのタレ(2)を塗る.

❹

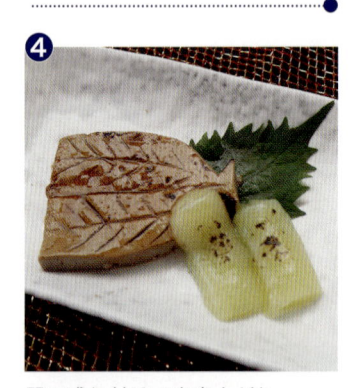

器に盛り付けて出来上がり.

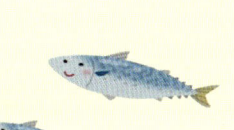

お魚料理の アレンジ ソース

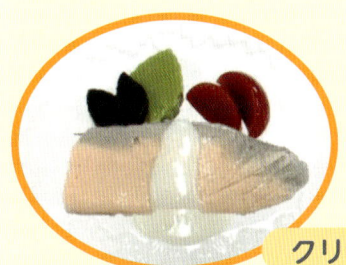

クリームソース

【材料】(4 人分)

魚(嚥下食)	4 切れ
クリームシチューの素	20 g
バター	少々
しめじ	40 g
玉ねぎ	40 g

【作り方】

① フライパンを熱し，バターで玉ねぎを炒める.

② しめじを加え，火が通ったら水を加える.

③ ②をミキサー容器に入れて撹拌する.

④ 鍋に③とクリームシチューの素を入れてとろみがつくまで加熱する.

⑤ ④を魚の上にかける.

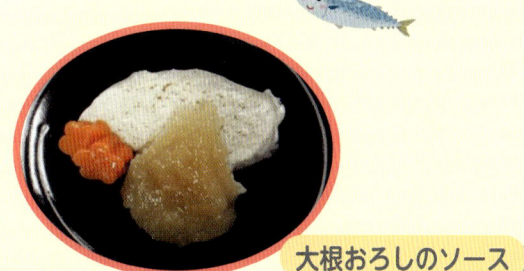

大根おろしのソース

【材料】(4 人分)

魚(嚥下食)	4 切れ
Ⓐ 大根	120 g
Ⓐ だしの素	0.5 g
Ⓐ 砂糖	8 g
Ⓐ しょうゆ	16 g
Ⓐ 水	60 g
ネオハイトロミールⅢ	1.8 g(0.9%)

【作り方】

① 耐熱容器にⒶを入れてよく混ぜる.

② 電子レンジで加熱する.（500W 20 秒）

③ 粗熱がとれたら，ネオハイトロミールⅢを加えてとろみをつける.

③ 魚の上にかける.

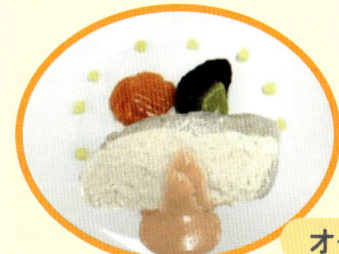

オーロラソース

【材料】(4 人分)

魚(嚥下食)	4 切れ
Ⓐ ケチャップ	20 g
Ⓐ マヨネーズ	20 g

【作り方】

① ボウルにⒶを入れてよく混ぜる.

② 魚の上にかける.

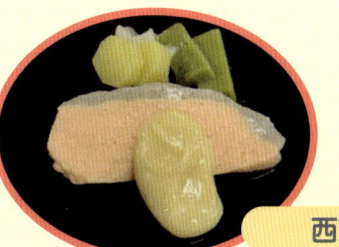

西京みそ

【材料】(4 人分)

魚(嚥下食)	4 切れ
Ⓐ 白みそ	24 g
Ⓐ みりん	4 g
Ⓐ 酒	4 g

【作り方】

① 耐熱容器にⒶを入れてよく混ぜる.

② 電子レンジで加熱する.（500W 20 秒）

③ 魚の上にかける.

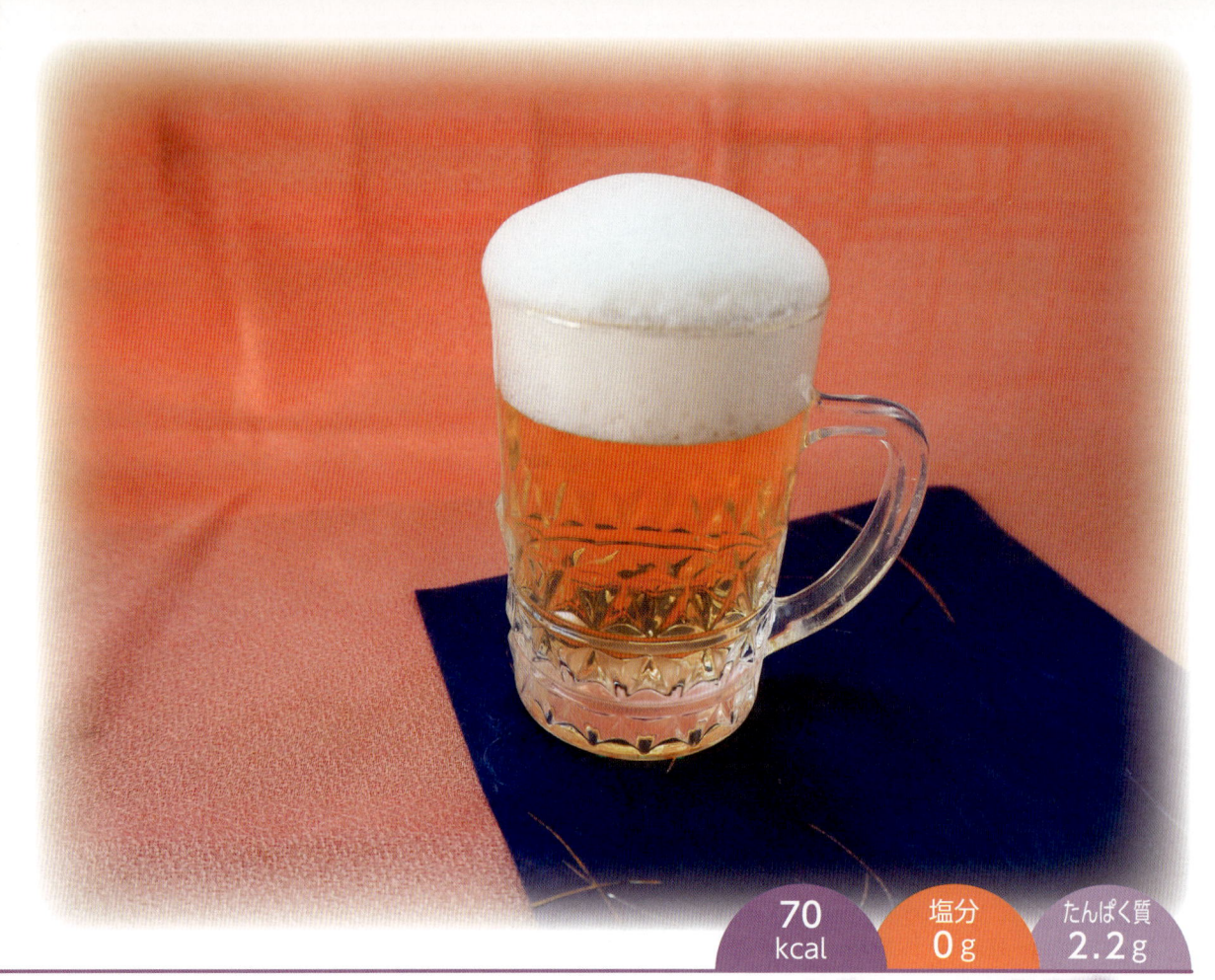

| 70 kcal | 塩分 0 g | たんぱく質 2.2 g |

ビールゼリー

■材　料(4 人分)

【ビールゼリー】

ノンアルコールビール	350 ml(1 本)
水(1)	50 g
粉ゼラチン	10 g
水(2)	180 g
砂糖	60 g
レモン汁	20 g

医師からのポイント

お膳に添えるビールゼリーは，食思向上におすすめです．ノンアルコールですが主治医の先生の許可を得てください．なお，砂糖の量が多いので，糖尿病や肥満の方では注意しましょう．

管理栄養士からのポイント

大好きなビールが飲みたい！　患者さんのご要望に添い作ってみました．ビールを美味しく見せるためのビールと泡の黄金比率 7：3 をイメージし，きめ細かい泡でシュワシュワ感を演出しましょう．

【材料写真】

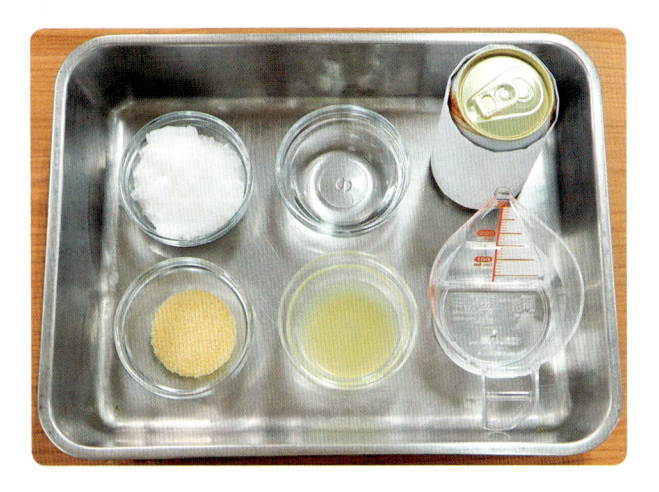

【ビールゼリー】

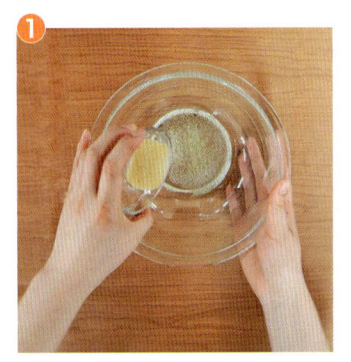

❶ 耐熱容器に分量の水（1）を入れ，上から粉ゼラチンを振り入れ 5 分以上ふやかす．
※必ず水を先に入れる．

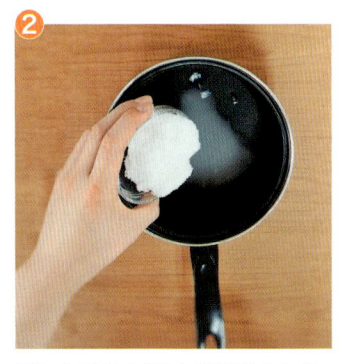

❷ 鍋に分量の水（2）と砂糖を入れる．

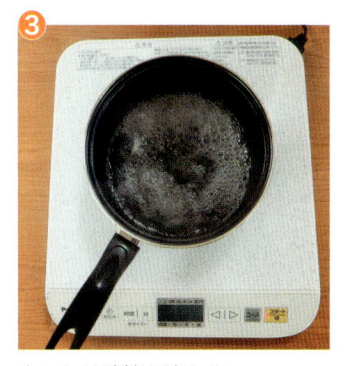

❸ 火にかけ砂糖を溶かす．

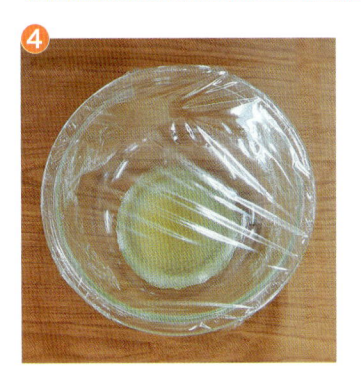

❹ ❶にラップをかけ，電子レンジ（500 W）で 30 秒加熱する．
※沸騰させない．

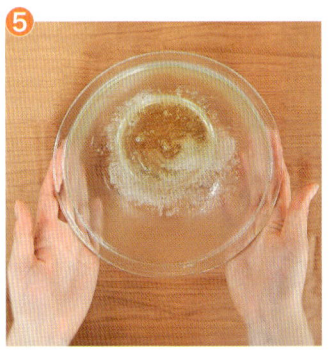

❺ 粒が残っていないか確認する．
※完全に溶けるまで「15 秒追加」を繰り返す．

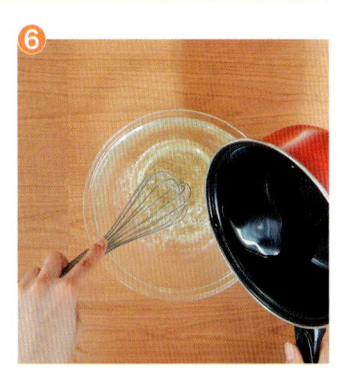

❻ ❺に❸を入れ，よく混ぜる．

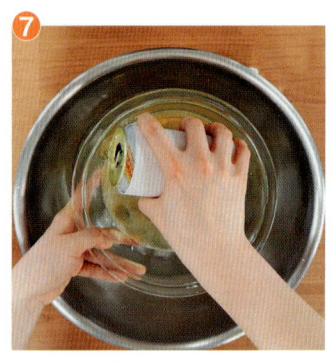

⑦ ボウルの底に氷水をあて粗熱をとり，ビールをボウルにそわせながらゆっくり入れる．
※泡を立てないように気を付ける．

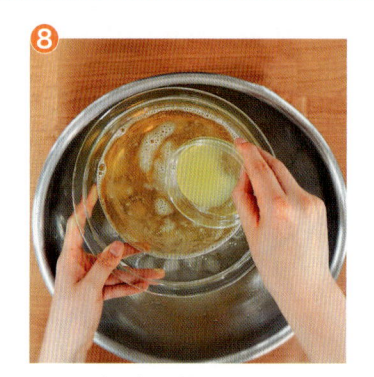

⑧ レモン汁を加え静かに混ぜる．

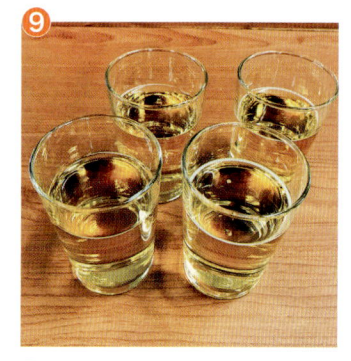

⑨ ⑧の 2/3 を 4 つのグラスに注ぎ入れる．
※グラス8分目を目安に静かに注ぐ．

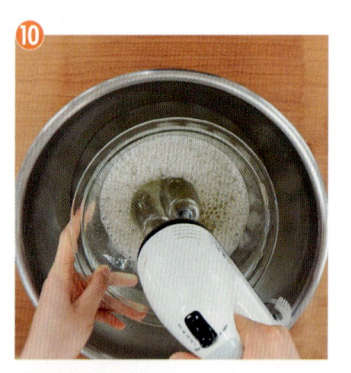

⑩ ⑧の残りをボウルの底を氷水にあてながらハンドミキサーで硬くなるまで泡立てる．

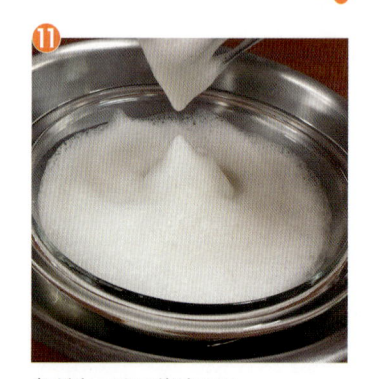

⑪ 角が立つまで泡立てる．

【盛り付け】

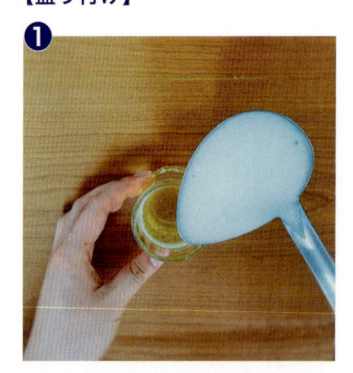

❶ ゼリー液の上に泡【ビールゼリー⑪】をそっとのせ，冷蔵庫で冷やす．

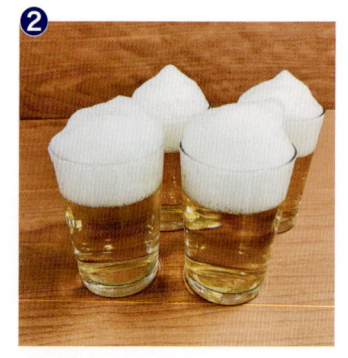

❷ 出来上がり．

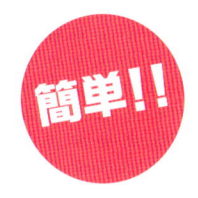 # 電子レンジでゼリー

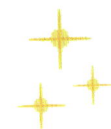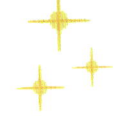

【準備するもの】

調理器具	代用品
耐熱容器	陶器，ガラスの小鉢
ボウル	茶碗，丼椀
泡立て器	箸，フォーク
容器	ゼリーを固めるもの

お茶・ジュースゼリー

【材料】

粉ゼラチン (g)	水 (ml)	お茶または ジュース (ml)	出来上がり 目安
3	20	130	
4	30	170	2〜3個
5	30	220	

※ 2.0%濃度

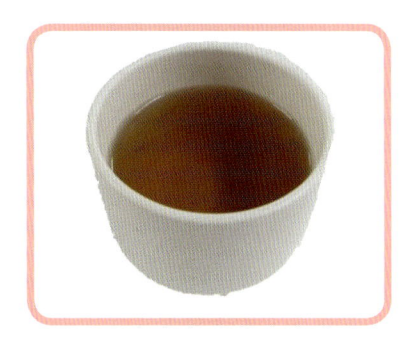

【作り方】

① 耐熱容器に水を入れて，上から粉ゼラチンを振り入れる.
　※最低5分以上ふやかす.

② ①にラップをかけて電子レンジ(500W 30秒)で加熱し，粒が残っていないか確認する.
　※完全に溶けるまで「15秒追加」を繰り返す.

③ ボウルにお茶(ジュース)と②を入れて，泡立て器でよく混ぜる.

④ 容器に移し，粗熱がとれたら冷蔵庫で冷やし固める.

高栄養ゼリー

【材料】

粉ゼラチン (g)	水 (ml)	栄養剤	出来上がり 目安
2	10	125 ml	1個
3.5	30	200 ml	2個
4.2	30	250 ml	3個

※ 1.5%濃度

【作り方】

① 耐熱容器に水を入れて，上から粉ゼラチンを振り入れる.
　※最低5分以上ふやかす.

② ①にラップをかけて電子レンジ(500W 30秒)で加熱し，粒が残っていないか確認する.
　※完全に溶けるまで「15秒追加」を繰り返す.

③ ボウルに栄養剤と②を入れて，泡立て器でよく混ぜる.

④ 容器に移し，粗熱がとれたら冷蔵庫で冷やし固める.

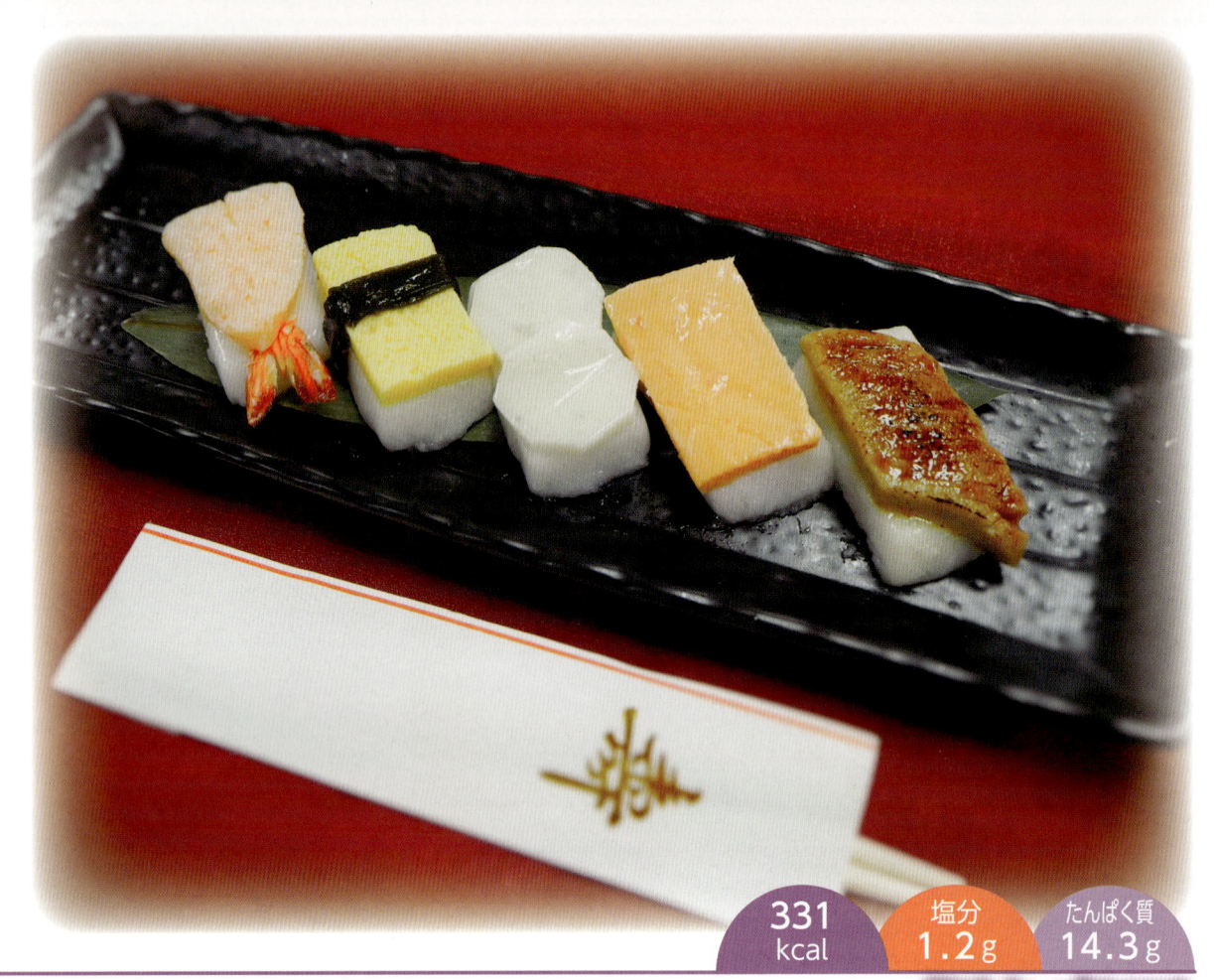

| 331 kcal | 塩分 1.2 g | たんぱく質 14.3 g |

握り寿司

■材　料(4 人分)

【シャリ 20 貫分(1 個 25 g)】

全粥	600 g
Ⓐ 酢	小さじ 2 と 1/3
Ⓐ 砂糖	小さじ 2
Ⓐ 塩	ひとつまみ
スベラカーゼ	12.4 g

【海老】

寿司用海老	40 g
だし汁	40 g
ソフティア G	0.7 g

【玉子】

卵	40 g
砂糖	小さじ 2
塩	小さじ 1/3
だし汁(1)	40 g
ソフティア G(1)	0.7 g
焼き海苔	20 g
だし汁(2)	40 g
ソフティア G(2)	0.5 g

【帆立】

帆立	40 g
酒	小さじ 1/2
だし汁	40 g
ソフティア G	0.7 g

【サーモン】

鮭の切り身(皮なし)	40 g
だし汁	40 g
ソフティア G	0.7 g

【穴子】

味付け穴子	40 g
だし汁	40 g
ソフティア G	0.7 g
蒲焼きのタレ	適量

医師からのポイント

酢を使用した粥は通常より固まりにくく硬さが不安定です．スベラカーゼの分量を増やして崩れにくくしていますが，実際に食べてもらう前には主治医の先生と相談してください．

管理栄養士からのポイント

色彩豊かに新鮮に，握り寿司で食欲アップ．握り寿司が食べたいというご要望にお応えしお祝い膳として考えました．シャリの大きさに合わせてネタをイキイキと盛り付けましょう．

【材料写真】

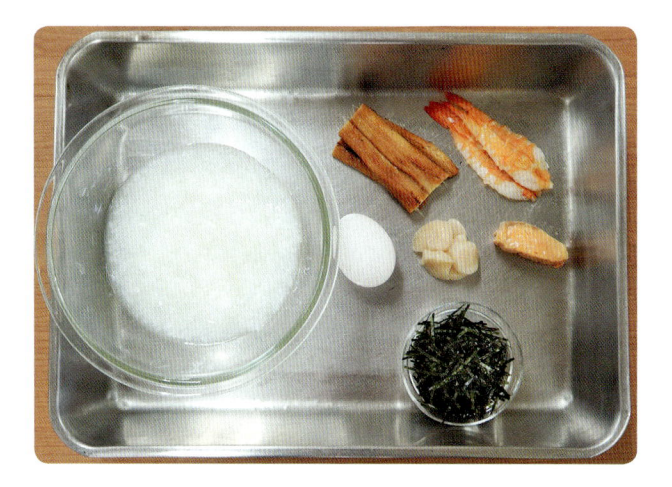

【シャリ】

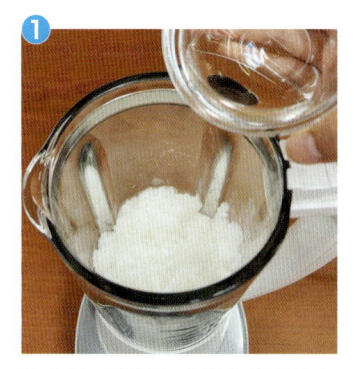

❶ ミキサー容器に全粥と❹を入れる.

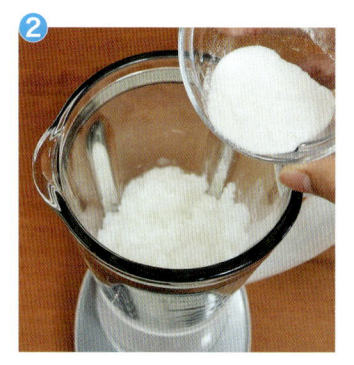

❷ ❶にスベラカーゼを加える.

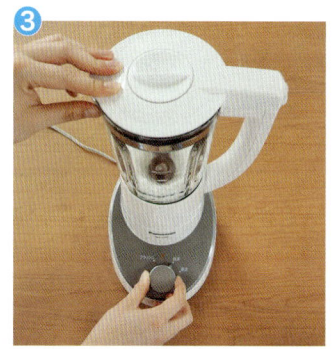

❸ 1分以上なめらかになるまで撹拌する.

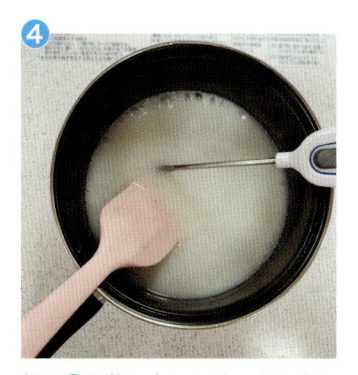

❹ 鍋に❸を移し火にかけ，さらさらになるまで焦げないように混ぜる.

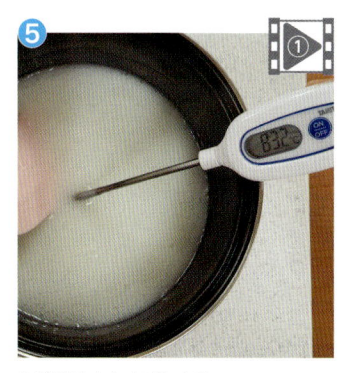

❺ 80℃以上に加熱する.

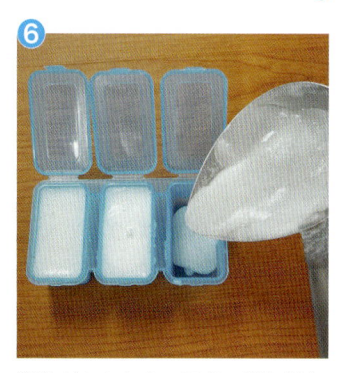

❻ 粗熱がとれたら，四角い型に流し入れ，冷蔵庫で冷やす.

【海老】

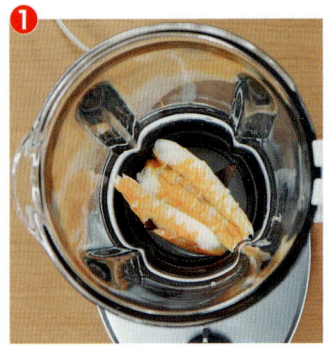

❶ ミキサー容器に寿司用海老と分量のだし汁を入れる.

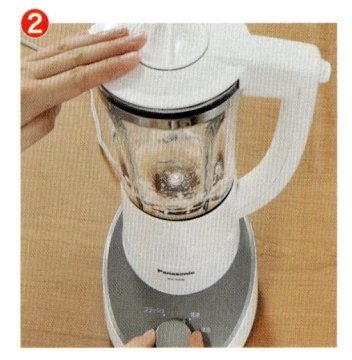

❷ 粒がなくなるまで撹拌する.

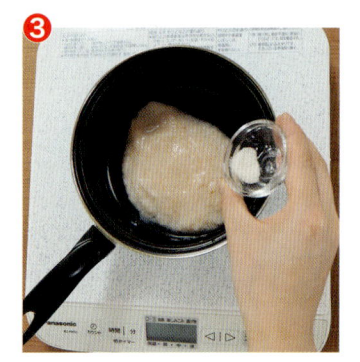

❸ 鍋に❷とソフティアGを入れてよく混ぜる. 鍋を火にかけ, 混ぜながら85℃以上に加熱する.

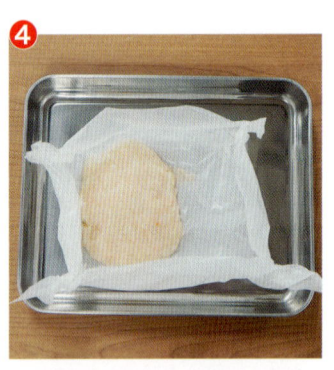

❹ クッキングシートを敷いたバットに0.5cm厚に流し入れ, 粗熱がとれたら冷蔵庫で冷やす.

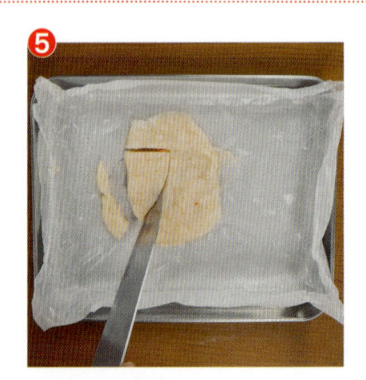

❺ 海老の形に切る.

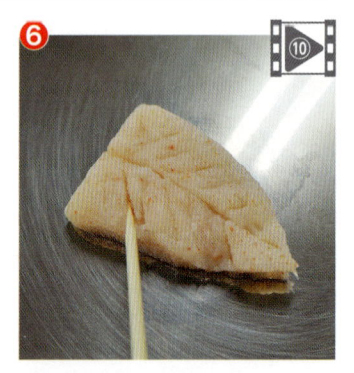

❻ 爪楊枝で海老の模様を描く.

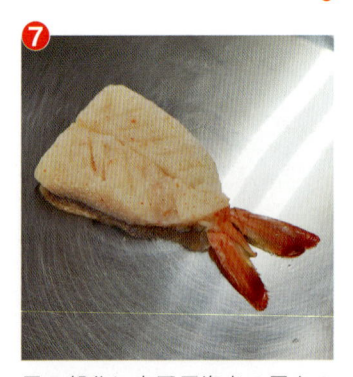

❼ 尾の部分に寿司用海老の尾をのせ, 見栄えよく仕上げる.
※海老の尾は食べないでください.

【玉子】

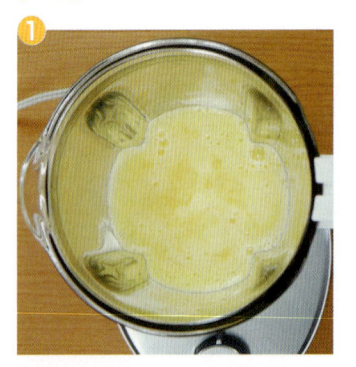

❶ ミキサー容器に卵, 砂糖, 塩, 分量のだし汁(1)を入れる.

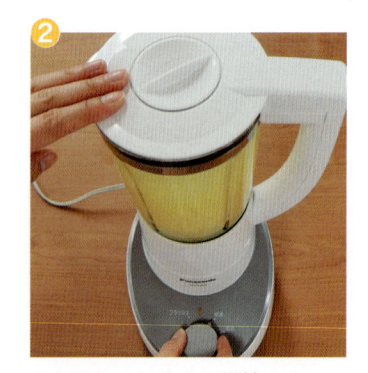

❷ ふわふわになるまで撹拌する.

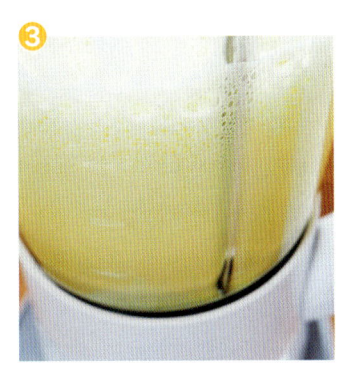

③ しっかり泡立っていることを確認する.

※ふっくら仕上がる.

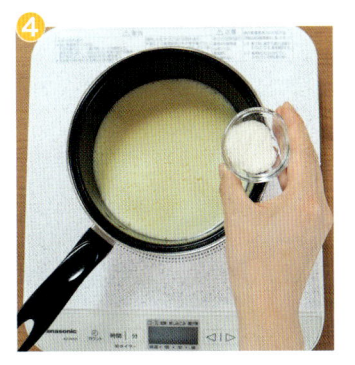

④ 鍋に③とソフティアG（1）を入れてよく混ぜる．鍋を火にかけ，混ぜながら85℃以上に加熱する．

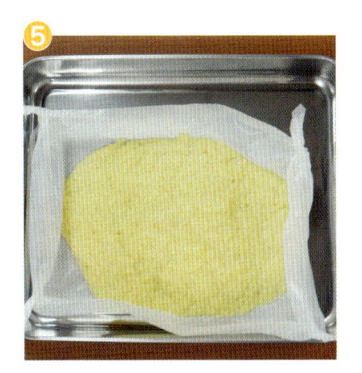

⑤ クッキングシートを敷いたバットに0.5cm厚に流し入れ，粗熱がとれたら冷蔵庫で冷やす．

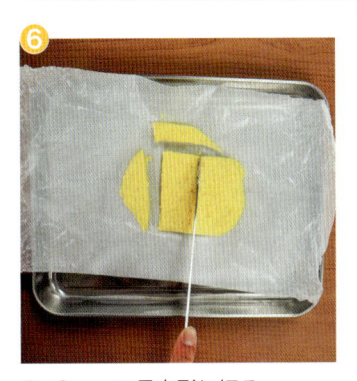

⑥ 5×3cmの長方形に切る．

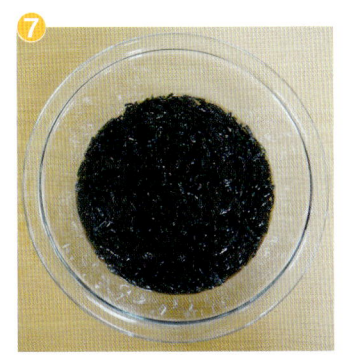

⑦ 焼き海苔は分量のだし汁（2）に浸けふやかしておく．

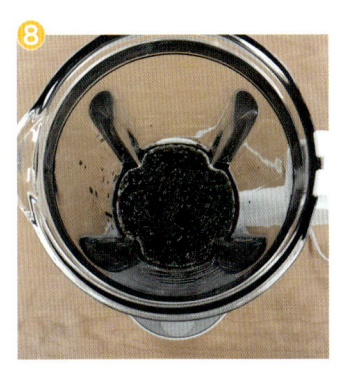

⑧ ミキサー容器に⑦を入れる．

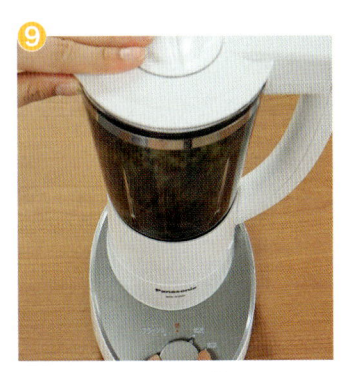

⑨ 粒がなくなるまで撹拌する．

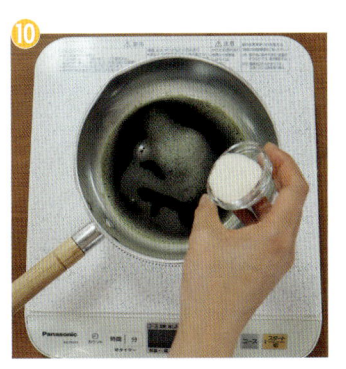

⑩ 鍋に⑨とソフティアG（2）を入れてよく混ぜる．鍋を火にかけ，混ぜながら85℃以上に加熱する．

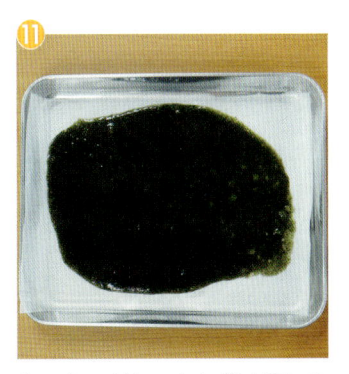

⑪ クッキングシートに薄く流し入れ，粗熱がとれたら冷蔵庫で冷やす．

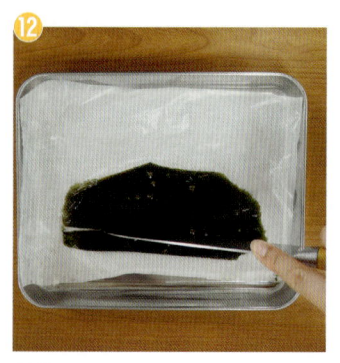

⑫

帯状に切る.

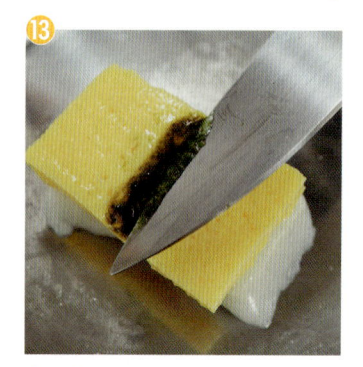

⑬

⑫を⑥の真ん中に乗せる.

【帆立】

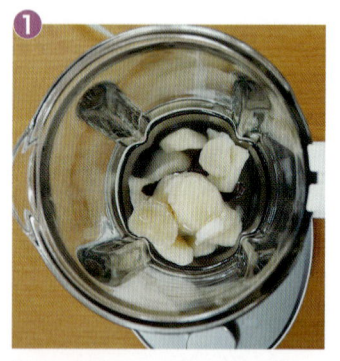

❶

帆立に酒をふり, 臭みをとる. ミキサー容器に帆立とだし汁を入れる.

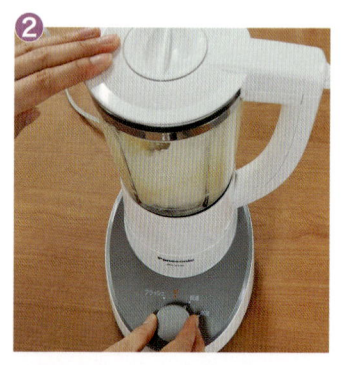

❷

粒がなくなるまで撹拌する.

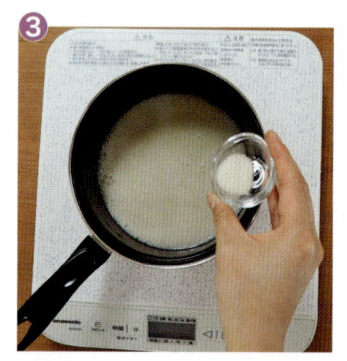

❸

鍋に❷とソフティアGを入れてよく混ぜる. 鍋を火にかけ, 混ぜながら85℃以上に加熱する.

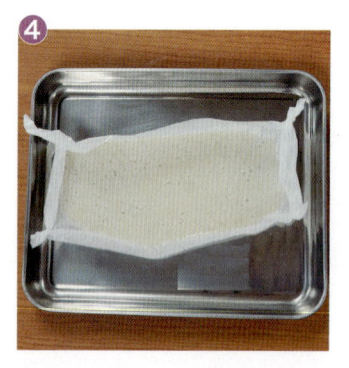

❹

クッキングシートを敷いたバットに0.5cm厚に流し入れ, 粗熱がとれたら冷蔵庫で冷やす.

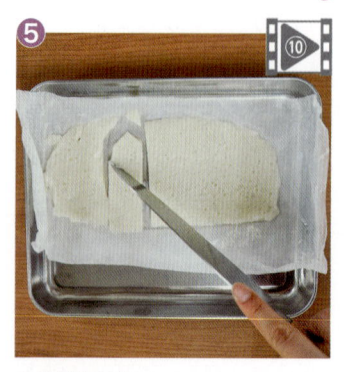

❺ ⑩

六角形に切る.

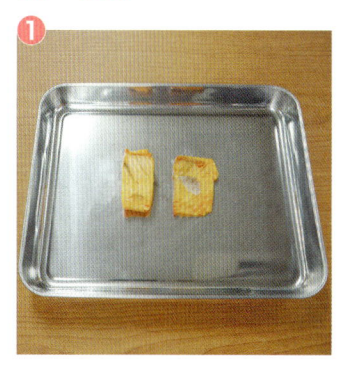

❶ 鮭の切り身を 170℃のオーブンで 10 分焼く.

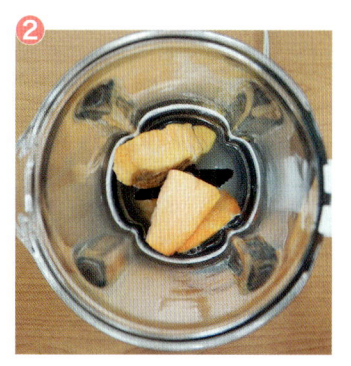

❷ ミキサー容器に❶と分量のだし汁を入れる.

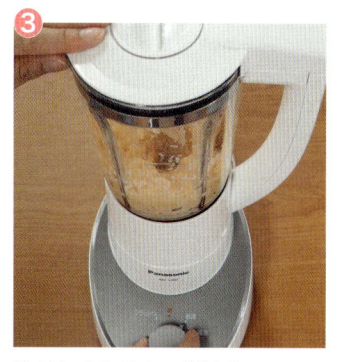

❸ 粒がなくなるまで撹拌する.

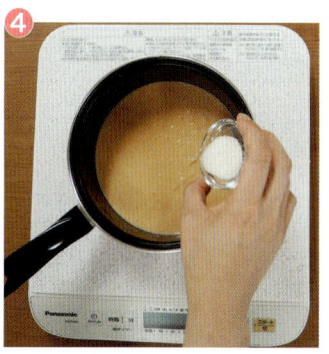

❹ 鍋に❸とソフティア G を入れよく混ぜる. 鍋を火にかけ, 混ぜながら 85℃以上に加熱する.

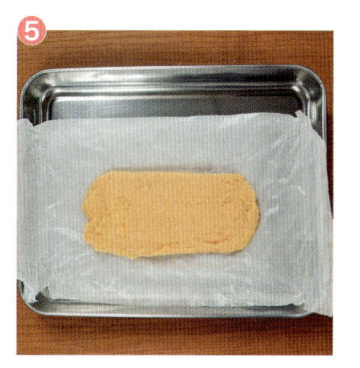

❺ クッキングシートを敷いたバットに 0.5 cm 厚に流し入れ, 粗熱がとれたら, 冷蔵庫で冷やす.

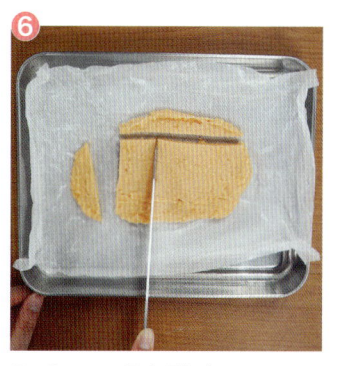

❻ 5×3 cm の長方形に切る.

【穴子】

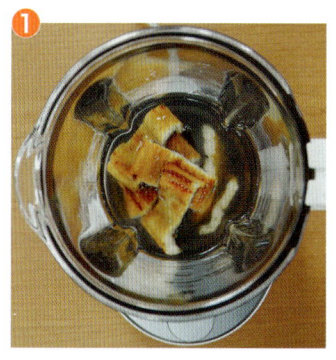

❶ 味付け穴子をミキサーにかかりやすい大きさに切る. ミキサー容器に味付け穴子と分量のだし汁を入れる.

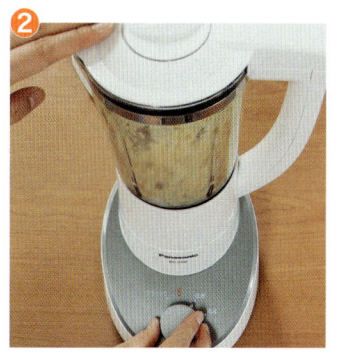

❷ 粒がなくなるまで撹拌する.

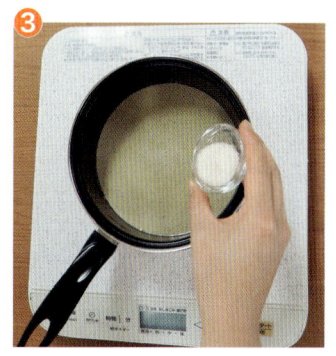

❸ 鍋に❷とソフティア G を入れてよく混ぜる. 鍋を火にかけ, 混ぜながら 85℃以上に加熱する.

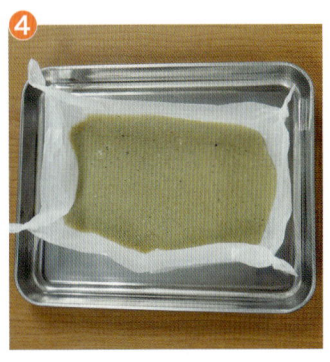

④ クッキングシートに 0.5 cm 厚に流し入れ，粗熱がとれたら冷蔵庫で冷やす．

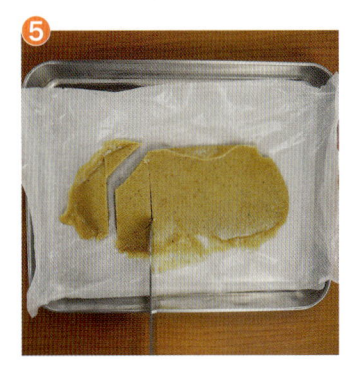

⑤ ひし形に切る．

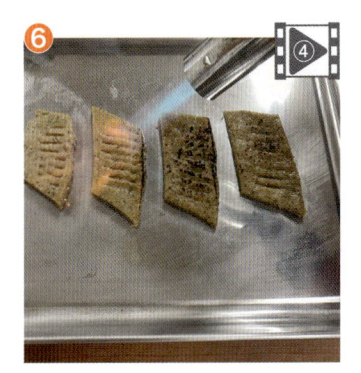

⑥ フォークで筋模様をつけ，表面をバーナーで炙り，焦げ目をつける．

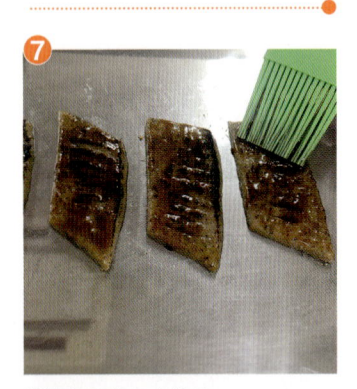

⑦ 蒲焼きのタレを塗る．

【盛り付け】

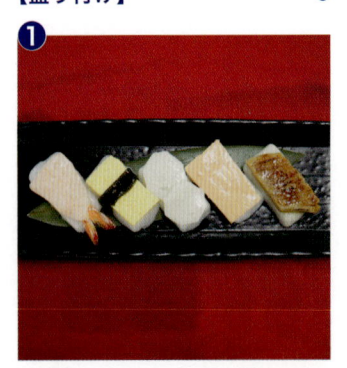

❶ ネタを【シャリ】の上にのせ，器に盛り付けて出来上がり．

メニュー開発サイクルの紹介

当院の
嚥下調整食

嚥下障害がある方にも食事を楽しんでいただけるように，成分や形態だけでなく見栄えも大切にしたメニュー開発に取り組んでいます．
メニュー考案から試作→評価→提供→改善を繰り返し，患者さんのご要望にお応えできる嚥下調整食の提供を目指しています．

考案したレシピを基に試作します．
何度もレシピを書き換え，試作品を
仕上げます．

試作

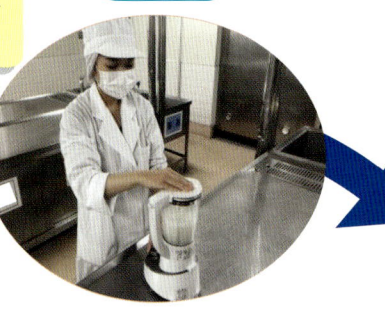

原教授をはじめ多職種
スタッフが試食し，評
価シートを用いて見た
目・固さ・凝集性・付着
性について評価します．

改善

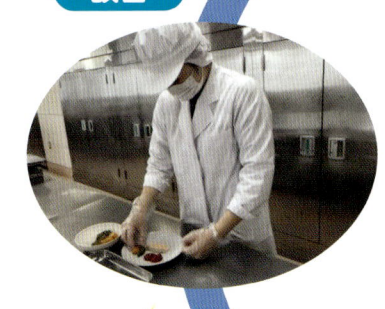

評価

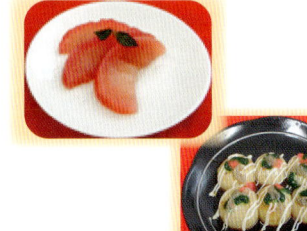
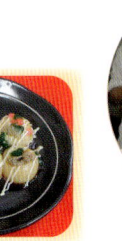
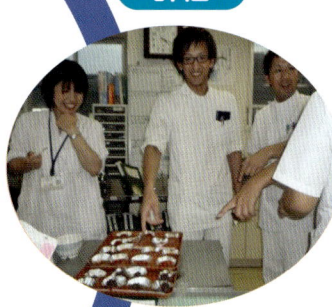

聴取した情報を基に
さらに改良を加え，
レシピを構築します．

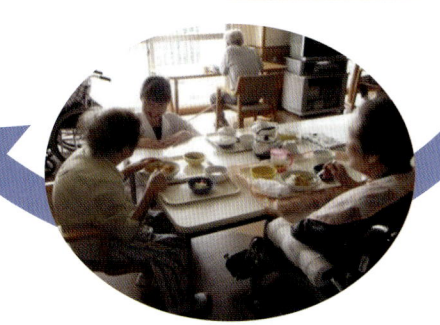

提供

給食で提供した嚥下調整食は，食事場面を観察し，
患者さんから直接ご意見をいただきます．

著者紹介

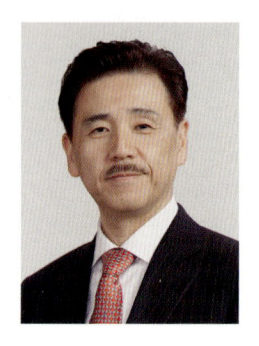

編集　原　　浩貴（はら　ひろたか）

経歴　1989 年山口大学医学部医学科卒業．2003 年山口大学医学部耳鼻咽喉科講師，2015 年同准教授を経て，2017 年 4 月より川崎医科大学耳鼻咽喉科学主任教授．専門領域は，耳鼻咽喉科学一般，音声障害，嚥下障害，いびき/睡眠時無呼吸症候群など．2005 年より宇部リハビリテーション病院で嚥下外来を担当．現在，日本耳鼻咽喉科学会代議員・日本喉頭科学会理事・日本気管食道科学会理事ほかを兼任．

資格　医学博士
　　　　日本耳鼻咽喉科学会認定　専門医・専門研修指導医
　　　　日本気管食道科学会認定　気管食道科専門医 (咽喉系)
　　　　日本睡眠学会　専門医　など

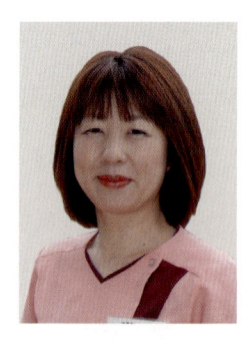

執筆　田辺　のぶか（たなべ　のぶか）

経歴　2004 年より宇部リハビリテーション病院に勤務し回復期リハビリテーション病棟を担当．2006 年より宇部リハビリテーション病院栄養部主任．2012 年日本栄養士会認定在宅訪問管理栄養士を取得．
　　　　その後，栄養改善事業の普及向上，栄養士，管理栄養士養成，栄養指導業務に顕著な功績があった者および他の模範とすべき特定給食施設として，2014 年栄養関係功労者県知事表彰，2017 年栄養関係功労者厚生労働大臣表彰を受ける．
　　　　現在，日本在宅栄養管理学会関西・中国・四国ブロック評議員，日本静脈経腸栄養学会中国支部世話人，山口栄養サポートネットワーク監事を兼任．

資格　管理栄養士
　　　　日本静脈経腸栄養学会認定　NST 専門療法士
　　　　日本在宅栄養管理学会認定　在宅訪問管理栄養士
　　　　日本摂食嚥下リハビリテーション学会　認定士

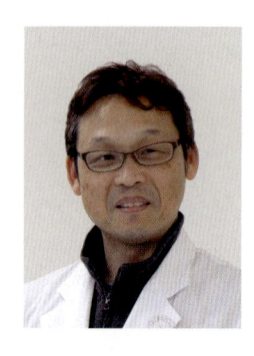

執筆　東　　栄治（あずま　えいじ）

経歴　1997 年山口大学医学部医学科卒業．山口県内外の関連施設で研修・勤務 (2002 年には海上保安庁練習船「こじま」に船医として乗船) の後，2011 年 9 月より医療法人和同会宇部リハビリテーション病院および独立行政法人労働者安全福祉機構山口労災病院で整形外科医・リハビリテーション科医として従事．

資格　日本整形外科学会　専門医
　　　　日本リハビリテーション医学会　専門医
　　　　日本摂食嚥下リハビリテーション学会　認定士
　　　　日本静脈経腸栄養学会　TNT 医師

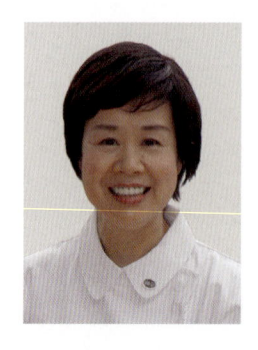

執筆　米村　礼子（よねむら　れいこ）

経歴　1987 年看護師資格を取得後，宇部リハビリテーション病院で高齢者看護に携わり，2007 年日本看護協会摂食嚥下障害看護認定看護師，2008 年日本摂食嚥下リハビリテーション学会認定士の資格を取得．その後，回復期リハビリテーション病棟・認知症病棟勤務を経て，現在耳鼻咽喉科・嚥下外来に所属．

資格　日本看護協会　摂食嚥下障害看護認定看護師
　　　　日本摂食嚥下リハビリテーション学会　認定士

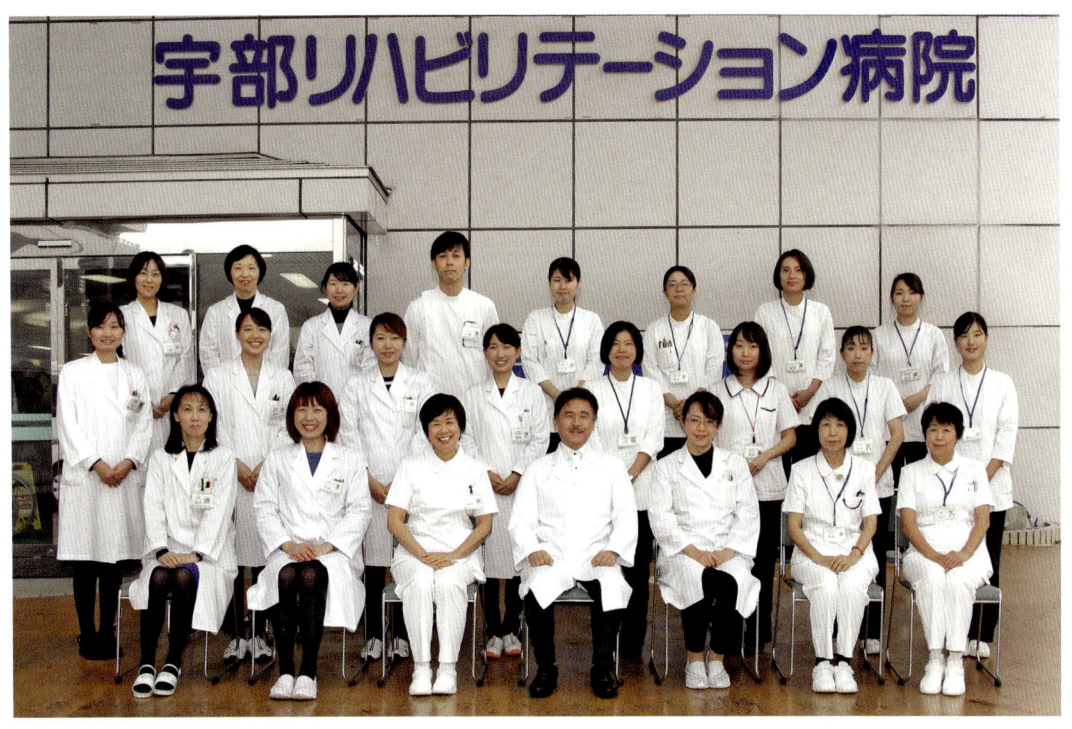

(撮影：西村昌吾，田辺満彦)

医　師

原　　順	耳鼻咽喉科
東　栄治	リハビリテーション科

看護師

米村礼子	摂食嚥下障害看護認定看護師
西島陽子	
松井真由美	
深井とみ子	

リハビリテーション科

山縣宏美	言語聴覚士
前田絵美	言語聴覚士
茂木　愛	言語聴覚士
福田綾子	言語聴覚士
藤澤千紘	言語聴覚士
奥田梨奈	言語聴覚士
鍵村佳奈子	言語聴覚士
柴田奏子	言語聴覚士
大薗貴明	作業療法士
松本保奈美	理学療法士

栄養部

田辺のぶか	管理栄養士
岡村未来	管理栄養士
新田彩乃	管理栄養士
杉山　和	管理栄養士
倉知知美	管理栄養士
福隅麻里	管理栄養士
長谷泰恵	管理栄養士
弘中智美	管理栄養士

薬剤部

田中さおり	薬剤師

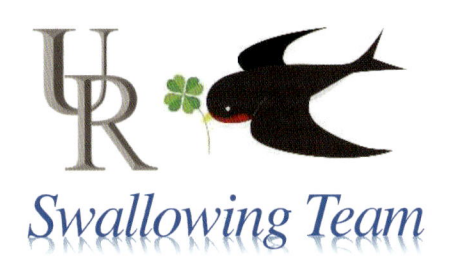

四季を楽しむ
ビジュアル嚥下食レシピ

2019 年 2 月 15 日　第 1 版第 1 刷発行(検印省略)

監　修　　宇部リハビリテーション病院
編　集　　原　　　浩　貴
発行者　　末　定　広　光
発行所　　株式会社　全日本病院出版会
　　　　　東京都文京区本郷 3 丁目 16 番 4 号 7 階
　　　　　郵便番号 113-0033　電話（03）5689-5989
　　　　　　　　　　　　　　　FAX（03）5689-8030
　　　　　郵便振替口座　00160-9-58753
　　　　　印刷・製本　三報社印刷株式会社